구본강의
12주 체질 리셋
다이어트

* 본 도서의 모든 정보는 의료 목적이 아닌, 교육적인 목적으로만 제공됩니다. 임산부, 심혈관 및 관절 질관, 디스크 등을 포함한 기타 질환이 있으신 분들은 의사의 진단을 받은 후에 적절한 강도로 운동해주실 것을 부탁드립니다. 운동 중에 몸에 이상이 있다고 판단될 경우, 즉시 운동을 중단하고 의사의 진단을 받으시길 바랍니다.

홈페이지 | www.vegabooks.co.kr   **이메일** | info@vegabooks.co.kr
블로그 | http://blog.naver.com/vegabooks
인스타그램 | @vegabooks   **페이스북** | @VegaBooksCo

구본강의
12주 체질 리셋
다이어트

식단·수타요법으로 만드는
지속 가능한 몸

구본강 지음

VegaBooks

숫자를 넘어 진짜 '나'를 만나는 다이어트의 시작

누구나 한 번쯤은 다이어트를 시도하고 또 실패해 본 경험이 있을 겁니다.

다이어트를 할 때 칼로리라는 '숫자'에 의존해왔다는 것도 공감할 겁니다.

"오늘 몇 칼로리나 먹었지?"

"먹은 만큼 다 태우려면 얼마나 운동을 해야 하는 거야?"

이런 압박감 속에서 몸과 마음이 지쳐 계획한 목표에 도달하지 못하고 포기한 순간들.

열심히 한다고 했는데 여전히 몸이 무겁고 살이 잘 안 빠지는 것 같은 기분이 들 때, 그 이유는 의지나 노력이 부족해서가 아니라 몸의 흐름이 막혀 있기 때문입니다. 살이 안 빠지는 게 아니라 몸 안에서 에너지와 순환이 제대로 이루어지지 않고 있는 것이죠.

'구본강 다이어트'는 숫자를 따지는 기존 관점에서 벗어나 우리 몸에서 에너지가 제대로 흐를 수 있도록 원천적인 '체질'을 개선하는 것에 중점을 두고 있습니다. 숫자로 살을 빼는 것이 아니라 원래의 건강한 몸으로 체질을 회복시키는 것이죠. 그 중심에 있는 것이 바로 이 책의 핵심인 '약선식'과 '수타'라는 독특한 방법입니다.

포인트 1 내 몸을 위한 단 하나의 처방, '약선식'

이 책의 핵심 중 하나는 무조건 참는 식단이 아니라 몸을 회복시켜 주는 식사입니다. 오행의 기운을 가진 영양가 넘치는 재료로 구성된 식단은 먹을수록 몸을 회복시켜 기분 좋은 변화를 가져옵니다. 또한 굶지 않고 잘 먹으면서 몸이 가볍게 정리되는 것을 느낄 수 있을 거예요. 우리 몸은 신체에 잘 맞는 음식을 먹는 순간 자연스럽게 부기를 빼고, 소화를 정돈하며, 쌓여있던 피로와 정체를 스스로 풀기 시작합니다.

이 책에서는 수년간 연구 끝에 정립한 동양의학의 오행(목·화·토·금·수)과 영양학 이론을 바탕으로 체질 개선에 효율적인 최선의 제안을 합니다. 자신에게 맞는 한 끼 식사가 그 자체로 가장 강력한 '해독약'이자 '치료제'가 되어줄 겁니다.

하지만 좋은 음식을 먹는 것만으로는 충분하지 않습니다. 몸 안에서 에너지가 제대로 흐르도록 길을 제시해주면 변화를 더 빨리 느낄 수 있죠. 그래서 구본강 다이어트에는 건강한 식단과 함께 단 몇 초의 수타요법을 제안합니다.

포인트 2   신체 흐름을 깨우는 '수타요법'

수타요법은 기혈과 림프의 흐름을 켜는 '스위치'입니다.

운동할 시간이 없는 바쁜 일상에서도 단 몇 초면 충분합니다. 세게 누르지 않아도, 힘들게 운동하지 않아도 살짝 두드려주는 것만으로도 몸의 순환이 깨어나고 다이어트 효과가 극대화됩니다.

순환 스위치를 켜주는 것만으로 온몸의 순환이 살아나 몸이 스스로 정리하기 시작합니다. 부기와 피로, 빠지지 않던 정체된 살이 이 순환의 흐름에 따라 자연스럽게 빠져나가는 걸 느낄 수 있을 겁니다.

다이어트는 한 번의 폭풍처럼 몰아치고 끝나는 것이 아니라 작고 정직한 파도를 반복하여 몇 번이고 받아들이면서 몸을 길들이는 과정입니다. 남들이 좋다는 방법이 아닌 내 몸이 '진짜' 원하는 방식을 찾았을 때 무리 없는, 또 요요 없는 다이어트를 완수할 수 있습니다.

다이어트를 단순히 살을 빼는 행위가 아닌 삶의 활력과 자존감을 되찾는 여정이라고 생각해 보세요. 그리고 이제 이 책을 통해 자신의 몸을 스스로 살피고 건강한 몸으로 치료하는 최고의 치유사가 되어 보세요.

"당신이 먹는 것이 당신을 만들고, 당신의 손길이 당신의 내일을 바꿔 줄 겁니다."

대체의학 연구가·체질 다이어트 전문가 **구본강**

목 차

몸이 가벼워지는 건강한 식단
몸의 순환을 회복하는 수타

이 책의 다이어트는
왜 결과가 다른가

다이어트를 하다보면 이런 경험을 한 번쯤은 하셨을 겁니다. 분명 적게 먹고있는데 살은 잘 안 빠지고, 처음엔 내려가던 체중이 어느 순간 멈추고, 몸은 점점 더 쉽게 붓고, 더 빨리 지칩니다.

그 이유는 의지가 약해서도, 몸이 게을러서도 아닙니다.

몸이 '익숙해졌기' 때문입니다.

사람의 몸은 생각보다 훨씬 똑똑합니다. 같은 음식, 같은 양, 같은 패턴이 반복되면 몸은 그것을 '살이 빠지는 환경'이 아니라 '버텨야 할 위기상황'으로 인식합니다. 결국 지방을 태우는 대신, 에너지를 아끼고 저장하는 쪽으로 방향을 바꿉니다.

그래서 '적게 먹는 다이어트'가 아니라 '몸의 반응을 바꾸는 다이어트'를 제안합니다.

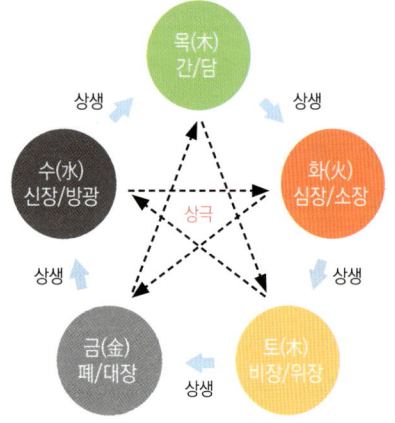

오행에 따른 재료별 약선식 핵심

오행	재료 예	맛	효능
목(木)	푸른 잎	신맛	간·담 정화, 피로 해독
화(火)	붉은 열매	쓴맛	심장 활력, 혈류 촉진
토(土)	노란 뿌리	단맛	비위 강화, 속 편안함
금(金)	하얀 뿌리 (뿌리 채소)	매운맛	폐·대장 청소, 점액 조절
수(水)	검은 씨앗 (뿌리 채소)	짠맛	신장·방광 보강, 점액 조절

몸의 반응을 바꾸는
첫 번째 장치

오장육부와 오행 약선식, 구본강 약선식의 기본은 단순합니다.
핵심은 "무엇을 빼느냐"가 아니라 "어떻게 흐르게 하느냐"입니다.

이 식단에는 초록·빨강·노랑·하양·검정, 오행의 기운을 담은 재료들이 고르게 들어갑니다. 이것은 단지 색을 맞추는 식단이 아닙니다. 간·심장·위장·폐·신장, 각 장기가 제 역할을 하도록 몸의 흐름을 다시 정렬하는 설계입니다. 같은 열량의 식사라도 약선식으로 먹었을 때 붓기, 혈당, 소화 반응이 눈에 띄게 다르게 나타나는 이유가 여기에 있습니다.

굶지 않아도 살이 빠지는 구조 '하루 4~5식'으로 구성된 이 식단은 몸에 에너지를 '제때' 공급합니다. 그 결과 몸은 안심하고 기초대사를 낮추는 대신 '지방을 저장하지 않고 태우는 쪽'을 선택합니다. 굶지 않는데 붓기가 빠지고, 근육은 유지되면서 체지방만 줄어드는 이유입니다.

또 하나의 핵심은 일부러 식재료와 수량을 미세하게 바꾼다는 점입니다. 어제는 바나나였다면 오늘은 딸기, 다음 날은 사과. 몸이 예상한 에너지가 들어오지 않으면 부족한 만큼을 저장된 지방에서 꺼내 쓰게 됩니다. 이 원리는 탄수화물뿐 아니라 단백질에도 동일하게 적용됩니다.

지방은 빠지고, 근육은 지키는 구조.
이것이 '구본강 다이어트 프로그램'이 25년간 현장에서 검증해 온 방식입니다.

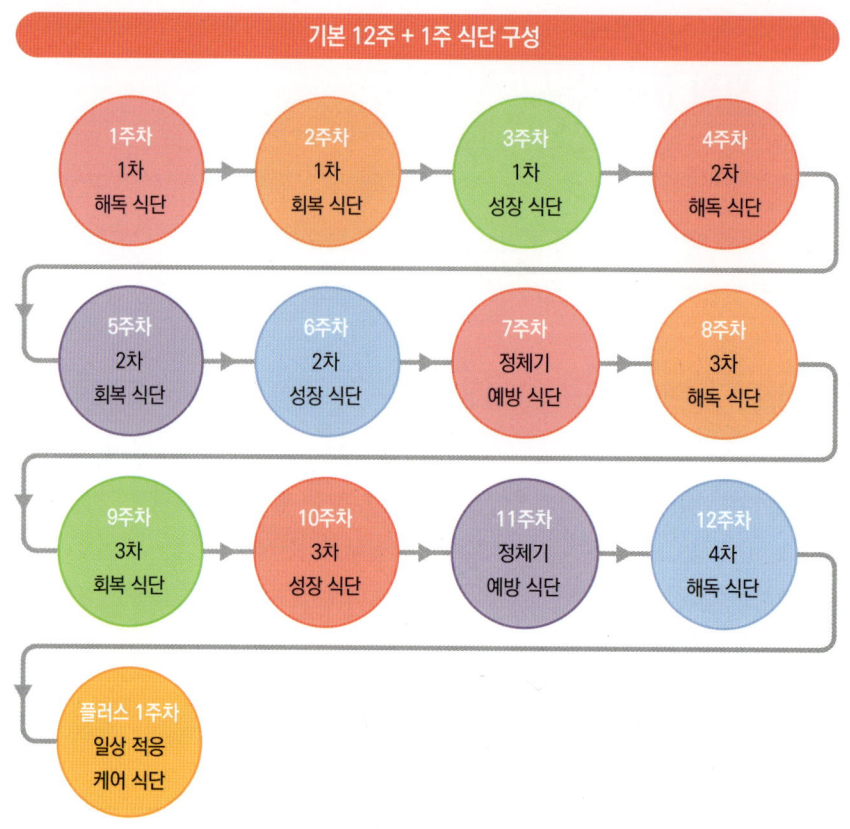

기본 12주 + 1주 식단 구성

1주차
1차
해독 식단

2주차
1차
회복 식단

3주차
1차
성장 식단

4주차
2차
해독 식단

5주차
2차
회복 식단

6주차
2차
성장 식단

7주차
정체기
예방 식단

8주차
3차
해독 식단

9주차
3차
회복 식단

10주차
3차
성장 식단

11주차
정체기
예방 식단

12주차
4차
해독 식단

플러스 1주차
일상 적응
케어 식단

해독·회복·성장

구본강 다이어트 프로그램은 몸이 기억하는 리듬을 되살리는 구조입니다.

이 프로그램은 한 번에 몰아치는 방식이 아닙니다.

'해독 단계에서 회복 단계로, 그리고 성장 단계로' 이 과정을 반복하면 몸은 어느 순간 '지방을 저장하던 체질'에서 '지방을 먼저 쓰는 체질'로 바뀝니다.

약선식의 속도를 높이는
두 번째 장치, 해독 주스

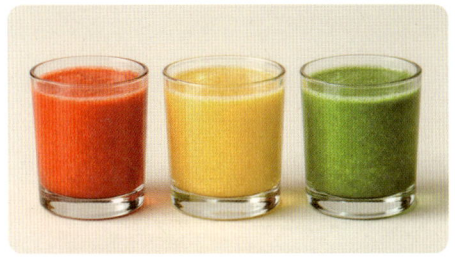 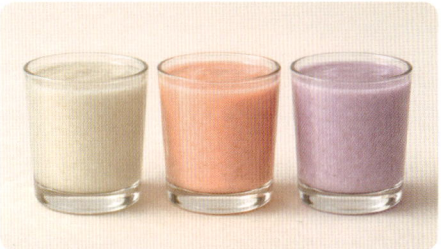

주차별로 마시는 해독 주스

2주차	아침과 저녁: 사과, 당근, 연근, 시금치, 아몬드, 호박씨, 저지방 우유 믹스
3주차와 5주차	아침과 저녁: 양배추, 방울토마토, 당근, 연근, 아몬드, 호두, 저지방 우유 믹스
6주차	아침과 저녁: 골드키위, 당근, 연근, 시금치, 아몬드, 호박씨, 저지방 우유 믹스
9주차	아침과 저녁: 시금치, 방울토마토, 당근, 연근, 아몬드, 호박씨, 저지방 우유 믹스
11주차	아침과 저녁: 배, 당근, 연근, 시금치, 아몬드, 호박씨, 저지방 우유 믹스
12주차	아침: 양배추, 시금치, 사과, 당근, 아몬드, 호두, 저지방 우유 믹스
13주차	저녁: 양배추, 시금치, 배, 당근, 아몬드, 호두, 저지방 우유 믹스

약선식이 '씹어서 먹는 음식'이라면 해독 주스는 흡수 속도를 높여 흐름을 즉각 바꾸는 약선식입니다.

이 책의 해독 주스는 굶기거나 비우기 위한 주스가 아닙니다.
몸의 대사 스위치를 다시 켜기 위해 설계된 액체 식사입니다.

Q 왜 해독 주스를 병행할까?

몸은 같은 자극에 오래 노출되면 반드시 적응합니다. 아무리 좋은 식단도 같은 방식이 반복되면 지방 연소와 해독 반응은 둔해집니다. 그래서 이 프로그램에서는 약선식과 병행하여 해독 주스를 전략적으로 배치합니다.

Q 왜 계속 바꿔 마실까?

해독 주스의 종류를 바꾸는 이유는 단 하나, 몸의 '내성'을 깨기 위해서입니다. 매번 다른 재료가 들어오면 몸은 다시 긴장하고, 지방 연소와 독소 배출 모드를 유지합니다.

Q 왜 갈아서 마실까?

재료를 갈면 식물의 세포벽이 파괴되어 비타민·미네랄·식이섬유가 가장 빠른 경로로 흡수됩니다. 대사가 떨어진 몸을 처지지 않게 유지하는 핵심 장치입니다.

Q 왜 아침과 저녁이 다를까?

아침: 몸을 깨우는 약선식 대사를 깨우고 하루 에너지를 공급합니다.

저녁: 회복을 돕는 약선식 소화 부담을 줄여 밤사이 회복과 정리에 집중합니다.

해독 주스가 '영양의 흐름'을 바꾼다면, 수분 섭취는 몸속 순환의 방향을 조정하는 장치입니다. 이 프로그램에서 수분은 '물을 많이 마셔라'가 아니라 어떤 성분을, 어떤 타이밍에 흘려보낼 것인가의 전략입니다.

그래서 주차별로 홍차, 보리차, 녹차, 율무물, 팥물, 생수를 의도적으로 바꿉니다.

몸이 같은 성분에 적응하지 못하도록, 그리고 그 시기에 가장 필요한 대사 작용을 정확히 자극하기 위해서입니다.

마지막 스위치,
월요일 아침 금식

해독 주스와 수분 조절로 몸의 흐름을 충분히 열어둔 뒤, 마지막으로 사용하는 장치가 짧고 정교한 금식입니다.

월요일 아침의 금식은 몸 구석구석 정체된 미세한 부기와 수분을 정리하고, 지방을 태우는 시스템으로 몸을 다시 한 번 밀어내는 역할을 합니다.

구본강 다이어트의 핵심은 하나입니다.

몸을 속이지 않습니다.
억지로 버티게 하지 않습니다.

몸이 먼저 반응하게 만드는 구조.
그것이 이 책의 다이어트가
결과가 다른 이유입니다.

1분 수타요법
손으로 두드려 깨우는 몸속 순환 스위치

살이 잘 빠지지 않고 몸이 늘 무겁게 느껴지는 이유 중 하나는 몸 안의 기혈과 림프 흐름이 막혔기 때문입니다. 순환이 멈추면 몸은 쉽게 붓고 기운이 정체되면서 통증과 냉증 등이 생기기도 하며, 먹은 음식도 에너지로 쓰이지 못한 채 쌓이게 되면서 살로 가는 것입니다.

그래서 식단으로 몸을 건강히 만들면서 몸 안의 흐름도 같이 여는 것이 중요합니다. 그 역할을 하는 것이 바로 이 책에서 강조하는 '하루 단 몇 분이면 충분한 수타요법'입니다.

수타요법에는 특별한 도구도, 힘든 운동도 필요 없습니다. 몸을 억지로 바꾸는 방법이 아니라 원래의 기능으로 되돌리는 가장 간단한 시작입니다. 수타(手打), 즉 손으로 몸을 두드리는 것만으로도 살이 빠지고 건강이 돌아오는 것을 느낄 수 있습니다.

> "수타는 단순히 몸을 두드리는 운동이 아니라
> 다이어트가 잘 되는 몸 상태를 만드는 기술입니다."

수타 자리는 팔이라는 리모컨을 통해 몸 전체를 켜고 끄는 '스위치'입니다. 단순히 살을 빼기 위한 자극이 아니라 올바르게 두드려주면 '장기는 깨어나고, 뇌는 안정되며, 근육은 풀리고, 몸은 스스로 회복'하기 시작합니다. 이렇게 온몸의 순환이 살아나면 몸은 붓지 않고, 지방이 잘 연소되며, 쉽게 쌓이지 않아 살이 잘 빠질 수 있는 상태로 돌아가게 됩니다. 먹는 것, 즉 식단은 몸의 회복을 돕는 재료이고, 수타는 그 회복을 온몸에 흐르게 하는 스위치입니다. 수타요법은 단순한 자극이 아니라 '순환'입니다. 힘으로 때리는 게 아니라 기운을 흐르게 만드는 지혜로운 손길이라는 것을 기억하세요.

> "이제 잊지 말고 하루 단 몇 분,
> 팔을 통해 몸 전체의 스위치를 켜 주세요!"

수타의 원리
왜 팔을 두드릴까?

오장육부와 연결되어 있기 때문입니다.

수타 자리는 경락이 서로 교차하는 지점에 있습니다. 이 지점들은 기혈이 오장육부로 드나드는 통로입니다. 팔의 수타 자리를 두드려 자극해주면 그 신호가 기혈을 따라 장기로 전달되어 간, 심장, 폐, 신장 등의 기능이 자연스럽게 활성화됩니다.

뇌를 빠르게 안정시키기 때문입니다.

수타 자리를 두드리거나 눌렀을 때의 자극은 말초신경을 통해 척수로 전달되고, 다시 뇌로 올라갑니다. 이 과정에서 뇌는 몸이 안전하다는 신호를 받아들이며 긴장을 풀기 시작합니다. 그 결과 혈류가 조절되고, 호르몬 균형이 안정되며, 마음이 차분해집니다.

근육과 골격의 긴장을 풀어주기 때문입니다.

팔을 자극하는 것만으로도 온몸의 긴장이 풀립니다. 꾸준히 수타를 하면 허리와 목 통증이 완화되고, 어깨가 내려가며, 골반 균형이 맞춰져 자세가 자연스럽게 교정됩니다.

★ 수타의 효능 _ 몸에서 바로 느껴지는 5가지 효과 ★

부기 제거 림프 순환이 열리면서 정체된 수분이 빠져 얼굴, 팔, 복부, 하체 라인이 가벼워집니다.

기초대사 활성 체온이 상승하고 기초대사량이 늘어나 가만히 있어도 에너지 소모가 늘어나요.

지방 연소 환경 조성 혈액과 산소 공급이 원활해져 지방이 분해되고. 먹은 것이 에너지로 사용되어 살로 저장되지 않습니다.

통증·긴장 완화 허리 통증이 감소하고 생리통 및 어깨·목 뻐근함이 완화됩니다.

자세 교정 척추를 정렬하는 것으로 체형 균형이 잡혀 근육이 풀리면서 몸의 라인이 정돈됩니다.

구본강 다이어트
주요 수타 자리

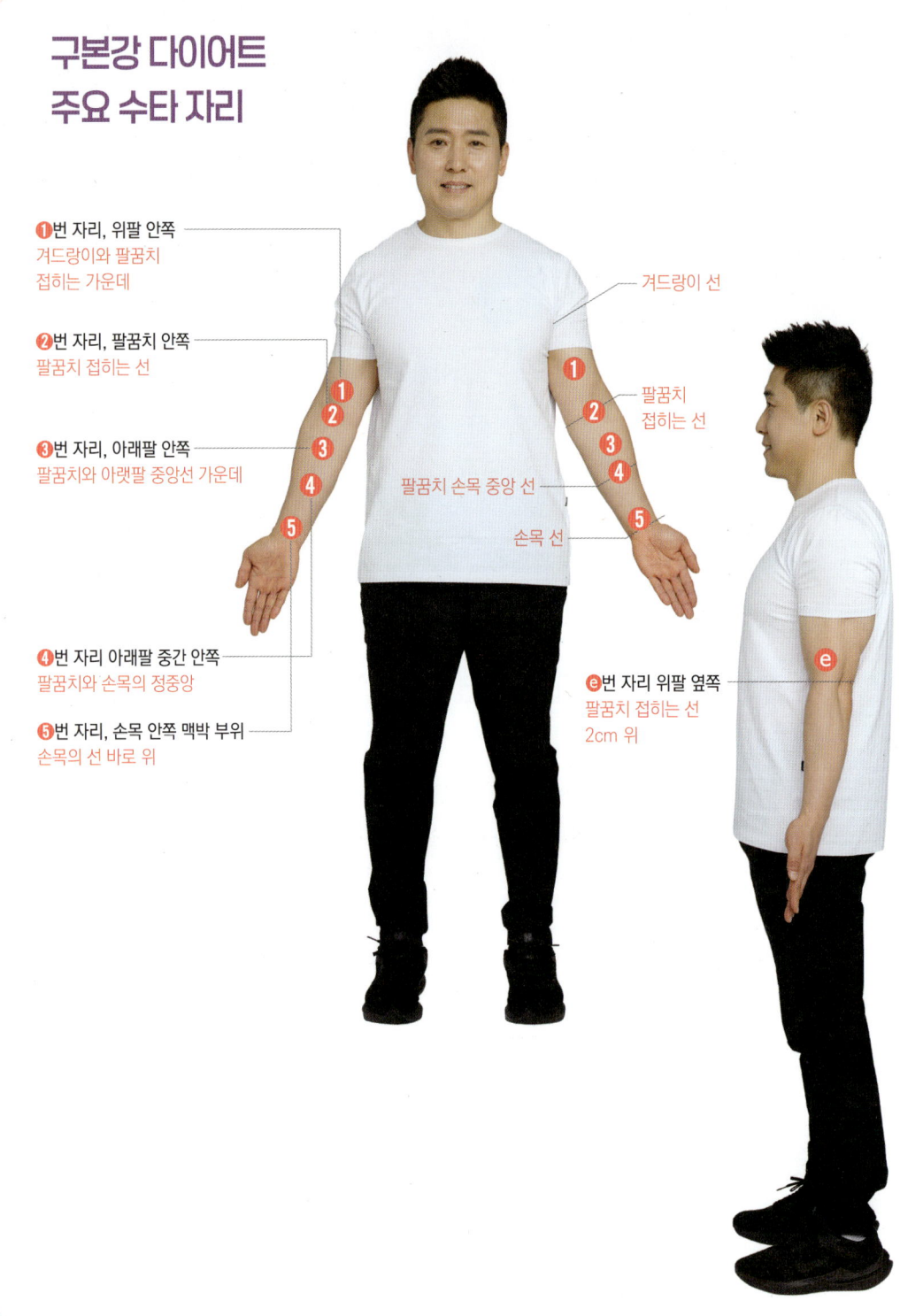

❶번 자리, 위팔 안쪽
겨드랑이와 팔꿈치
접히는 가운데

❷번 자리, 팔꿈치 안쪽
팔꿈치 접히는 선

❸번 자리, 아래팔 안쪽
팔꿈치와 아랫팔 중앙선 가운데

❹번 자리 아래팔 중간 안쪽
팔꿈치와 손목의 정중앙

❺번 자리, 손목 안쪽 맥박 부위
손목의 선 바로 위

겨드랑이 선

팔꿈치
접히는 선

팔꿈치 손목 중앙 선

손목 선

ⓔ번 자리 위팔 옆쪽
팔꿈치 접히는 선
2cm 위

팔 안쪽은 지방 대사 및 순환, 내장 기능 활성과 깊은 관련이 있으므로 수타로 각 부위를 자극해 주면 다이어트 및 건강 효과를 동시에 얻을 수 있습니다.

❶번 자리 얼굴과 심장

위팔 안쪽을 자극하면 얼굴 부기가 완화되고 혈색이 좋아지며, 심장이 안정되어 온몸 혈액 순환 개선에 도움이 됩니다. 상체 부기 및 비만 관리에 좋은 자리입니다.

❷번 자리 목 앞과 콩팥

목 앞쪽과 연결되어 있어 얼굴과 목 부기 감소 및 콩팥 순환과 연관되어 노폐물 배출에 도움을 줍니다. 몸에 수분이 쌓여 생기는 부기를 해결해주고, 특히 하체가 잘 붓는 체질에 좋은 자리입니다.

❸번 자리 가슴(폐)

가슴 쪽 순환을 도와 산소가 잘 공급되도록 도와주고, 대사 속도와 연결되어 지방이 연소되는 환경을 만들어 줍니다. 호흡이 얕은 사람이나 살이 잘 안 빠지는 체질에 추천하는 자리입니다.

❹번 자리 배 윗부분(간과 위장)

소화기 순환을 도와 속이 더부룩한 것을 완화해 줍니다. 소화 기능 향상에 좋고, 음식 대사 효율을 올려주어 복부 지방 관리에 도움이 되는 자리입니다.

❺번 자리 아랫배(자궁과 신장)

아랫배 순환을 도와 지방을 제거하고 냉증을 완화해주는 자리입니다. 생리 전 부기·아랫배 부종 관리에 좋습니다. 특히 아랫배 살, 하체 비만형 체질이라면 핵심 자리로 기억하세요.

❻번 자리 뇌

머리 쪽 순환과 연결되어 있어 이 부위를 자극하면 머리로 몰린 혈류와 긴장이 부드럽게 풀리면서 두통이 완화되고 집중력이 향상됩니다. 굳은 목과 어깨 근육을 시원하게 푸는 데 도움이 됩니다.

수타요법은 몸을 억지로 바꾸는 방법이 아닙니다.
잊고 있던 몸의 순환과 회복 능력을 다시 켜는 것입니다.

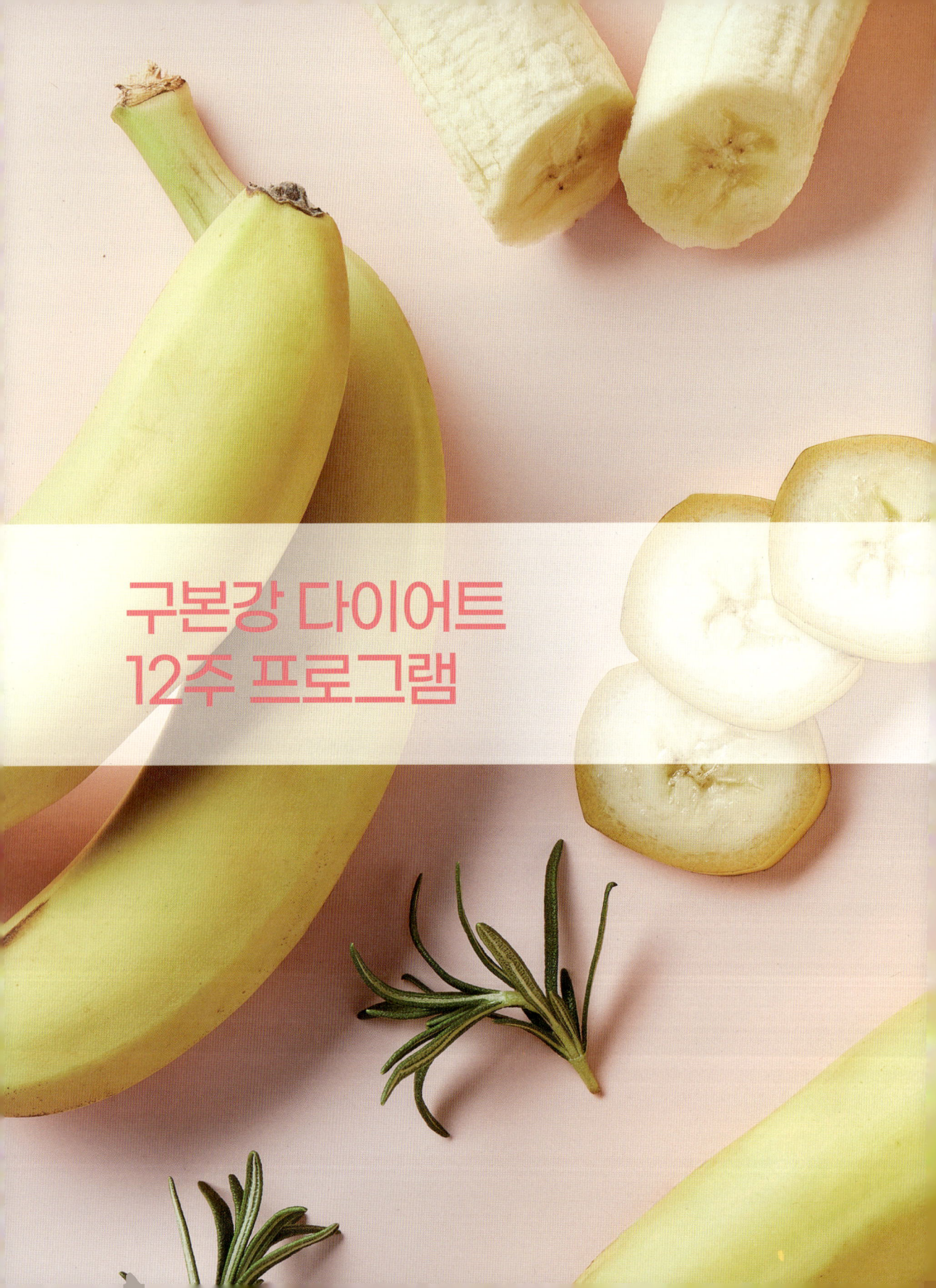

구본강 다이어트
12주 프로그램

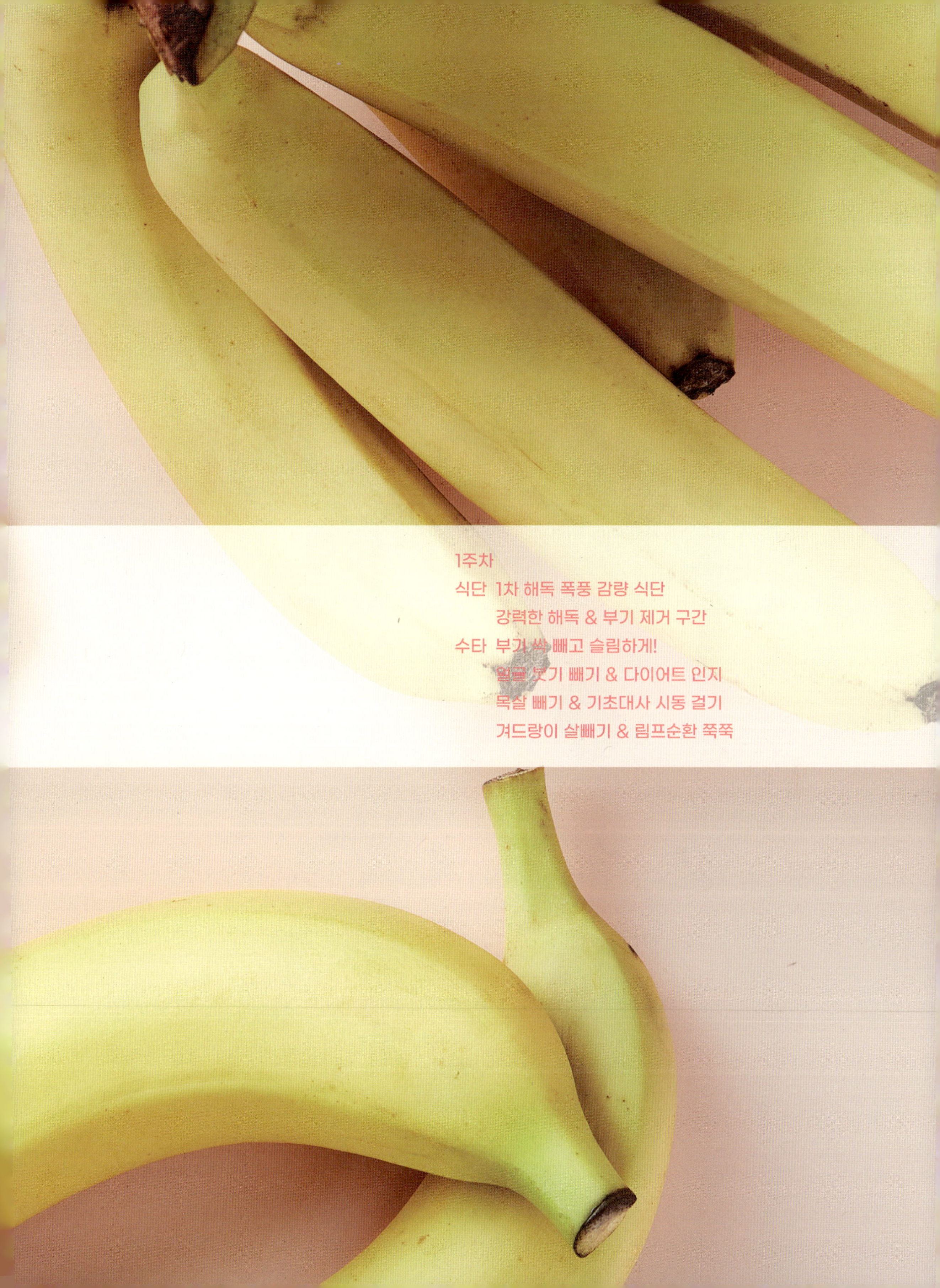

1주차

식단 1차 해독 폭풍 감량 식단
      강력한 해독 & 부기 제거 구간

수타 부기 싹 빼고 슬림하게!
      얼굴 붓기 빼기 & 다이어트 인지
      목살 빼기 & 기초대사 시동 걸기
      겨드랑이 살빼기 & 림프순환 쭉쭉

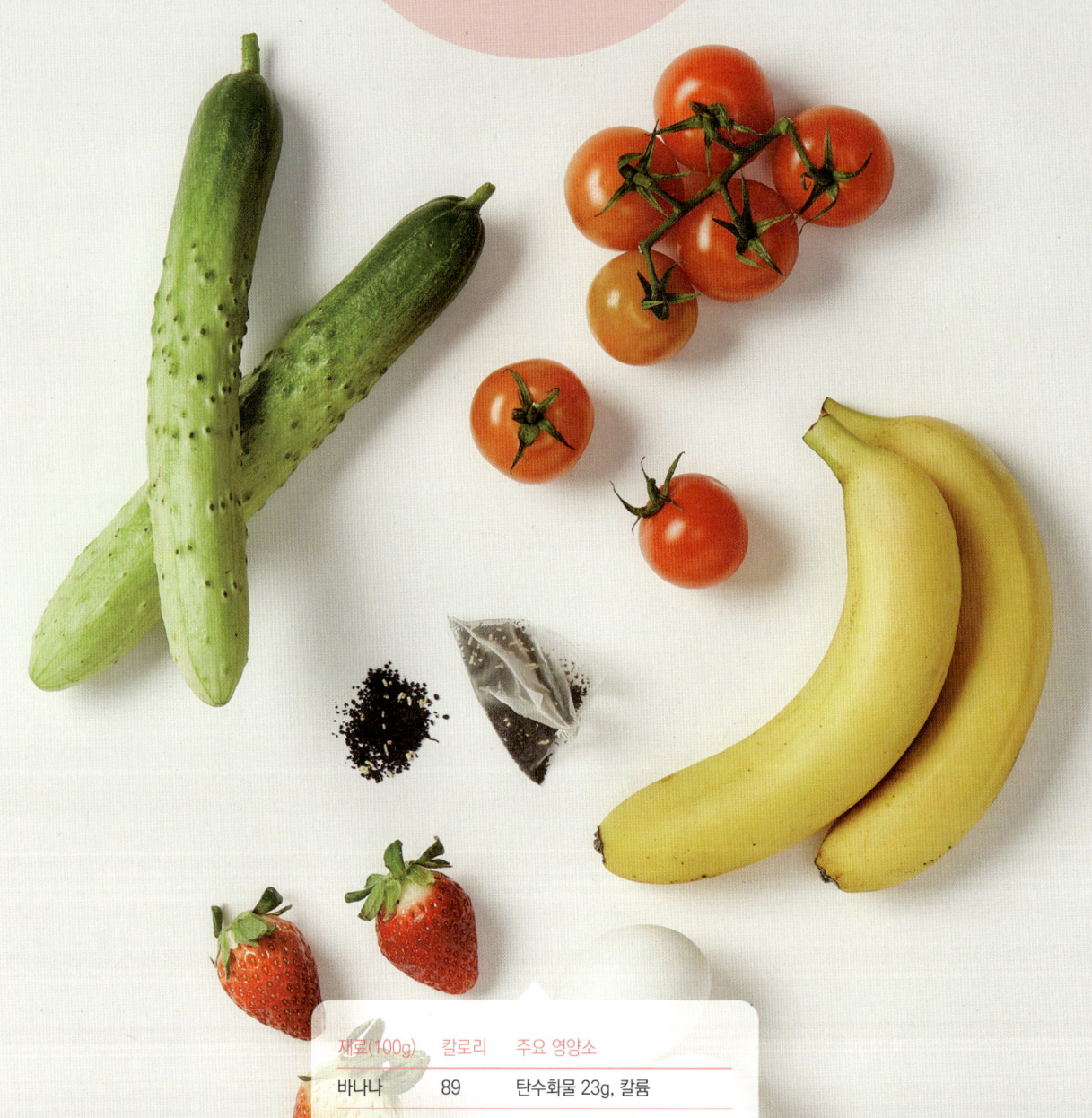

재료(100g)	칼로리	주요 영양소
바나나	89	탄수화물 23g, 칼륨
달걀흰자	52	단백질 11g, 지방 0.2g
방울토마토	18	비타민 C, 라이코펜
딸기	32	비타민 C 59mg, 엽산
오이	15	수분 95%, 칼륨, 비타민 K

강력한 해독 & 부기 제거 구간

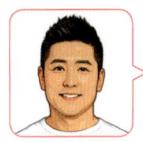

기존 음식의 영양 패턴을 리셋하면서 새롭고 깨끗한 신체로 재정비하는 식단으로, 해독과 배출을 통해 몸의 순환을 정리하고 감량이 시작되는 기반을 만듭니다. 일시적인 무기력감이나 허기를 느낄 수 있는데, 몸이 새로운 식단에 적응하는 과정으로 자연스러운 반응입니다. 1주차 식단을 잘 지켜야 12주 프로그램을 완벽하게 마무리할 수 있습니다.

1주차 전체 재료 체크리스트

☐ 바나나 44개

☐ 삶은 달걀흰자 58개

☐ 방울토마토 170개

☐ 딸기 12개

☐ 오이 200g

☐ 홍차물 12L

　　(12L X 홍차 티백 2 = 24 티백)

재료별
시너지
효과

삶은 달걀흰자 & 식이섬유

소화되는 시간이 길어 포만감을 충족시켜주고, 혈당스파이크와 허기짐 현상을 막아줍니다.

오이 & 바나나 & 홍차

체내 수분 정체를 해소하고 체외로 배출하여 부기 빼기에 탁월합니다.

딸기 & 방울토마토 & 홍차

비타민 C가 항산화 성분 흡수율을 높여 지방 연소가 잘 되는 체질로 바꿔줍니다. 특히 다이어트 중 발생할 수 있는 피로감을 막아주는 데 효과적이에요.

첫날, 식단을 시작하기 전에 체중을 체크하고 감량 목표를 정해주세요.

1주차 식단 시작 전	감량 목표	
월　　일　　kg	kg	

1주차 식단표

구분	월요일	화요일	수요일	목요일	금요일	토요일	일요일
8시 아침	바나나 2개 삶은 달걀흰자 1개 방울토마토 5개		바나나 2개 삶은 달걀흰자 1개 방울토마토 5개		바나나 1개 삶은 달걀흰자 2개 방울토마토 5개		딸기 3개 삶은 달걀흰자 3개 방울토마토 5개 오이 50g
12시 점심	바나나 2개 삶은 달걀흰자 1개 방울토마토 5개		바나나 2개 삶은 달걀흰자 1개 방울토마토 5개		바나나 1개 삶은 달걀흰자 2개 방울토마토 5개		딸기 3개 삶은 달걀흰자 3개 방울토마토 5개 오이 50g
3시 간식	바나나 2개 삶은 달걀흰자 1개 방울토마토 5개		바나나 1개 삶은 달걀흰자 2개 방울토마토 5개		바나나 1개 삶은 달걀흰자 2개 방울토마토 5개		딸기 3개 삶은 달걀흰자 3개 방울토마토 5개 오이 50g
6시 저녁	바나나 2개 삶은 달걀흰자 1개, 방울토마토 5개		바나나 1개 삶은 달걀흰자 2개 방울토마토 5개		바나나 1개 삶은 달걀흰자 2개 방울토마토 5개		딸기 3개 삶은 달걀흰자 3개 방울토마토 5개 오이 50g
8시 간식	바나나 2개 삶은 달걀흰자 1개 방울토마토 5개		바나나 1개 삶은 달걀흰자 2개 방울토마토 5개		바나나 1개 삶은 달걀흰자 2개 방울토마토 5개		금식
홍차물	2L		2.5L		1L		800mL

• 딸기는 수박이나 붉은색 파프리카로 대체 가능해요. (딸기 5개 = 수박 50g = 파프리카 1개)

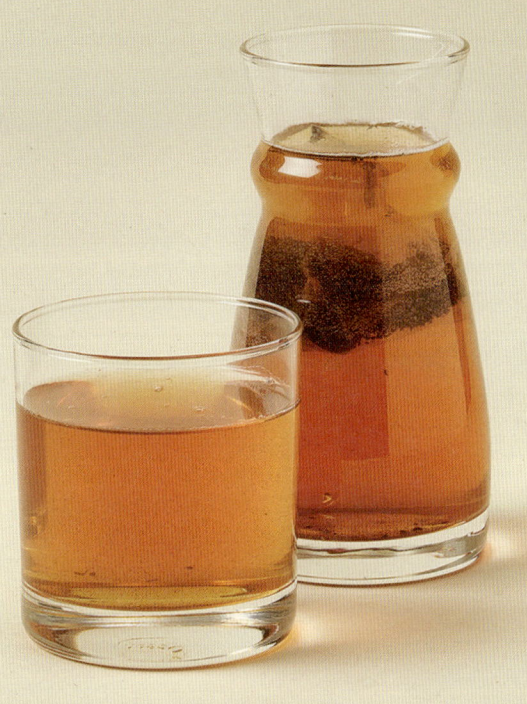

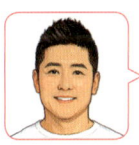 1주차는 탄수화물 분량을 조절해 내장 지방을 쓰게 유도하고 단백질로 근육을 지켜주는 식단입니다. 홍차물과 함께 탄수화물, 단백질 분량 조절로 지방을 태우는 것이 이 식단의 핵심이므로 꼭 요일별로 지정된 개수를 지켜서 섭취해야 합니다.

1주차 수분 핵심 '홍차물'

몸을 따뜻하게 하고 혈액 순환을 도와줍니다. 기초대사를 올려 몸이 쉽게 에너지를 쓰도록 도와주고, 몸이 자주 붓거나 손발이 차가운 사람에게 특히 좋아요.

 생수 1L에 홍차 티백 2개를 담가 약 10분간 우려주세요.

1. 1주차에 마셔야 하는 홍차물은 총 11.8L입니다.
2. 각 요일에 정해진 홍차물을 200~300mL씩 나누어 마셔주세요.
3. 오후 7시까지만 마셔주세요. 7시 이후에는 금식입니다.

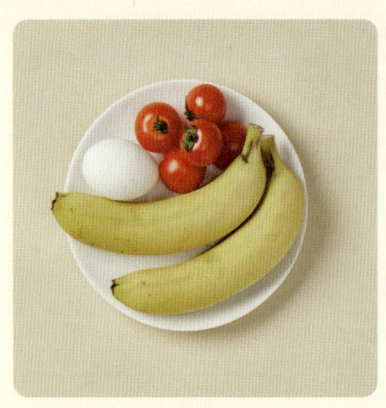

월~화요일   1일 총: 바나나 10개 삶은 달걀흰자 5개 방울토마토 25개

아침 8시 ▶ 바나나 2개	삶은 달걀흰자 1개	방울토마토 5개
점심 12시 ▶ 바나나 2개	삶은 달걀흰자 1개	방울토마토 5개
간식 3시 ▶ 바나나 2개	삶은 달걀흰자 1개	방울토마토 5개
저녁 6시 ▶ 바나나 2개	삶은 달걀흰자 1개	방울토마토 5개
간식 8시 ▶ 바나나 2개	삶은 달걀흰자 1개	방울토마토 5개

홍차물 2L

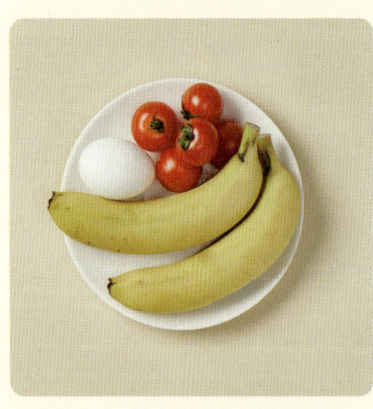

수~목요일   1일 총: 바나나 7개 삶은 달걀흰자 8개 방울토마토 25개

아침 8시 ▶ 바나나 2개	삶은 달걀흰자 1개	방울토마토 5개
점심 12시 ▶ 바나나 2개	삶은 달걀흰자 1개	방울토마토 5개
간식 3시 ▶ 바나나 1개	삶은 달걀흰자 2개	방울토마토 5개
저녁 6시 ▶ 바나나 1개	삶은 달걀흰자 2개	방울토마토 5개
간식 8시 ▶ 바나나 1개	삶은 달걀흰자 2개	방울토마토 5개

홍차물 2.5L

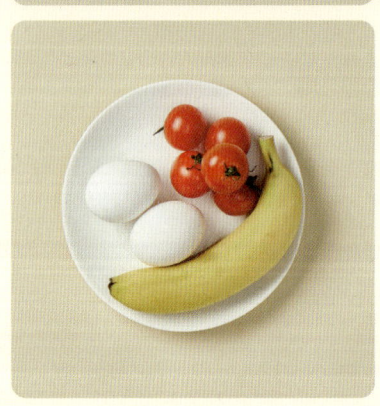

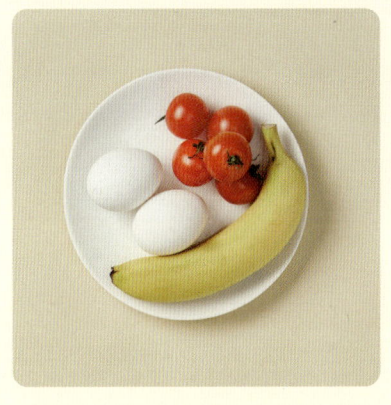

 금~토요일 | **1일 총: 바나나 5개 삶은 달걀흰자 10개 방울토마토 25개**

아침 8시	▶	바나나 1개 삶은 달걀흰자 2개 방울토마토 5개
점심 12시	▶	바나나 1개 삶은 달걀흰자 2개 방울토마토 5개
간식 3시	▶	바나나 1개 삶은 달걀흰자 2개 방울토마토 5개
저녁 6시	▶	바나나 1개 삶은 달걀흰자 2개 방울토마토 5개
간식 8시	▶	바나나 1개 삶은 달걀흰자 2개 방울토마토 5개

홍차물 1L

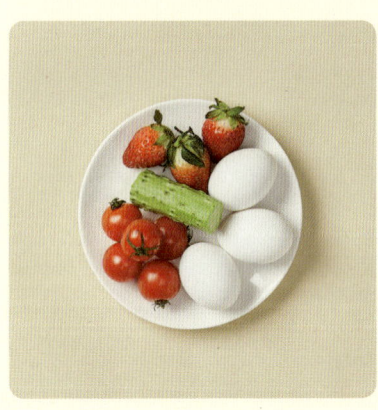

 일요일 | **1일 총: 딸기 12개 삶은 달걀흰자 12개**
방울토마토 20개 오이 200g

아침 8시	▶	딸기 3개 삶은 달걀흰자 3개 방울토마토 5개 오이 50g
점심 12시	▶	딸기 3개 삶은 달걀흰자 3개 방울토마토 5개 오이 50g
간식 3시	▶	딸기 3개 삶은 달걀흰자 3개 방울토마토 5개 오이 50g
저녁 6시	▶	딸기 3개 삶은 달걀흰자 3개 방울토마토 5개 오이 50g

홍차물 800mL

1주차 식단을 잘 지켰는지 체크해주세요.

월요일	화요일	수요일	목요일	금요일	토요일	일요일

부기 싹 빼고 슬림하게!
얼굴·목·겨드랑이 삼각지대 순삭 정리

주요 수타 부위 ❶번 ❷번 ❸번 **1주차 효과** 갸름한 얼굴, 날렵한 목선, 얇은 팔뚝

얼굴 부기 빼기 & 다이어트 인지 – ❶번

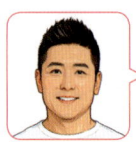

몸이 다이어트를 인지할 수 있게 하고 얼굴 부기를 빼는 첫 단계입니다. 팔의 ❶번 수타 자리는 혈액순환을 원활하게 하고 체내 노폐물이 잘 배출되도록 도와줍니다. 또한 불필요한 수분과 지방 축적을 줄여주고 얼굴의 부기를 감소시켜 V라인 턱선과 선명한 얼굴 윤곽을 만드는 데 효과적이에요.

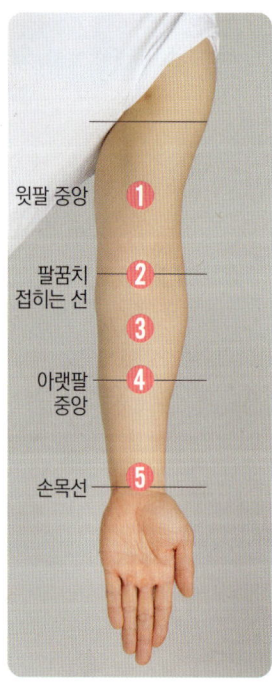

❶번 수타 자리 위치

겨드랑이와 팔꿈치 접히는 가운데

윗팔 중앙 — ❶

팔꿈치
접히는 선 — ❷

❸

아랫팔
중앙 — ❹

손목선 — ❺

❶번 수타 자리 주요 효과

- 얼굴 붓기 감소
- 혈액 순환 촉진
- 피부 톤 맑게
- 열감 완화
- 신진대사 활성
- 노폐물 배출
- 부종 감소
- 얼굴 라인 정돈
- 체중 관리 보조

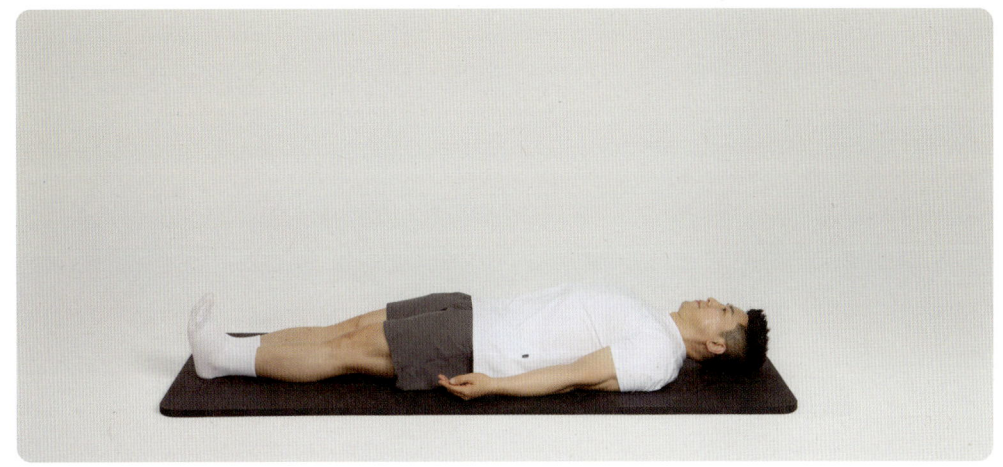

1 **기본 자세: 누워서**

자리에 반듯하게 누워서 양쪽 발을 모으고 다리를 곧게 편 다음 팔은 자연스럽게 내려주세요. 발끝을 배꼽 쪽으로 당기고 턱은 가슴 쪽으로 내려 척추를 수직으로 정렬해주세요. 척추가 수직으로 정렬되는 것만으로도 몸의 대사가 활성화됩니다.

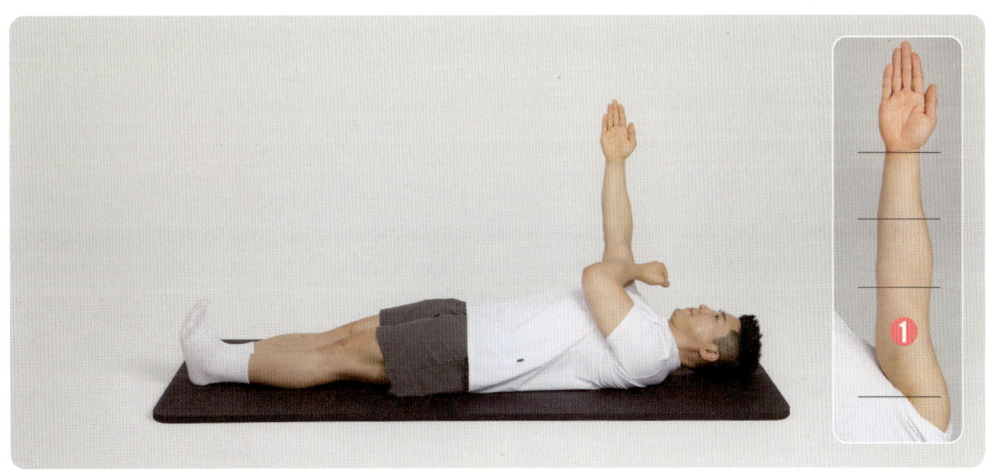

2 **오른팔 정면 수타**

먼저 팔 안쪽 면이 보이도록 오른팔을 곧게 세워주세요. 왼손을 주먹 쥐어 오른팔 ❶번 수타 자리를 약간 통증이 느껴질 정도로 부드럽게 20회 두드립니다.

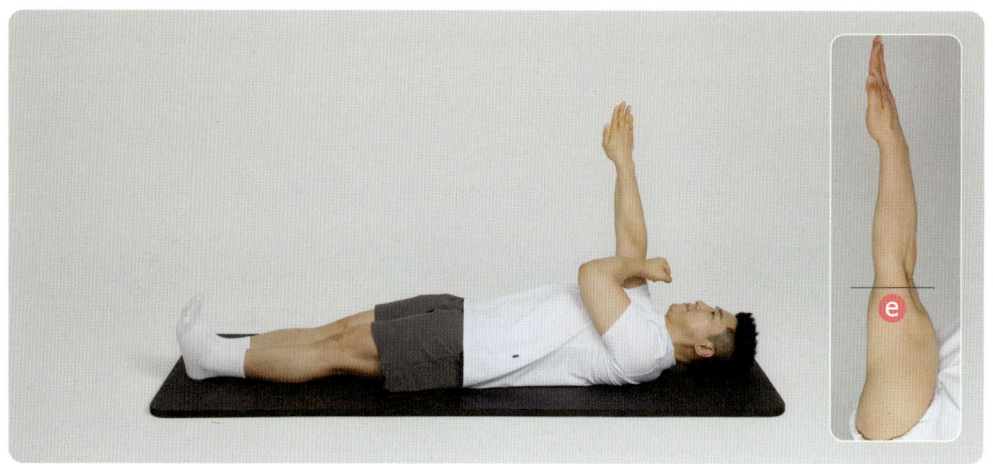

③ 오른팔 옆면 수타

오른팔 옆면이 보이도록 돌린 뒤 왼손을 주먹 쥐어 오른팔 ⓔ 수타 자리를 10회 두드립니다. ⓔ 수타 자리는 앞서 자극한 ❶번 수타 자리 효과가 증폭되도록 입력하는 기능을 합니다.

④ 왼팔도 같은 방법으로 먼저 정면 ❶번 수타 자리를 20회, 다음에 옆면 ⓔ 수타 자리를 10회 두드립니다.

Tip

한 동작을 마무리한 후에는 몸을 바르게 한 상태에서 천천히 심호흡을 크게 세 번 해주세요. 이렇게 호흡해주면 앞에서 열어놓은 기혈과 림프의 흐름이 바른 방향으로 정리되고 척추와 내장, 혈류와 신경의 긴장이 풀리면서 몸 전체가 안정됩니다. 꼭 잊지 말고 매 동작 마지막에 지켜주세요.

목살 빼기 & 기초대사 시동 걸기 – ❷번

이제 본격적으로 기초대사에 시동을 걸고 목살을 빼 볼까요? ❷번 수타 자리는 몸의 수분과 해독을 관장하는 콩팥을 자극하여 목의 부기와 불필요한 수분 및 지방을 빼주는 역할을 합니다. 특히 목살로 생긴 이중 턱이나 두꺼워진 목선 개선에 직접적인 도움을 줍니다.

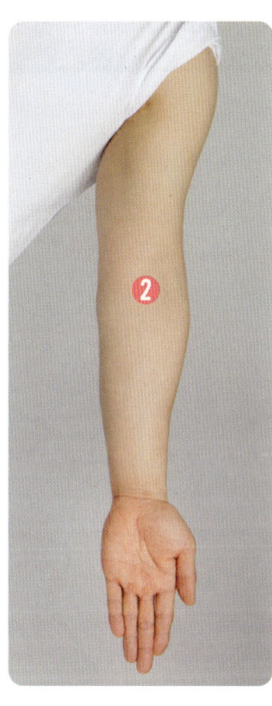

❷번 수타 자리 위치

팔꿈치 접히는 선

❷번 수타 자리 주요 효과

- 목 부종 감소
- 목 지방 완화
- 이중턱 개선
- 목선 슬림
- 수분 대사 촉진
- 기초대사율 향상
- 칼로리 소모 증가
- 해독 기능 강화
- 온몸의 에너지 활성
- 체질 개선
- 다이어트 보조

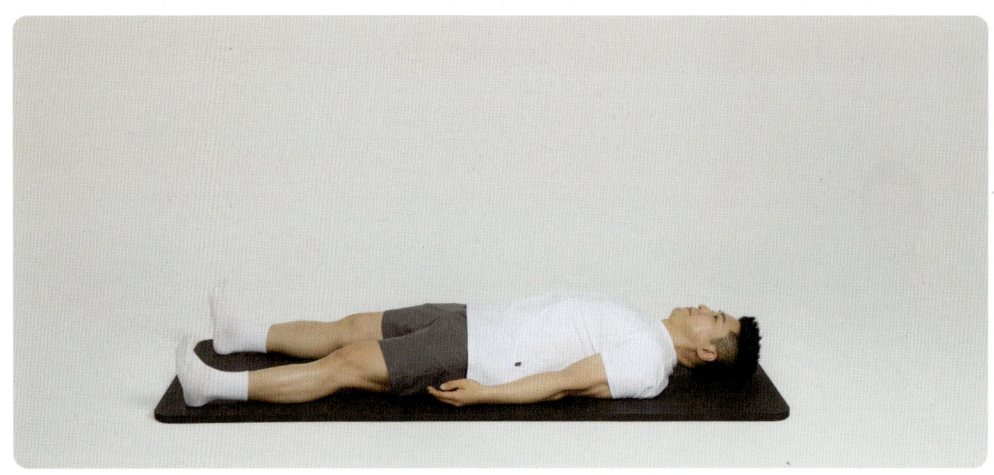

① 기본 자세: 누워서

자리에 반듯하게 누워서 양쪽 발을 어깨너비보다 넓게 벌리고 팔은 자연스럽게 내려주세요. 턱을 가슴 쪽으로 당겨서 척추를 수직으로 정렬해줍니다.

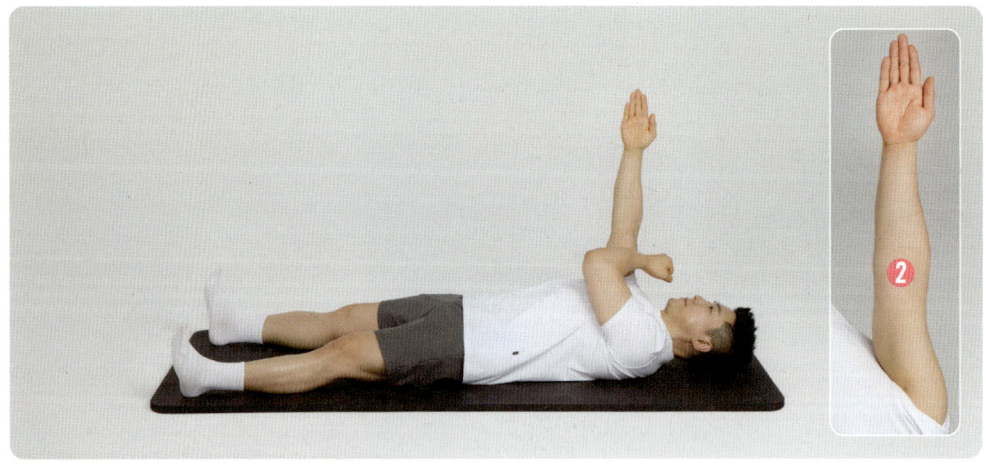

② 오른팔 정면 수타

먼저 팔 안쪽 면이 보이도록 오른팔을 곧게 세워주세요. 왼손을 주먹 쥐어 오른팔 ❷번 수타 자리를 약간 통증이 느껴질 정도로 부드럽게 20회 두드립니다.

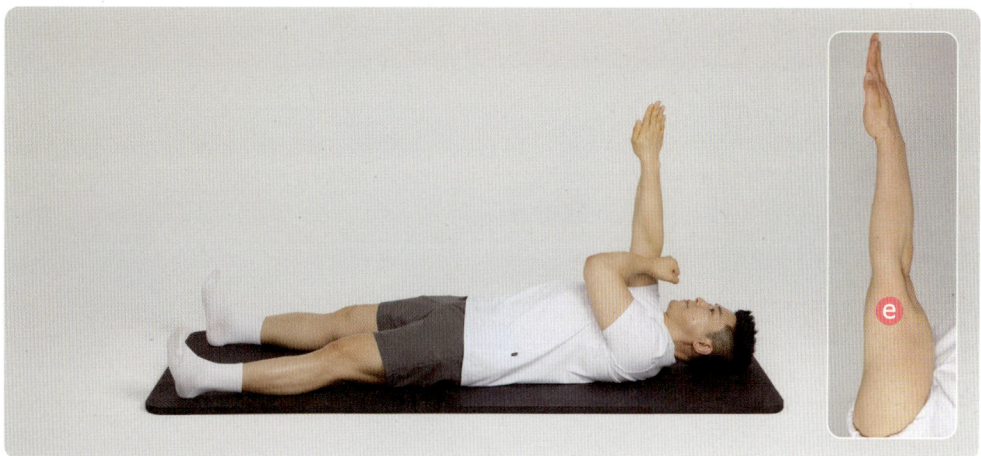

3 **오른팔 옆면 수타**

오른팔 옆면이 보이도록 돌린 뒤 왼손을 주먹 쥐어 오른팔 **ⓔ** 수타 자리를 10회 두드립니다. **ⓔ** 수타 자리는 앞서 자극한 **❷**번 수타 자리 효과가 증폭되도록 입력하는 기능을 합니다.

4 왼팔도 같은 방법으로 먼저 정면 **❷**번 수타 자리를 20회, 다음에 옆면 **ⓔ** 수타 자리를 10회 두드립니다.

Tip

다리를 벌리면 Y존으로 내려가는 혈액 순환이 원활해져서 상체와 하체 순환이 잘 되어 몸에 있는 체지방이 잘 빠져나갈 수 있어요.

겨드랑이 살빼기 & 림프순환 쭉쭉 – ❸번

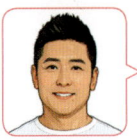 겨드랑이는 림프절이 밀집된 곳으로 이곳의 순환이 막히면 노폐물이 제대로 배출되지 못해 살이 잘 빠지지 않습니다. ❸번 수타 자리를 자극하면 림프 순환이 원활해져 가슴과 겨드랑이가 시원해지는 것을 느낄 수 있습니다. 특히 겨드랑이 살과 팔뚝, 상체 라인을 정돈하는 데 효과적이에요.

❸번 수타 자리 위치

팔꿈치와 아랫팔 중앙선 가운데

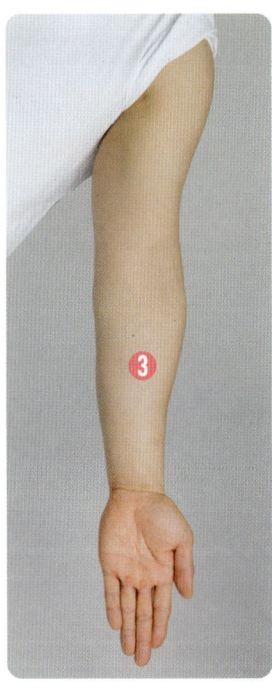

❸번 수타 자리 주요 효과

- 겨드랑이 부종 감소
- 겨드랑이 지방 완화
- 팔뚝 라인 정돈
- 상체 슬림
- 림프 순환 촉진
- 노폐물 배출
- 면역력 강화
- 폐 기능 활성
- 상체 부종 감소
- 기초대사율 향상

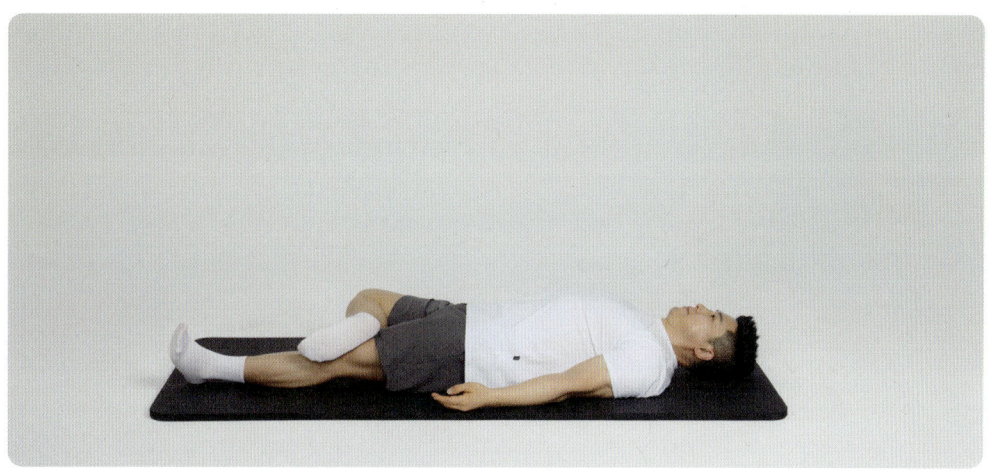

① **기본 자세: 누워서**

자리에 반듯하게 누워서 오른쪽 다리를 접어 왼쪽 무릎 위에 올린 다음 오른쪽 무릎이 바깥쪽에 닿을 수 있도록 가볍게 내려 눌러줍니다. 팔은 자연스럽게 내리고, 턱은 가슴 쪽으로 내려 척추를 수직으로 정렬해 주세요.

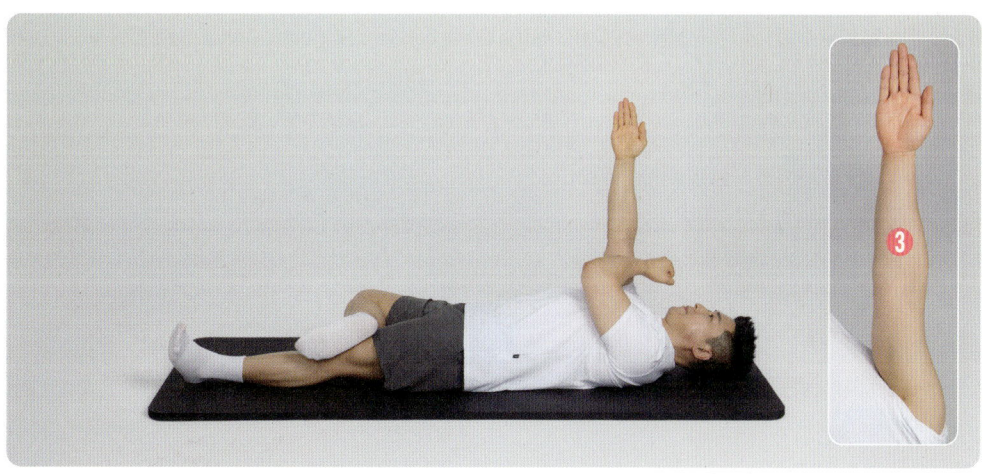

② **오른팔 정면 수타**

먼저 팔 안쪽 면이 보이도록 오른팔을 곧게 세워주세요. 왼손을 주먹 쥐어 오른팔 **❸**번 수타 자리를 약간 통증이 느껴질 정도로 부드럽게 20회 두드립니다.

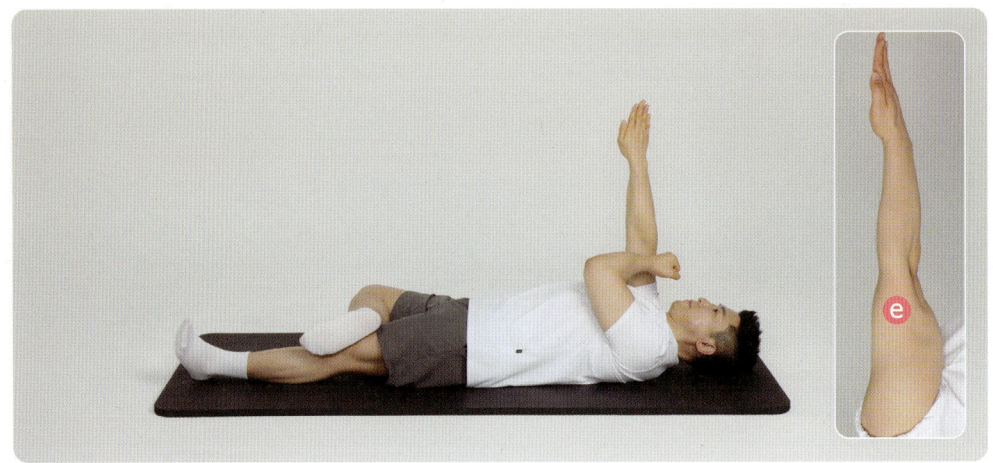

3 오른팔 옆면 수타

오른팔 옆면이 보이도록 돌린 뒤 왼손을 주먹 쥐어 오른팔 **e** 수타 자리를 10회 두드립니다. **e** 수타 자리는 앞서 자극한 **3**번 수타 자리 효과가 증폭되도록 입력하는 기능을 합니다.

4 왼팔도 같은 방법으로 먼저 정면 **3**번 수타 자리를 20회, 다음에 옆면 **e** 수타 자리를 10회 두드립니다.

Tip

겨드랑이 림프절은 면역과 체액 조절을 담당합니다. 이 부위를 자극하면 순환이 촉진되어 노폐물이 원활하게 배출돼요. 덕분에 상체 부종과 군살이 빠지면서 팔, 어깨, 가슴 라인이 슬림해지고 대사 효율까지 높아져 다이어트 효과를 극대화할 수 있어요.

수타 진행 방법

1 해당 주차별 식단과 병행합니다.

1주차 식단과 1주차 수타를 꼭 같이 진행해야 한다는 것을 기억해주세요.

2 하루 1회, 주 6회 진행합니다.

횟수를 꼭 지키고, 1주일에 하루는 휴식을 취하여 몸이 쉴 시간을 주세요.

3 오른팔에서 왼팔 순서로 진행합니다.

오른팔 수타 방법을 따라 한 뒤 왼팔도 같은 방법으로 반복하세요

4 두드리는 속도는 1초에 1회, 일정한 리듬으로 진행합니다.

일정한 리듬으로 두드려야 자극이 균일하게 전달되어 신체가 적응할 수 있어요.

5 강도는 약간의 통증이 느껴질 정도가 적당합니다.

개인의 신체 민감도에 맞춰 두드리는 강도를 조절해주세요.

6 수타 후에는 물 섭취로 순환을 돕습니다.

물을 충분히 마셔 기혈 순환과 노폐물 배출을 촉진해주세요.

7 각 수타 자리는 몸동작에 따라 효과가 달라집니다.

수타의 기본 자세는 눕기, 앉기, 서기의 3가지 동작으로 이루어집니다. 기본 자세에 따라 같은 수타 자리라고 해도 그 효과가 달라진다는 것을 기억해주세요.

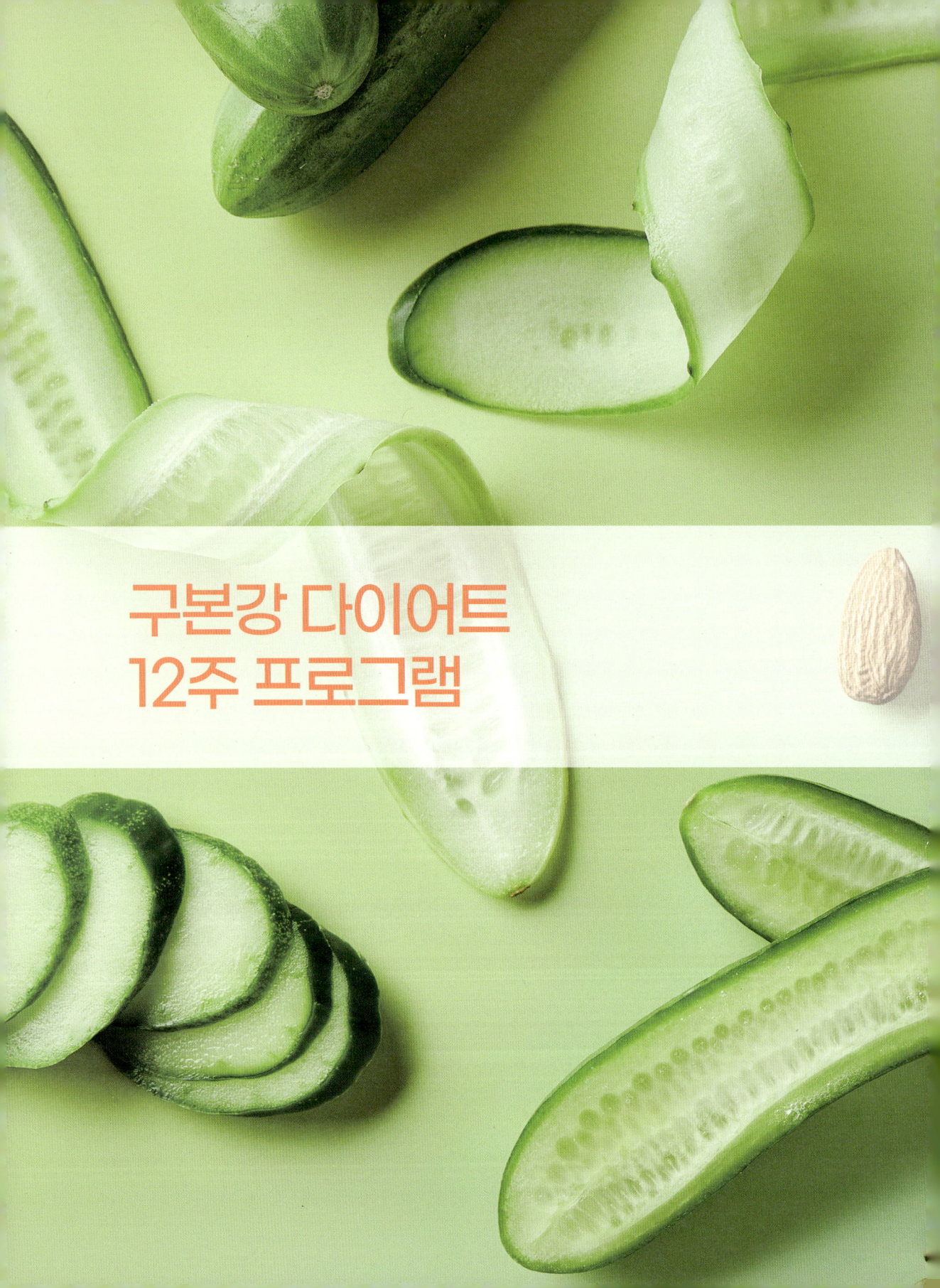

구본강 다이어트
12주 프로그램

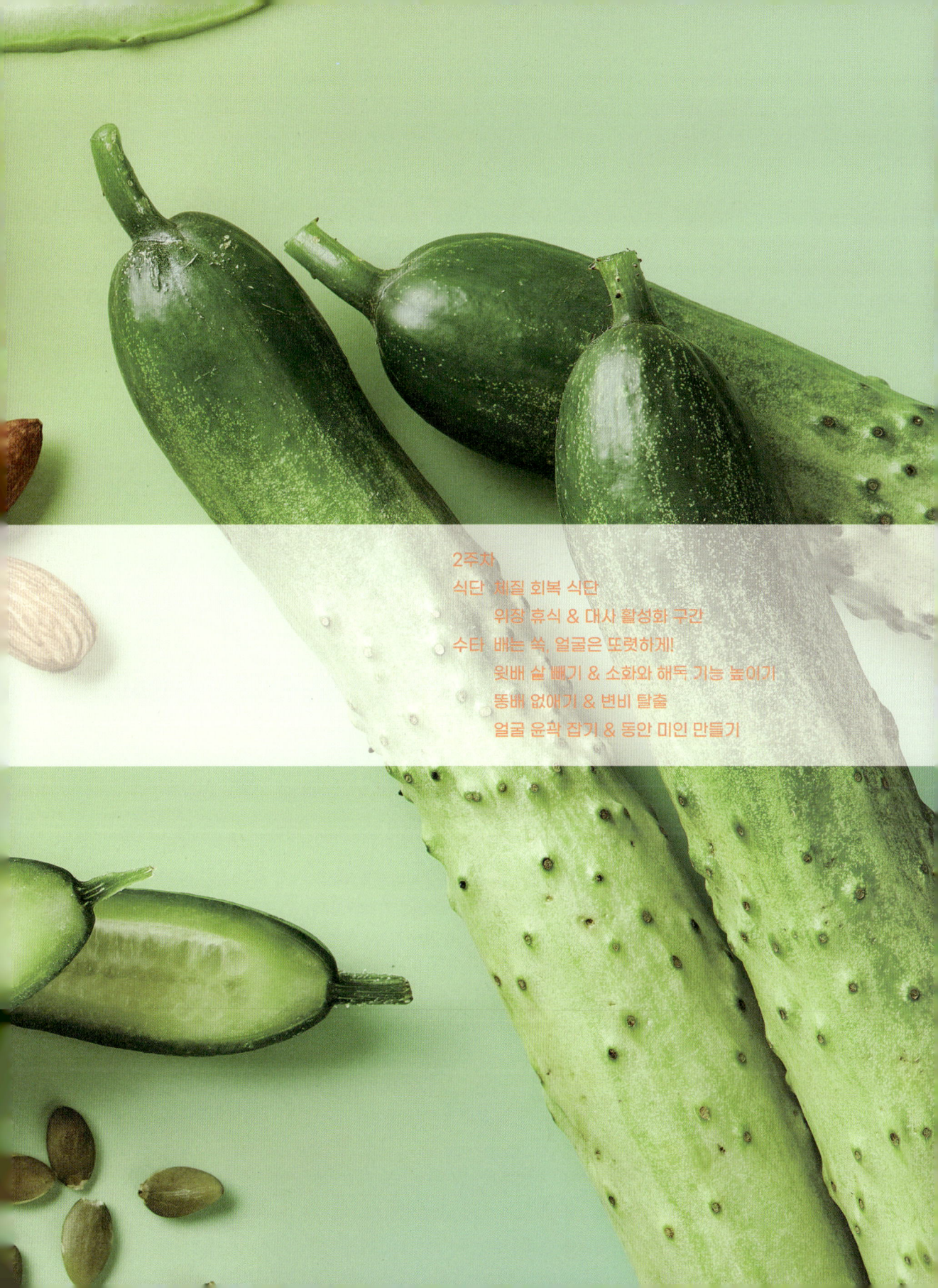

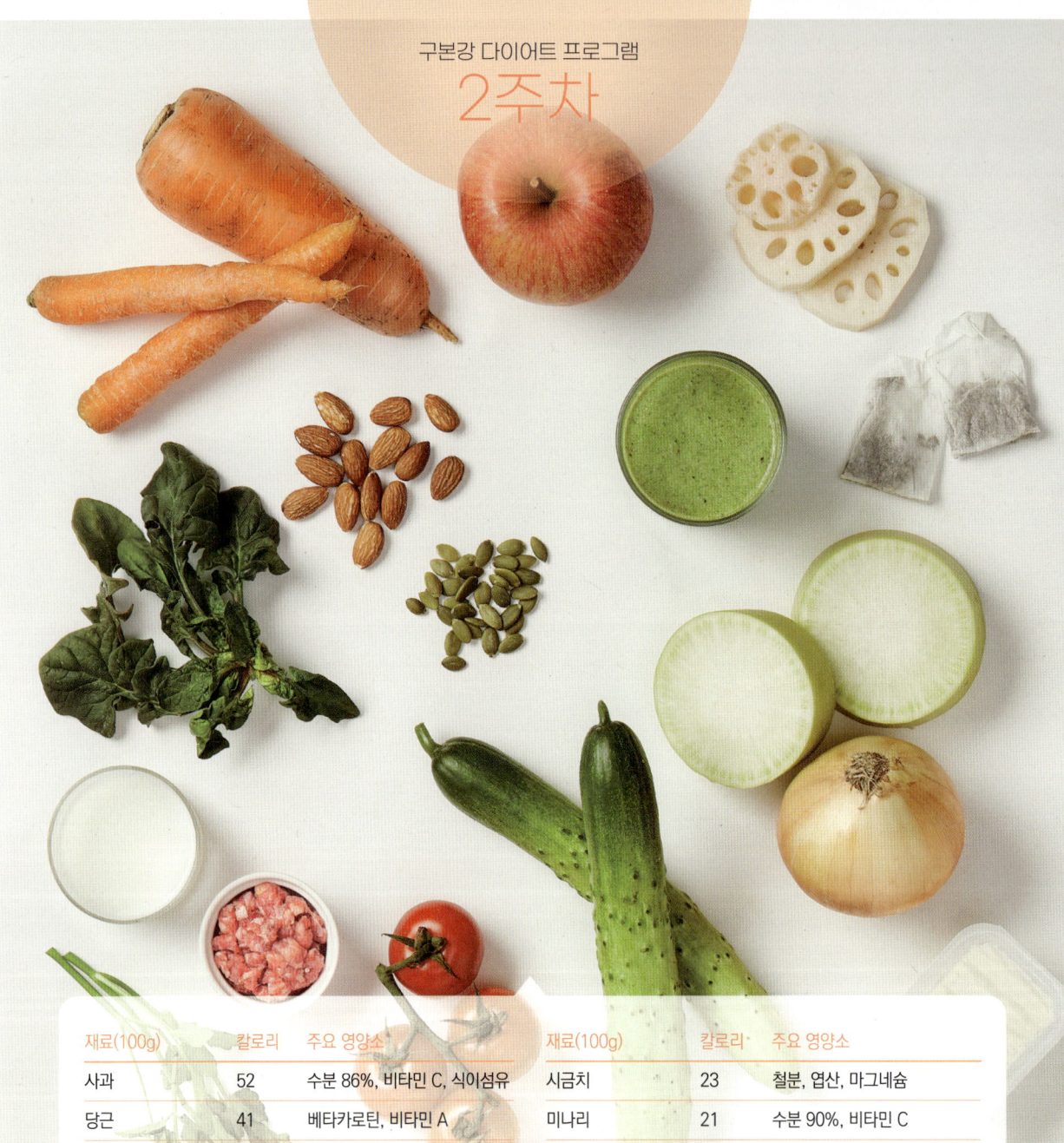

2주차

재료(100g)	칼로리	주요 영양소	재료(100g)	칼로리	주요 영양소
사과	52	수분 86%, 비타민 C, 식이섬유	시금치	23	철분, 엽산, 마그네슘
당근	41	베타카로틴, 비타민 A	미나리	21	수분 90%, 비타민 C
연근	74	식이섬유, 철분, 칼륨	방울토마토	18	비타민 C, 라이코펜
아몬드(10g, 8알)	58	단백질 2g, 불포화지방	오이	15	수분 95%, 칼륨
호박씨(10g)	55	단백질 3g, 아연	오렌지	47	비타민 C 53mg
저지방 우유(100mL)	42	단백질 3.4g, 칼슘	단호박	57	베타카로틴, 식이섬유
연두부	55	단백질 5g, 이소플라본	양파	40	퀘르세틴, 황화합물
소 안심살	150	단백질 21g, 철분	무	18	비타민 C, 소화효소

위장 휴식 & 대사 활성화 구간

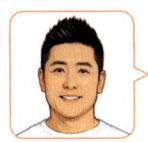

1주차 해독 식단으로 낮아진 신체 에너지를 다시 끌어올리고 근육과 면역력을 강화합니다. 몸이 지치지 않도록 몸 상태를 안정시켜 앞으로 감량이 잘 진행되도록 기반을 마련하는 중요한 단계입니다. 2주차는 '살이 잘 빠지는 몸'으로 바뀌는 전환점입니다. 이 시기를 잘 보내면 이후 감량이 훨씬 수월해집니다.

2주차 전체 재료 체크리스트

☐ 사과 700g	☐ 연두부 1,260g	☐ 오이 700g
☐ 당근 420g	☐ 소안심살완자 560g	☐ 오렌지 700g
☐ 연근 420g	☐ 시금치 840g	☐ 단호박 700g
☐ 아몬드 112개	☐ 미나리 420g	☐ 양파무초절임 420g
☐ 호박씨 140개	☐ 발사믹드레싱 조금	☐ 보리물 13L
☐ 저지방 우유 2.1L	☐ 방울토마토 70개	(13L X 보리차 티백 2 = 26 티백)

재료별 시너지 효과

소 안심살 & 시금치 & 오렌지

소 안심살의 철과 시금치의 철이 오렌지의 풍부한 비타민 C와 만나면 철분 흡수율이 2~3배까지 증가합니다. 이는 다이어트 중 흔히 발생하는 빈혈과 피로감을 효과적으로 예방해 줍니다. 금(金)과 목(木), 화(火) 기운이 조화롭게 어우러져 체력 보강과 활력 충전을 동시에 이뤄내 주는 재료 조합이에요.

미나리 & 오이 & 연근

모두 칼륨 함량이 높고 이뇨 작용을 해서 체내 나트륨 배출과 독소 제거 효과에 탁월합니다. 목(木)과 수(水), 금(金) 기운이 어우러져 체내 정체된 열과 수분을 원활하게 순환시키며, 다이어트로 무거워진 몸을 가볍게 만드는 데 특히 효과적이에요.

식단을 시작하기 전에 먼저 1주차에 얼마나 감량되었는지 체중을 확인해주세요.

2주차 월요일 아침 11시	1주차 식단 시작 전	감량
월 일 kg	월 일 kg	kg

2주차 식단표

구분	월요일	화요일	수요일	목요일	금요일	토요일	일요일
8시 아침	해독 주스 연두부 50g (드레싱 ×) **(월요일은 아침 금식)**						
12시 점심	소안심살완자찜 80g 시금치 30g + 미나리 30g (발사믹드레싱 조금) 방울토마토 5개 오이 50g 오렌지 50g 찐 단호박 50g 양파무초절임 30g 아몬드 5개 호박씨 5개						
3시 간식	연두부 80g 시금치 30g + 미나리 30g (발사믹드레싱 조금) 방울토마토 5개 오이 50g 오렌지 50g 찐 단호박 50g 양파무초절임 30g 아몬드 5개 호박씨 5개						
7시 저녁	해독 주스 연두부 50g (드레싱 ×)						
보리물	월~토요일 2L 일요일 1L						

• 호박씨는 불순물 제거 후 가볍게 로스팅해서 섭취해주세요.

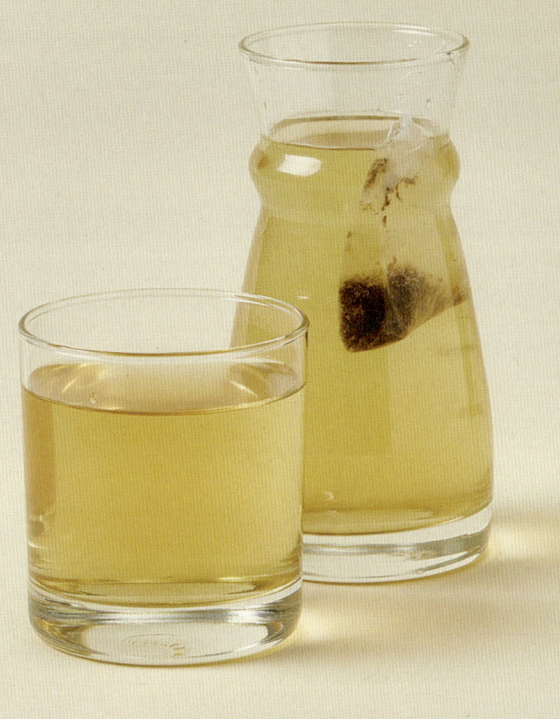

소화가 편한 재료로 위장을 쉬게 하며 대사를 활성화하는 식단입니다. 보리물 및 해독주스와 부드러운 단백질군이 몸의 순환을 도와 가벼운 변화를 끌어냅니다. 무엇보다 새로 시작하는 한 주의 '월요일 아침(8시)은 금식'이라는 것을 반드시 기억해주세요.

2주차 수분 핵심 '보리물'

몸에 쌓인 불필요한 수분과 부기를 배출해 몸을 가볍게 만들어줍니다. 장 운동을 활발히 해 변비와 팽만감도 줄여 주고, 잘 붓는 체질을 개선하는 데 도움을 줍니다.

 만드는 법 ㅤ 생수 1L에 보리차 티백 2개를 넣어 약 10분간 우려주세요.

 마시는 법

1. 2주차에 마셔야 하는 보리물은 총 13L입니다.
2. 월~토요일에는 2L, 일요일에는 1L를 마셔주세요.
   3주차 월요일 아침, 체중 검사하는 11시까지는 수분 섭취를 제한합니다.
3. 각 요일에 정해진 보리물을 200~300mL씩 나누어 마셔주세요.
4. 오후 7시까지만 마셔주세요. 7시 이후에는 금식입니다.

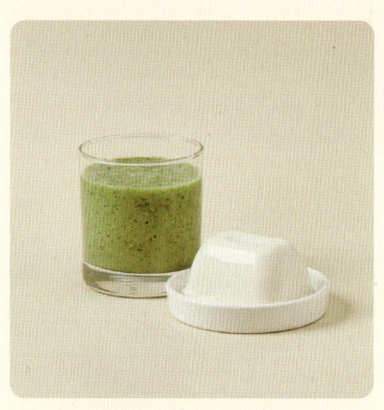

 월~일요일

아침 8시

▶ 해독 주스 | 사과 50g 당근 30g 연근 30g 시금치 30g 아몬드 3개
  호박씨 5개를 저지방 우유 150mL에 넣고 갈아서 마십니다.

▶ 연두부 50g은 별도로 섭취해주세요. 이때 소스 등 드레싱 절대 금지예요!

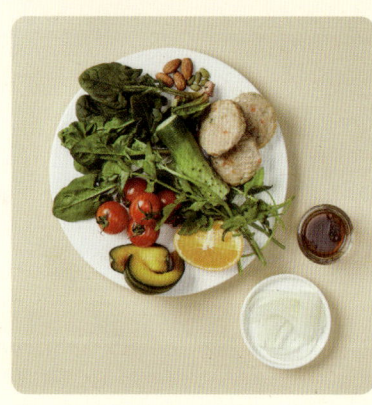

월~일요일

점심 12시
▶ 소안심살완자찜 80g 시금치 30g + 미나리 30g (발사믹드레싱 조금)
  방울토마토 5개 오이 50g 오렌지 50g 찐 단호박 50g
  양파무초절임 30g 아몬드 5개 호박씨 5개

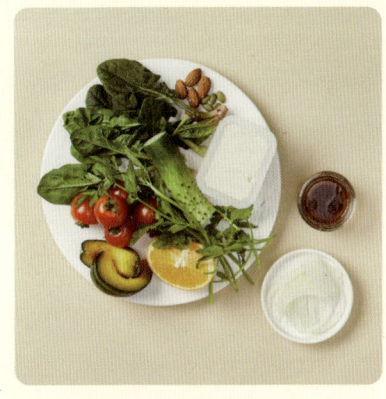

월~일요일

간식 3시

▶ 연두부 80g 시금치 30g + 미나리 30g (발사믹드레싱 조금)
  방울토마토 5개 오이 50g 오렌지 50g 찐 단호박 50g
  양파무초절임 30g 아몬드 5개 호박씨 5개

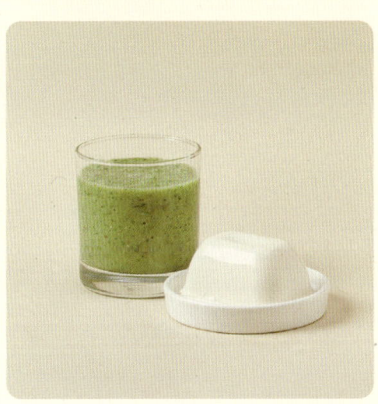

월~일요일

저녁 7시

▶ 해독 주스 | 사과 50g 당근 30g 연근 30g 시금치 30g 아몬드 3개
  호박씨 5개를 저지방 우유 150mL에 넣고 갈아서 마십니다.

▶ 연두부 50g은 별도로 섭취해주세요. 이때 소스 등 드레싱 절대 금지예요!

2주차 식단을 잘 지켰는지 체크해주세요.

월요일	화요일	수요일	목요일	금요일	토요일	일요일

배는 쏙, 얼굴은 또렷하게!
소화·배변 리셋으로 윗배·똥배 정리 & 동안 윤곽 완성

주요 수타 부위 ❹번 ❺번 ❶번 **2주차 효과** 평평한 윗배, 납작한 똥배, 갸름한 얼굴

윗배 살 빼기 & 소화와 해독 기능 높이기 – ❹번

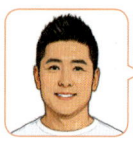

신체의 소화와 해독 기능이 나빠지면 윗배에 살이 쉽게 쌓입니다. 팔뚝 중간에 위치한 ❹번 수타 자리는 간·위장 기능과 연결된 곳으로, 이 부위를 자극해 주면 소화가 원활해지고 복부 팽만과 피로가 줄어듭니다. 윗배 살을 빼고 내장지방을 관리하는 데 좋아요.

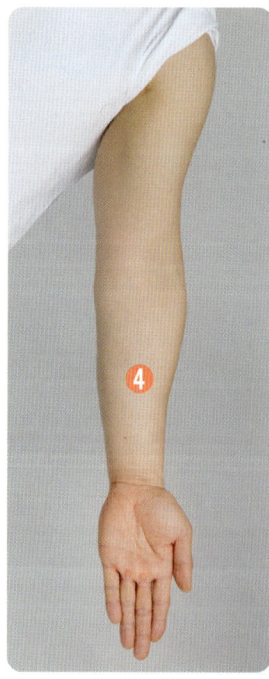

❹번 수타 자리 위치

팔꿈치와 손목의 정중앙

❹번 수타 자리 주요 효과

- 윗배 지방 감소
- 내장지방 완화
- 복부 부종 감소
- 복부 팽만 완화
- 허리 라인 슬림화
- 소화 효율 증가
- 체중 증가 억제
- 해독 기능 강화
- 독소 배출
- 기초대사율 향상
- 소화불량 완화
- 피로 감소

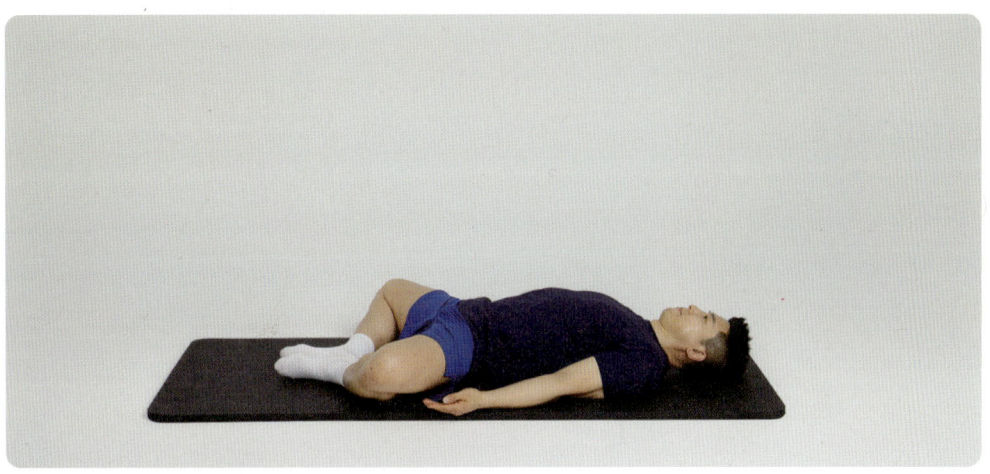

① **기본 자세: 누워서**

자리에 반듯하게 누워서 양쪽 무릎을 접어 발바닥을 마주 보게 붙여주세요. 팔은 자연스럽게 내리고, 턱은 가슴 쪽으로 내려 척추를 수직으로 정렬해주세요.

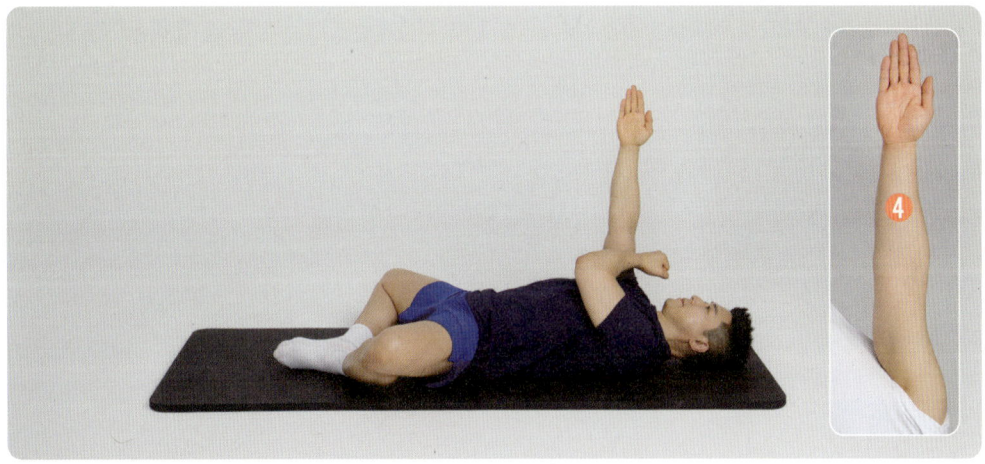

② **오른팔 정면 수타**

먼저 팔 안쪽 면이 보이도록 오른팔을 곧게 세워주세요. 왼손을 주먹 쥐어 오른팔 ❹번 수타 자리를 약간 통증이 느껴질 정도로 부드럽게 20회 두드립니다.

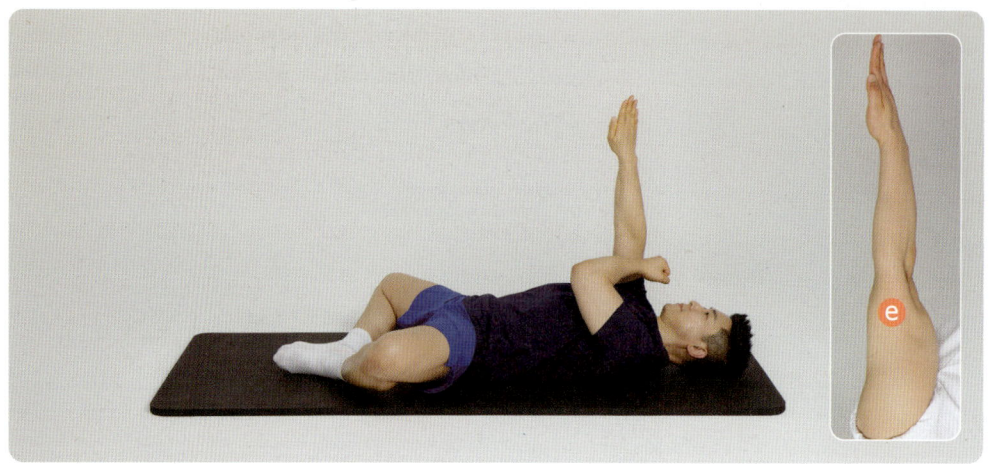

(3) **오른팔 옆면 수타**

오른팔 옆면이 보이도록 돌린 뒤 왼손을 주먹 쥐어 오른팔 ⓔ 수타 자리를 10회 두드립니다. ⓔ 수타 자리는 앞서 자극한 ❹번 수타 자리 효과가 증폭되도록 입력하는 기능을 합니다.

(4) 왼팔도 같은 방법으로 먼저 정면 ❹번 수타 자리를 20회, 다음에 옆면 ⓔ 수타 자리를 10회 두드립니다.

Tip

간의 해독 기능과 위장의 소화 기능이 강화되면 체내에 쌓인 독소와 노폐물이 원활히 배출되어 몸이 에너지를 잘 쓰는 잘 순환시키는 상태로 바뀝니다. 그 결과 기초대사율이 자연스럽게 올라가 같은 양을 먹어도 살이 덜 찌고, 특히 윗배와 복부 지방이 빠지기 쉬운 체질로 바꾸는 데 도움이 돼요.

똥배 없애기 & 변비 탈출 – ❺번

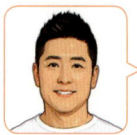
배변 기능이 약해지고 몸속 순환이 느려지면 변비가 생기고, 이 상태가 오래 지속되면 몸에 독소와 노폐물이 쌓여 살이 잘 빠지지 않습니다. ❺번 수타 자리는 하복부와 연결되어 배출과 해독을 도와줍니다. 이 자리를 자극하면 장의 움직임과 신장 기능이 함께 살아나 변비가 완화되고, 하복부 및 하체 붓기와 전신 피로 개선에도 도움이 됩니다.

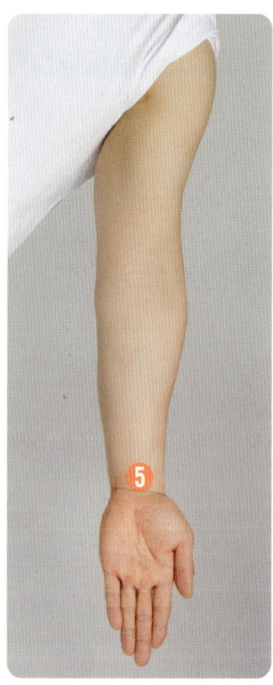

❺번 수타 자리 주요 효과

· 하복부 부종 감소
· 하복부 팽만 완화
· 똥배 개선
· 허리 라인 슬림화
· 변비 해소
· 장 운동 활성
· 수분 대사 개선
· 노폐물 배출
· 기초대사율 향상
· 하복부 체질 개선

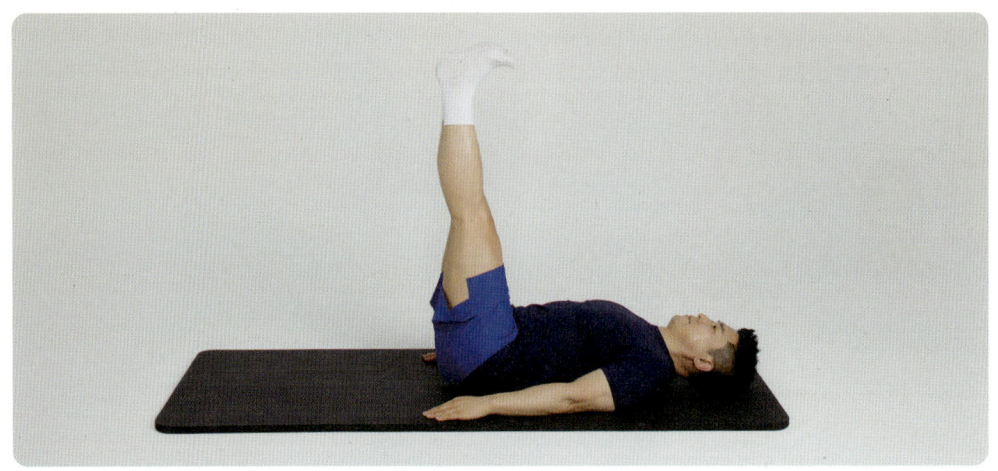

① **기본 자세: 누워서**

자리에 반듯하게 누워서 양쪽 발을 모은 다음 다리를 90도로 들어올리고 발끝도 세워주세요. 무릎을 곧게 펴기 어려운 사람은 최대한 올릴 수 있을 정도로만 올려도 됩니다. 팔은 자연스럽게 내리고, 턱은 가슴 쪽으로 내려 척추를 수직으로 정렬해주세요.

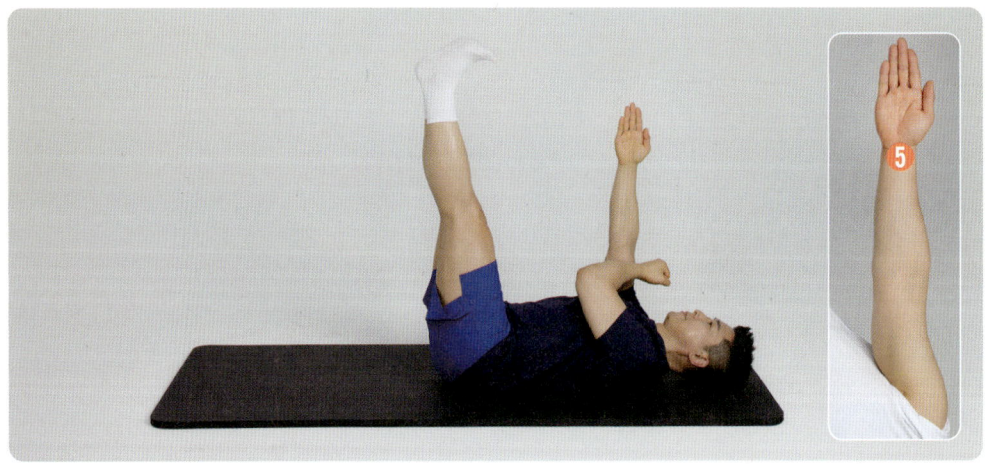

② **오른팔 정면 수타**

먼저 팔 안쪽 면이 보이도록 오른팔을 곧게 세워주세요. 왼손을 주먹 쥐어 오른팔 **⑤**번 수타 자리를 약간 통증이 느껴질 정도로 부드럽게 20회 두드립니다.

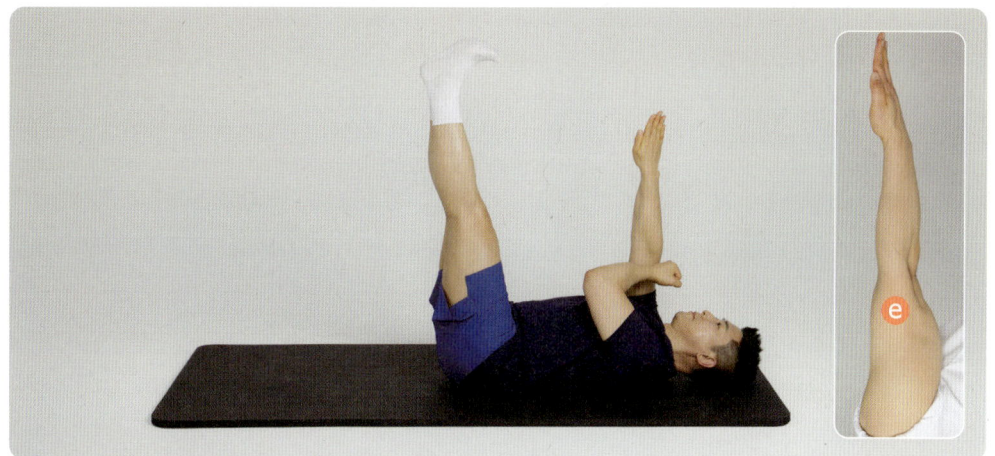

③ 오른팔 옆면 수타

오른팔 옆면이 보이도록 돌린 뒤 왼손을 주먹 쥐어 오른팔 **e** 수타 자리를 10회 두드립니다. **e** 수타 자리는 앞서 자극한 **5**번 수타 자리 효과가 증폭되도록 입력하는 기능을 합니다.

④ 왼팔도 같은 방법으로 먼저 정면 **5**번 수타 자리를 20회, 다음에 옆면 **e** 수타 자리를 10회 두드립니다.

Tip

아랫배 지방은 내장 주변에 독소와 노폐물이 쌓여 있다는 신호예요. 그대로 방치하면 대사 저하와 호르몬 불균형으로 이어지기 쉽습니다. 아랫배를 관리하면 허리 라인이 살아날 뿐만 아니라 기초대사율과 장운동이 살아나 변비 해소와 체내 노폐물 배출에 도움이 돼요.

 혈액과 기혈 순환이 둔해져 얼굴에 살이 찌고 붓기 시작하면 인상이 무겁고 나이 들어 보이게 됩니다. ❶번 수타 자리는 얼굴과 연결된 순환 스위치로, 이곳을 자극하면 부기가 빠지고 혈색이 맑아져 결과적으로 얼굴 윤곽이 또렷해지고 생기가 살아나 동안 미인이 될 수 있어요.

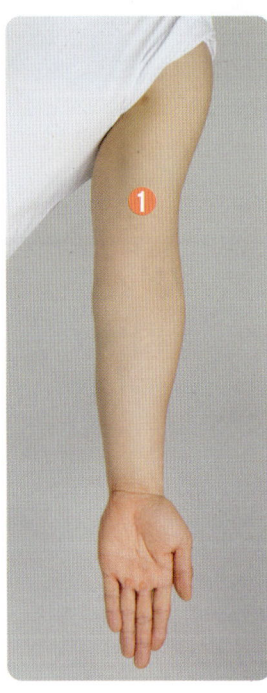

❶번 수타 자리 위치

겨드랑이와 팔꿈치 접히는 가운데

❶번 수타 자리 주요 효과

- 얼굴 부종 감소
- 잔부종 완화
- 혈액 순환 촉진
- 얼굴 라인 슬림화
- 윤곽 선명
- 아침 부종 개선
- 혈색 맑음
- 피부 탄력 증가
- 동안 효과
- 얼굴 처짐 완화
- 피로 감소

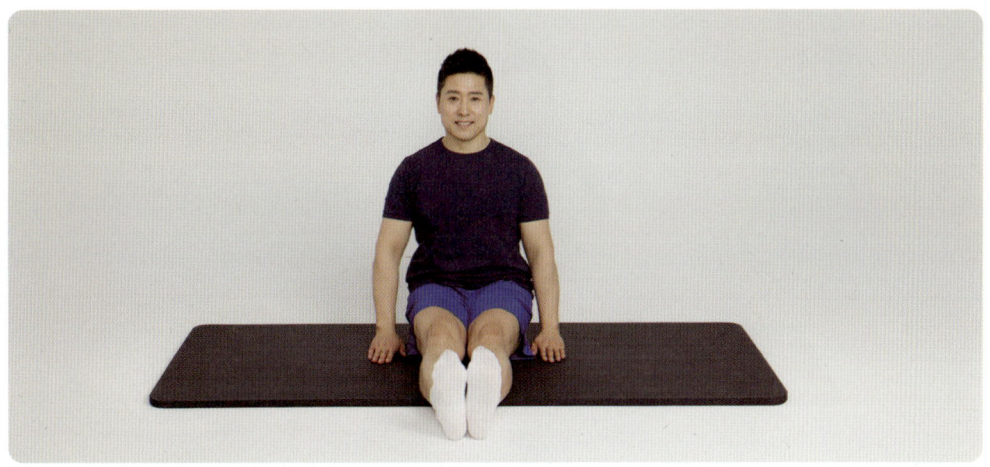

1 **기본 자세: 앉아서**

자리에 반듯하게 앉아서 벽에 꼬리뼈와 척추, 머리를 최대한 붙인 다음 양쪽 발을 모아 곧게 펴고 발끝을 배꼽 쪽으로 당겨주세요. 팔은 자연스럽게 내리고, 턱은 가슴 쪽으로 내려 척추를 수직으로 정렬해주세요.

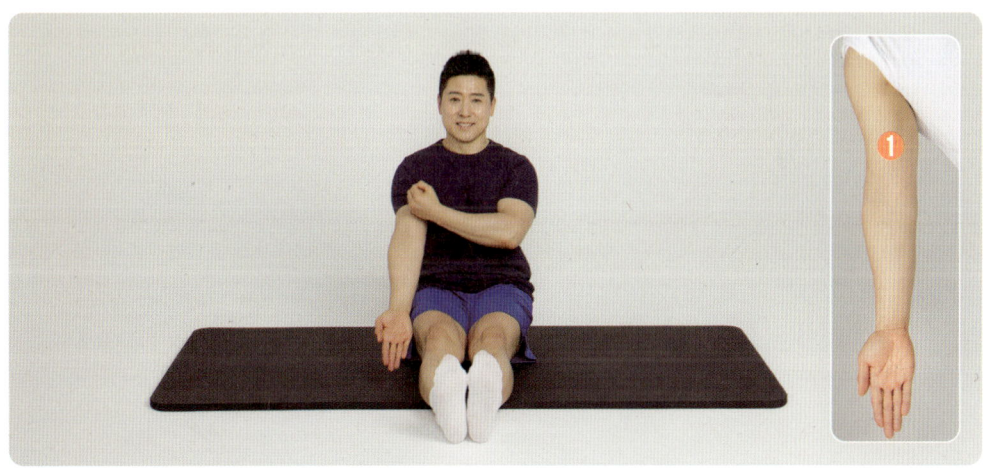

2 **오른팔 정면 수타**

먼저 팔 안쪽 면이 보이도록 오른팔을 곧게 내려주세요. 왼손을 주먹 쥐어 오른팔 ❶번 수타 자리를 약간 통증이 느껴질 정도로 부드럽게 20회 두드립니다.

53

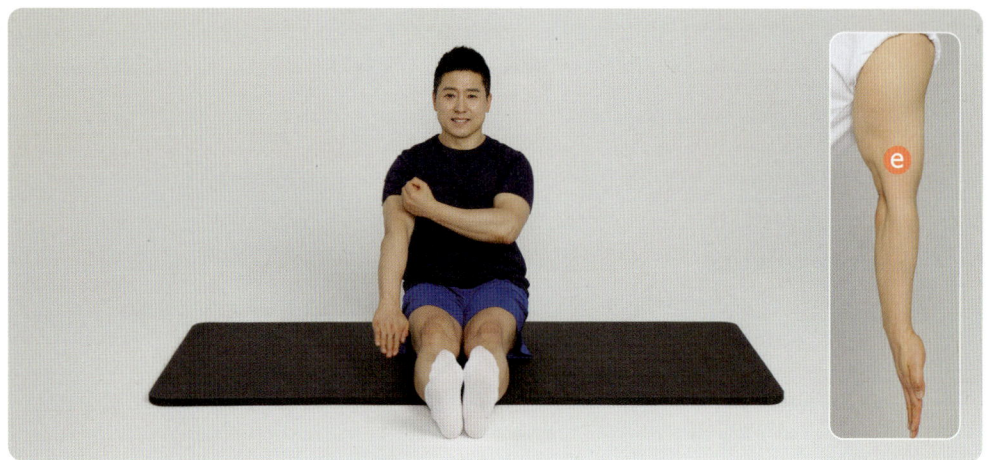

③ 오른팔 옆면 수타

오른팔 옆면이 보이도록 돌린 뒤 왼손을 주먹 쥐어 오른팔 **ⓔ** 수타 자리를 10회 두드립니다. **ⓔ** 수타 자리는 앞서 자극한 **❶**번 수타 자리 효과가 증폭되도록 입력하는 기능을 합니다.

④ 왼팔도 같은 방법으로 먼저 정면 **❶**번 수타 자리를 20회, 다음에 옆면 **ⓔ** 수타 자리를 10회 두드립니다.

Tip

얼굴 부종은 윤곽을 망가뜨리고 얼굴을 실제보다 더 커 보이게 하는 주범이에요. 반드시 해결해야 해요! 부종을 줄이면 턱선과 얼굴선이 살아나 윤곽이 선명해지고, 피부 탄력과 혈색이 돌아 생기 있는 인상을 되찾을 수 있어요.

구본강의 식재료별 음양오행 색 관점 풀이 1

- **감자** 노란색 토(土) 기운으로 위장을 안정시키고 체내 독소로 인한 부담을 완화해 주는 식재료입니다. 따뜻한 성질로 속을 편안하게 해주며, 다이어트 중 기력이 떨어질 때 에너지를 보강해줍니다.

- **고구마** 노란색 토(土) 기운으로 혈당을 안정시키고 지속적으로 에너지를 공급해줍니다. 포만감을 오래 유지해 허기 조절에 도움을 주어 다이어트 중 간식이나 탄수화물 대체 식품으로 좋습니다.

- **단호박** 노란색 토(土) 기운으로 소화를 도와줍니다. 몸에 에너지를 채워 포만감을 오래 유지해주고, 체력을 안정적으로 보강해 줍니다.

- **달걀흰자** 흰색 금(金) 기운이 강한 담백한 식재료입니다. 몸에 열이 많거나 자극적인 음식을 먹으면 속이 더부룩하고 몸이 무거워지는 체질을 차분하게 만들어줍니다. 폐와 대장을 강화하고, 근육은 유지하면서 살은 빼고 싶을 때 좋은 단백질 공급원입니다.

- **닭 안심살** 붉은색 화(火) 기운으로 체력을 북돋고, 흰색 금(金) 기운으로 근육을 보강해줍니다. 다이어트 중 근육이 빠져나가는 것을 막고 몸을 탄탄하게 유지해줍니다.

- **당근** 주황색 토(土)와 붉은색 화(火) 기운으로 소화 기능을 돕고 몸에 힘을 채워줍니다. 면역에 도움이 되는 영양소가 풍부해 다이어트로 기운이 떨어질 때 체력과 활력을 유지하는 데 도움을 줍니다.

- **돼지 안심살** 붉은색 화(火) 기운으로 기력을 보완하고, 흰색 금(金) 기운으로 근육 회복을 돕습니다. 다이어트 중 근육이 손실되는 것을 예방하고 체력을 유지하는 데 중요한 단백질 식재료입니다.

- **두부** 흰색 금(金) 기운으로 몸을 편안하게 하고 단백질을 보충해줍니다. 소화에 부담이 적고, 다이어트 중 근육과 기초 체력을 유지하는 데 도움을 줍니다.

- **딸기** 빨간색 화(火) 기운과 검은색 수(水) 기운을 함께 가진 식재료입니다. 몸에 쌓인 열과 노폐물을 같이 정리하는 데 도움을 주고, 붓기를 줄여주며, 다이어트 중에도 달콤한 만족감을 채워 스트레스를 덜어줍니다.

- **멸치** 흰색 금(金) 기운으로 뼈와 치아, 몸의 구조를 보강해줍니다. 칼슘과 미네랄이 풍부해 근육 수축과 골격 유지에 도움을 주어 다이어트 중 영양 균형을 잡는 데 중요합니다.

- **무** 흰색 금(金) 기운으로 소화를 촉진하고 독소가 배출되도록 도와줍니다. 몸속 노폐물을 정리해주어 더부룩함과 붓기를 완화하고, 다이어트 중 속을 가볍게 만들어줍니다.

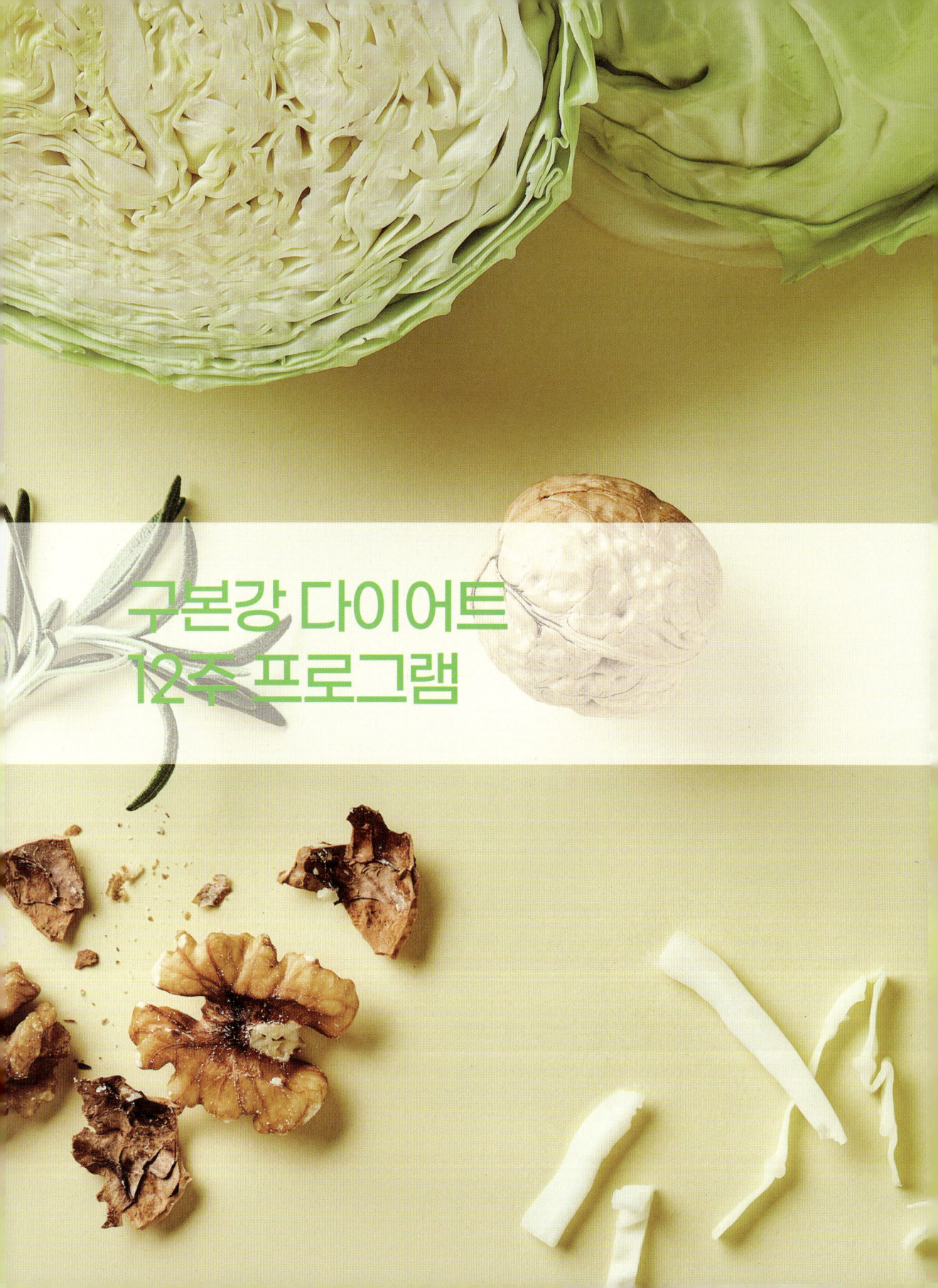

구본강 다이어트
12주 프로그램

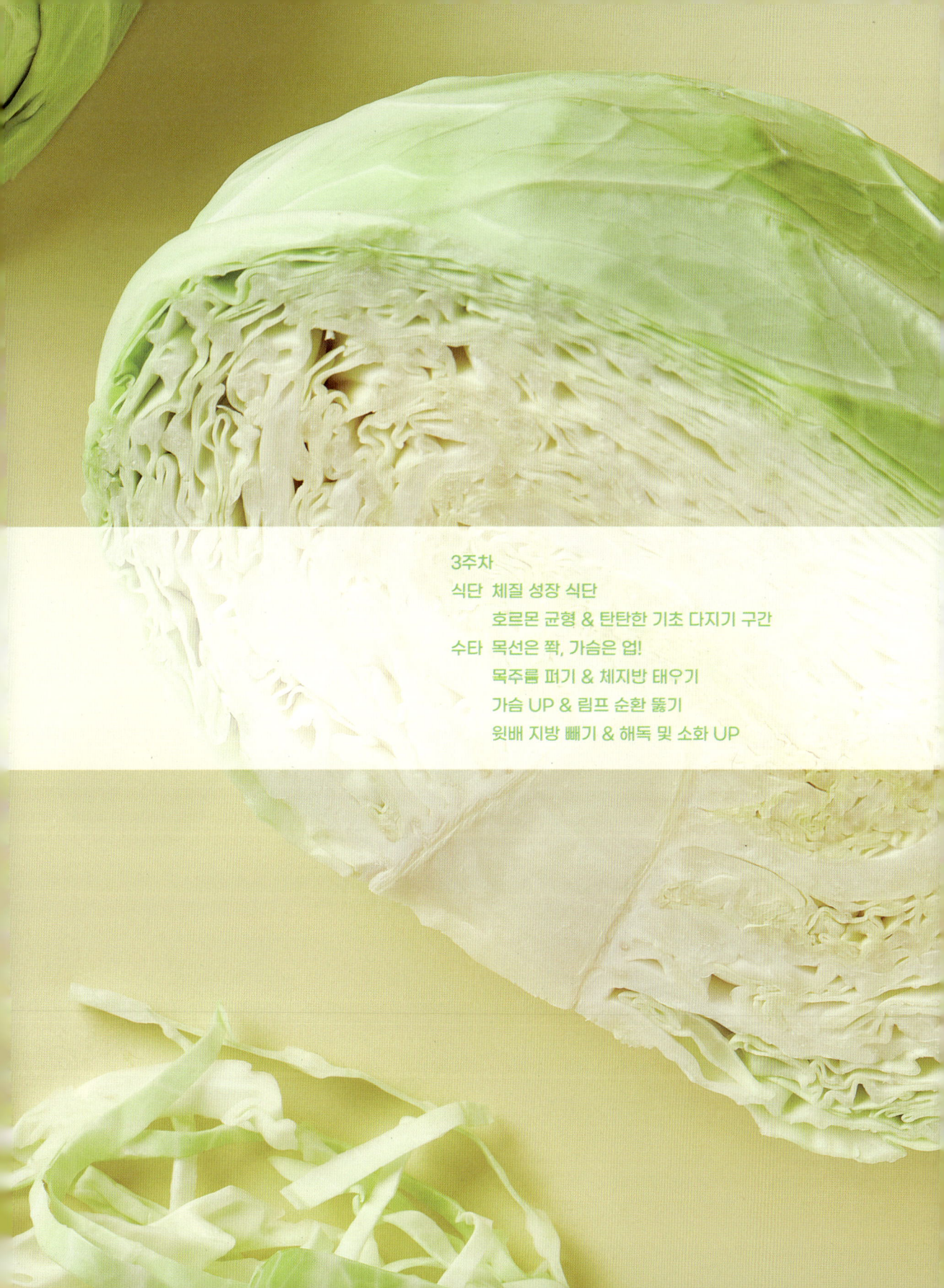

3주차
식단 체질 성장 식단
호르몬 균형 & 탄탄한 기초 다지기 구간
수타 목선은 쫙, 가슴은 업!
목주름 펴기 & 체지방 태우기
가슴 UP & 림프 순환 뚫기
윗배 지방 빼기 & 해독 및 소화 UP

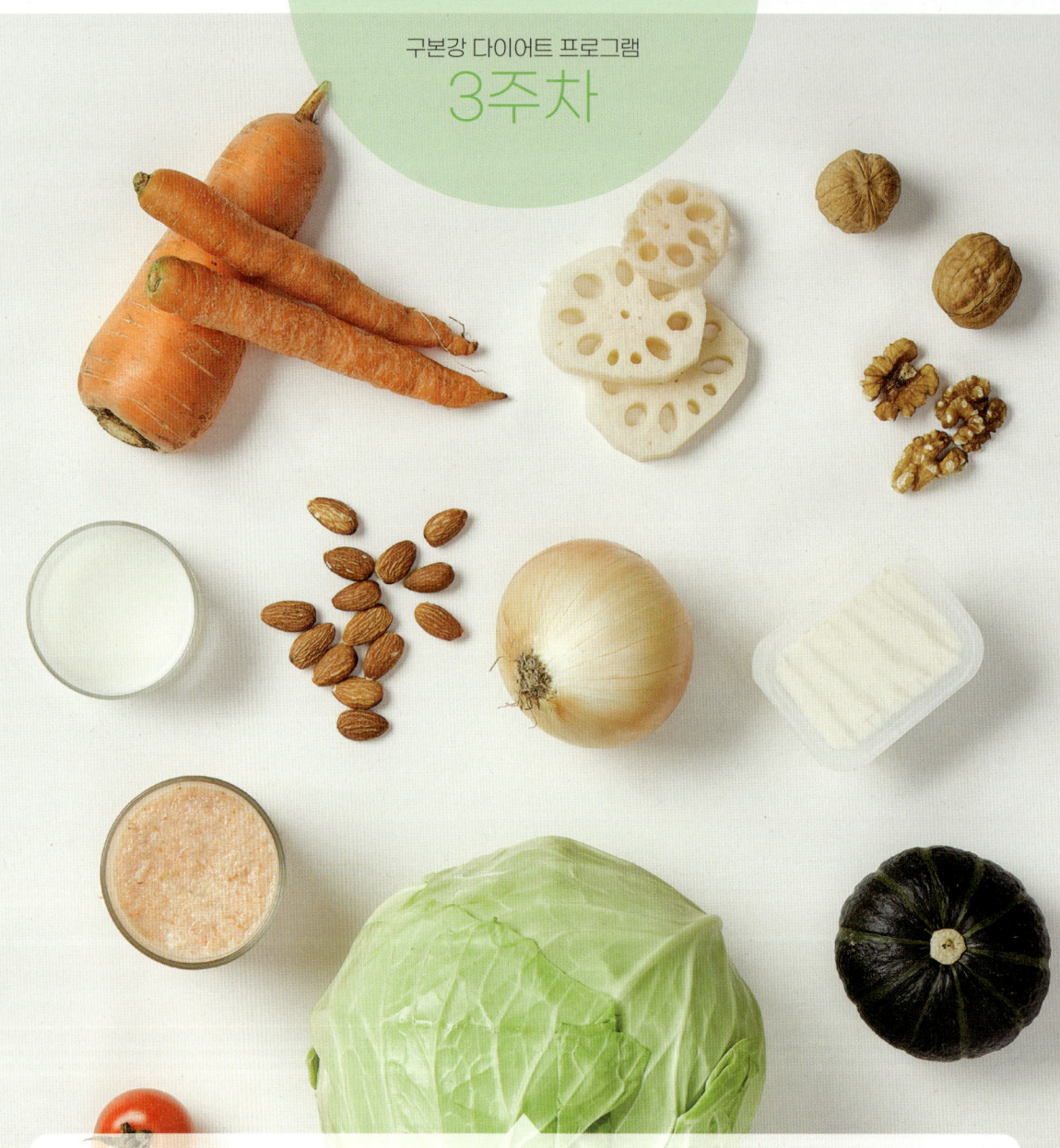

재료(100g)	칼로리	주요 영양소	재료(100g)	칼로리	주요 영양소
양배추	25	비타민 C, 식이섬유	저지방 우유(100mL)	42	단백질 3.4g, 칼슘
방울토마토	18	비타민 C, 라이코펜	연두부	55	단백질 5g, 이소플라본
당근	41	베타카로틴, 비타민 A	사과	52	수분 86%, 비타민 C, 식이섬유
연근	74	식이섬유, 칼륨	단호박	57	베타카로틴, 식이섬유
아몬드(10g, 8알)	58	단백질 2g, 불포화지방	양파	40	퀘르세틴, 황화합물
통호두(20g, 2통)	131	오메가3 지방산, 단백질 3g			

호르몬 균형 & 탄탄한 기초 다지기 구간

 몸이 식단에 적응해 내성이 생기지 않도록 식재료에 변화를 주어 대사를 다시 한번 끌어올리는 것이 핵심인 식단입니다. 기초 대사를 높여 다이어트 정체기를 예방하고, 살이 더 쉽게 빠지는 몸 상태로 만들어주죠. 3주차를 잘 지키면 몸이 가벼워지고, 감량 속도도 다시 살아나는 것을 느낄 수 있습니다.

3주차 전체 재료 체크리스트

☐ 양배추 1,400g

☐ 방울토마토 140개

☐ 당근 420g

☐ 연근 280g

☐ 아몬드 84개

☐ 통호두 56개

☐ 저지방 우유 2.1L

☐ 연두부 2,100g

☐ 사과 700g

☐ 단호박 1,120g

☐ 양파초절임 700g

☐ 생수 13L

 재료별 시너지 효과

당근 & 방울토마토 & 아몬드

당근의 베타카로틴과 방울토마토의 라이코펜은 지용성 항산화 성분으로, 아몬드의 불포화 지방산과 비타민 E와 함께 섭취하면 체내 흡수율이 현저히 증가합니다. 이러한 항산화 성분은 다이어트 스트레스로 발생하는 활성산소를 효과적으로 제거하고 세포 손상을 방지합니다. 토(土)와 화(火) 기운이 중심을 잡아 면역력과 활력을 동시에 보강해줘요.

호두 & 단호박 & 양배추

호두의 오메가3 지방산과 단호박의 베타카로틴, 양배추의 비타민 K가 함께 작용하면 뇌 기능 강화와 항염 효과가 동시에 나타납니다. 화(火)와 수(水), 토(土), 목(木) 기운이 균형을 이루어 마음의 안정과 신체의 활력을 동시에 제공하며, 다이어트 중 정신적·신체적 균형을 유지하는 데 도움을 줍니다.

식단을 시작하기 전에 먼저 2주차에 얼마나 감량되었는지 체중을 확인해주세요.

3주차 월요일 아침 11시	2주차 월요일 아침 11시	감량
월 일 kg	월 일 kg	kg

3주차 식단표

구분	월요일	화요일	수요일	목요일	금요일	토요일	일요일
8시 아침	해독 주스 연두부 50g (드레싱 ×) **(월요일은 아침 금식)**						
12시 점심	연두부 100g (드레싱 ×) 방울토마토 5개 데친 양배추 50g 사과 50g 찐 단호박 80g 양파초절임 50g 아몬드 3개 통호두 2개						
3시 간식	연두부 100g (드레싱 ×) 방울토마토 5개 데친 양배추 50g 사과 50g 찐 단호박 80g 양파초절임 50g 아몬드 3개 통호두 2개						
7시 저녁	해독 주스 연두부 50g						
생수	월~토요일 2L 일요일 1L						

• 양배추는 기호에 따라 생으로 먹어도 됩니다. 소화 기능이 약한 사람은 살짝 데쳐서 드세요.

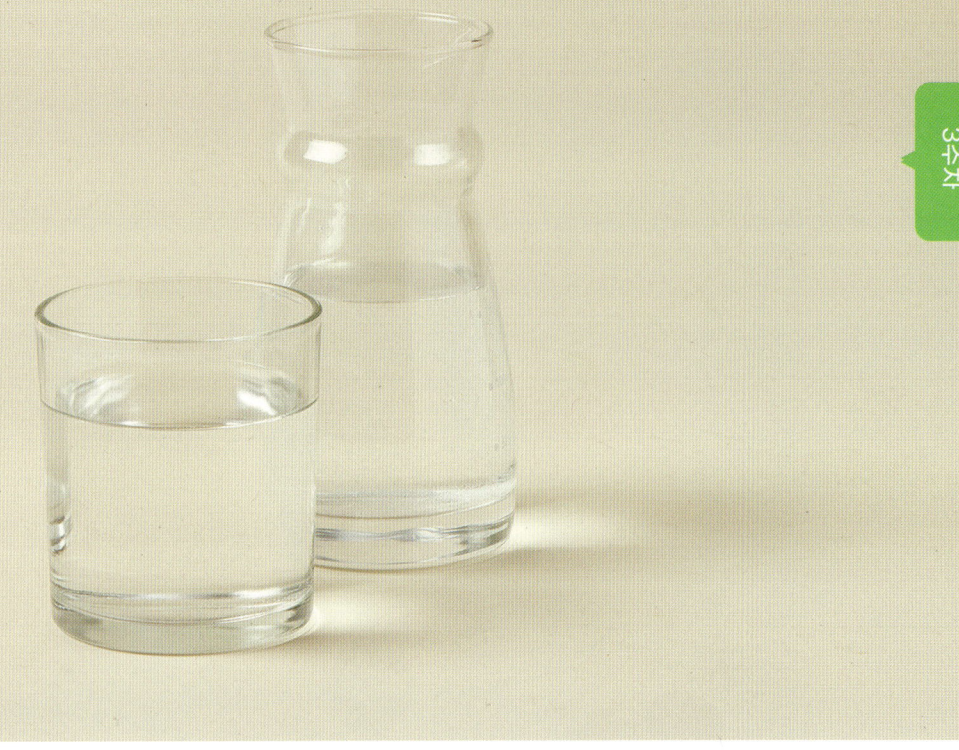

 요일별 식단이 같고, 끼니별로 식단이 다르며, 식재료를 바꿔 몸이 계속 반응하게 만듭니다. 또한 생수로 전해질을 조절하고 혈액이 순환되는 속도를 높여 체지방이 잘 타는 환경을 다집니다. 감량에 가속도를 붙이는 중요한 시기이므로 식단을 잘 지켜주세요.

3주차 수분 핵심 '생수'

3주차에는 앞선 1주차와 2주차에서 마신 보리물과 녹차물을 희석하고 해독하기 위해 생수를 마십니다. 생수는 몸에 필요한 수분을 채우고, 수분 균형을 맞춰줘요. 탈수를 예방하며 몸을 편안하게 안정시킵니다.

 식수량을 정확히 계량해 마셔도 되고, 계량하는 어려움 없이 일정한 양을 편하게 마시려면 시중에 파는 생수를 사서 용량을 맞춰 마셔도 됩니다.

1. 3주차에 마셔야 하는 생수는 총 13L입니다.
2. 월~토요일에는 2L, 일요일에는 1L를 마셔주세요. 4주차 월요일 아침, 체중 검사하는 11시까지는 수분 섭취를 제한합니다.
3. 각 요일에 정해진 생수를 200~300mL씩 나누어 마셔주세요.
4. 오후 7시까지만 마셔주세요. 7시 이후에는 금식입니다.

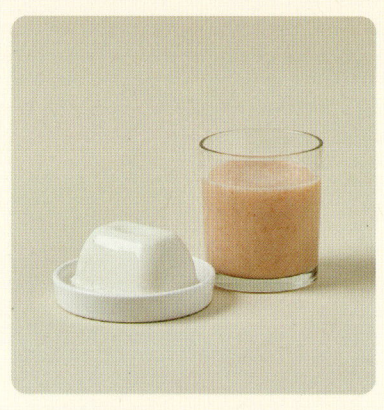

월~일요일

아침 8시

▶ 해독 주스 | 양배추 50g 방울토마토 5개 당근 30g 연근 20g
   아몬드 3개 통호두 2개를 저지방 우유 150mL에 넣고 갈아서
   마십니다.

▶ 연두부 50g은 별도로 섭취해주세요. 이때 소스 등 드레싱은 절대 금지예요!

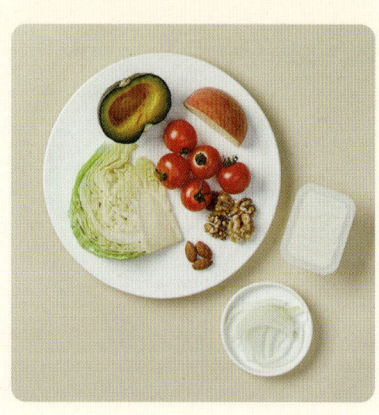

월~일요일

점심 12시

▶ 연두부 100g (드레싱 금지) 방울토마토 5개 데친 양배추 50g 사과 50g
   찐 단호박 80g 양파초절임 50g 아몬드 3개 통호두 2개

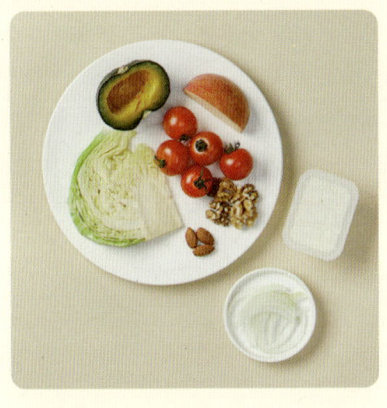

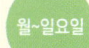
월~일요일

간식 3시

▶ 연두부 100g (드레싱 금지) 방울토마토 5개 데친 양배추 50g 사과 50g
  찐 단호박 80g 양파초절임 50g 아몬드 3개 통호두 2개

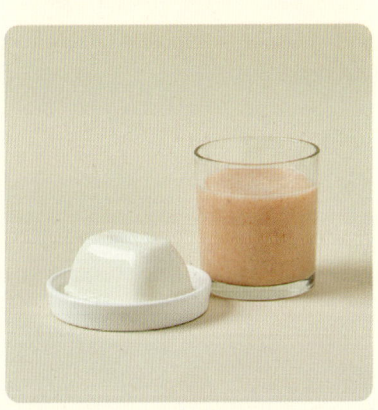

월~일요일

저녁 7시

▶ 해독 주스 | 양배추 50g 방울토마토 5개 당근 30g 연근 20g
  아몬드 3개 통호두 2개를 지지방 우유 150mL에 넣고 갈아서
  마십니다.

▶ 연두부 50g은 별도로 섭취해주세요. 이때 소스 등 드레싱은 절대 금지예요!

3주차 식단을 잘 지켰는지 체크해주세요.

월요일	화요일	수요일	목요일	금요일	토요일	일요일

목선은 쫙, 가슴은 업!
목선 정리하고 림프·해독 활성화로 체지방 제거

주요 수타 부위 ❷번 ❸번 ❹번 　**3주차 효과** 매끈한 목선, 볼륨 있는 가슴, 홀쭉한 윗배

목주름 펴기 & 체지방 태우기 - ❷번

몸의 순환과 대사가 원활하지 않으면 체지방이 잘 타지 않아 살이 빠지지 않습니다. ❷번 수타 자리는 신장과 목 앞쪽을 잇는 자리로, 체지방을 태우는 데 탁월합니다. 이 자리를 자극하면 체지방이 잘 타게 되면서 목선은 탄력 있게, 주름은 완화되는 효과를 기대할 수 있어요.

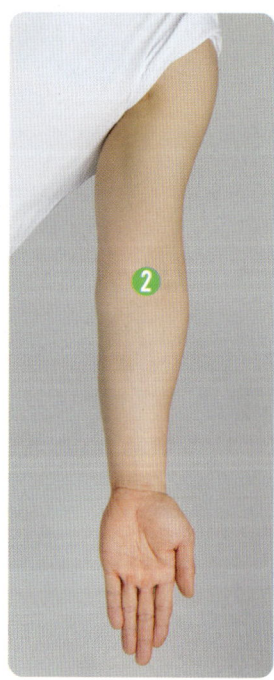

❷번 수타 자리 위치

팔꿈치 접히는 선

❷번 수타 자리 주요 효과

- 목 부종 감소
- 목 주름 완화
- 피부 탄력 증가
- 매끄러운 목선
- 노화 외관 개선
- 해독 기능 강화
- 수분 대사 촉진
- 기초대사율 향상
- 체지방 분해
- 전신 지방 감소
- 슬림 체형 유지

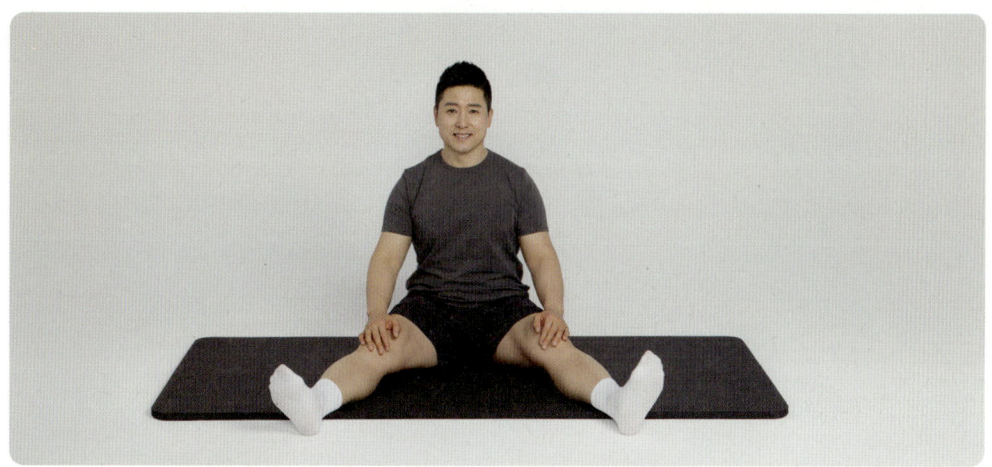

① 기본 자세: 앉아서

자리에 반듯하게 앉아서 벽에 꼬리뼈와 척추, 머리를 최대한 붙이고 양다리를 어깨너비보다 넓게 벌려
주세요. 팔은 자연스럽게 내리고, 턱은 가슴 쪽으로 내려 척추를 수직으로 정렬해주세요.

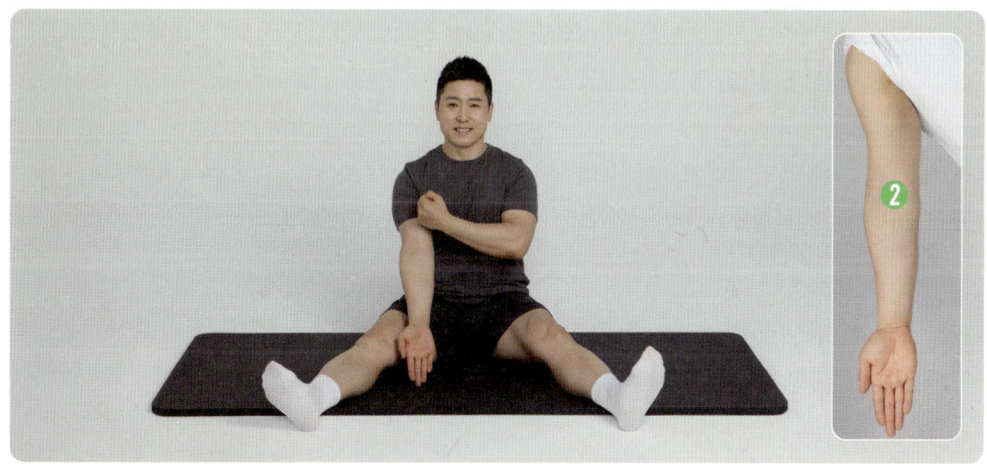

② 오른팔 정면 수타

먼저 팔 안쪽 면이 보이도록 오른팔을 곧게 내려주세요. 왼손을 주먹 쥐어 오른팔 **②**번 수타 자리를 약간
통증이 느껴질 정도로 부드럽게 20회 두드립니다.

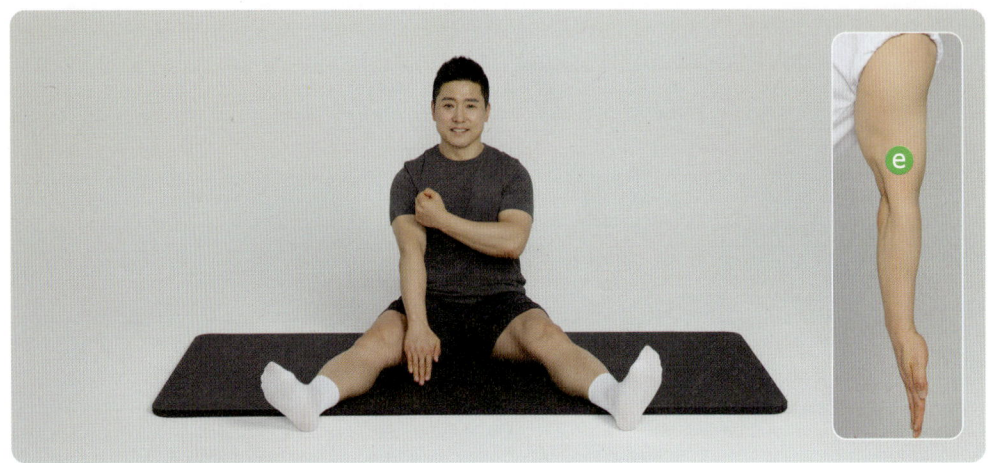

③ **오른팔 옆면 수타**

오른팔 옆면이 보이도록 돌린 뒤 왼손을 주먹 쥐어 오른팔 ⓔ 수타 자리를 10회 두드립니다. ⓔ 수타 자리는 앞서 자극한 ❷번 수타 자리 효과가 증폭되도록 입력하는 기능을 합니다.

④ 왼팔도 같은 방법으로 먼저 정면 ❷번 수타 자리를 20회, 다음에 옆면 ⓔ 수타 자리를 10회 두드립니다.

Tip

목 주변의 순환과 대사가 살아나면 피부에 탄력이 생겨 목주름이 완화되고 목선이 매끄러워져요. 이러한 변화는 체지방이 쌓이기 쉬운 체질을 개선해주어 전체적인 지방 축적을 줄이고, 날씬한 체형을 유지하게 해줍니다.

가슴 UP & 림프 순환 뚫기 – ❸번

림프 순환이 막히면 몸에 노폐물과 수분이 정체돼 상체가 쉽게 붓고, 그 부기가 단단하게 살로 붙어 버릴 염려가 있습니다. ❸번 수타 자리는 팔·폐·가슴을 잇는 림프 핵심 자리예요. 이곳을 자극하면 호흡과 순환이 살아나 가슴과 겨드랑이의 답답함이 풀리고, 그 결과 가슴 주변 부종이 줄고 탄력이 살아나며, 상체 라인이 정돈돼 날씬한 상체를 만들 수 있어요.

❸번 수타 자리 위치

팔꿈치와 아랫팔 중앙선
가운데

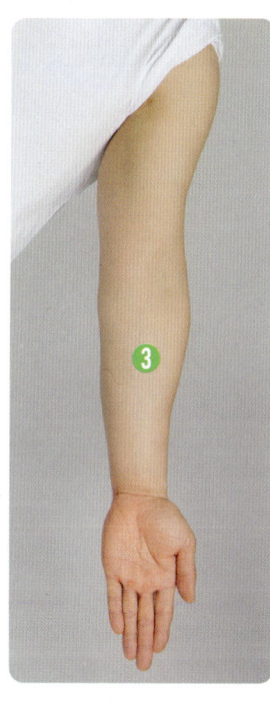

❸번 수타 자리 주요 효과

- 가슴 부종 감소
- 근육 탄력 증가
- 처짐 방지
- 가슴 라인 탄탄
- 상체 라인 정돈
- 림프 순환 촉진
- 노폐물 배출
- 면역력 강화
- 폐 기능 활성
- 체액 순환 개선
- 기초대사율 향상
- 다이어트 보조

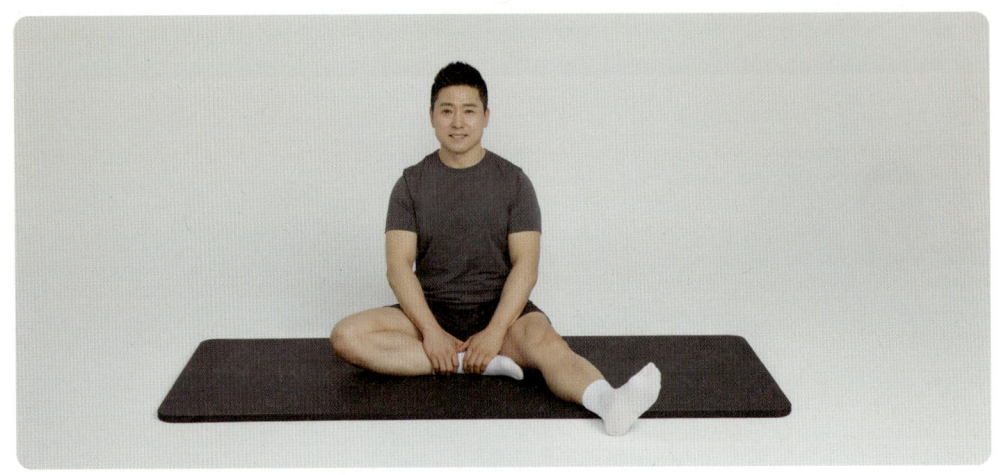

1 **기본 자세: 앉아서**

자리에 반듯하게 앉아서 벽에 꼬리뼈와 척추, 머리를 최대한 붙인 다음 오른쪽 다리를 접어 발바닥을 왼쪽 허벅지 안쪽에 붙여주세요. 팔은 자연스럽게 내리고, 턱은 가슴 쪽으로 내려 척추를 수직으로 정렬해주세요.

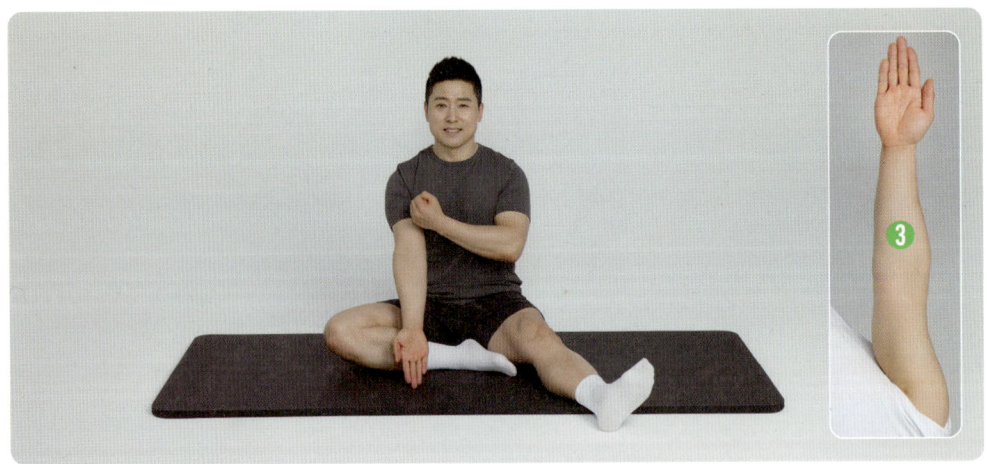

2 **오른팔 정면 수타**

먼저 팔 안쪽 면이 보이도록 오른팔을 곧게 내려주세요. 왼손을 주먹 쥐어 오른팔 ❸번 수타 자리를 약간 통증이 느껴질 정도로 부드럽게 20회 두드립니다.

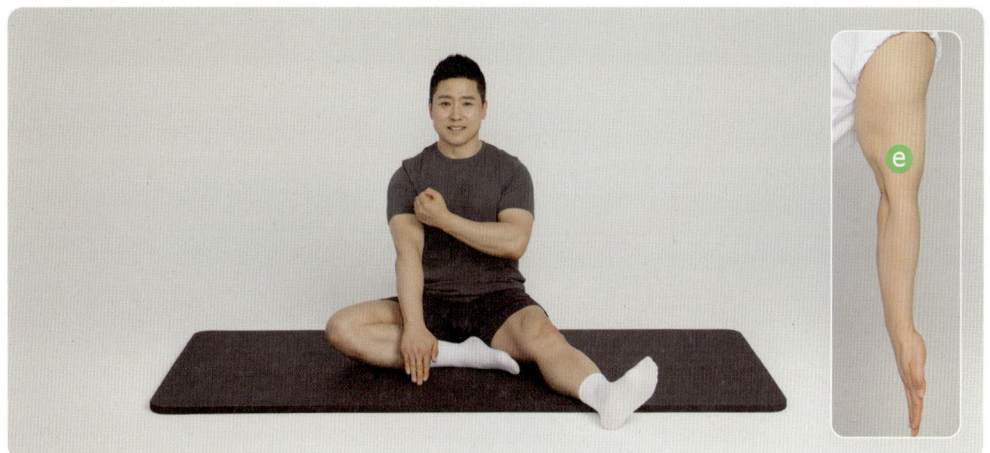

3 오른팔 옆면 수타

오른팔 옆면이 보이도록 돌린 뒤 왼손을 주먹 쥐어 오른팔 e 수타 자리를 10회 두드립니다. e 수타 자리는 앞서 자극한 ❸번 수타 자리 효과가 증폭되도록 입력하는 기능을 합니다.

4 왼팔도 같은 방법으로 먼저 정면 ❸번 수타 자리를 20회, 다음에 옆면 e 수타 자리를 10회 두드립니다.

Tip

림프 순환이 활성화되면 노폐물과 정체된 수분이 몸 밖으로 원활히 배출되어 붓기와 군살이 줄어들어요. 가슴과 상체 라인이 탄력 있게 정돈되고, 지방이 쌓이기 어려운 상태로 바뀌어 다이어트 효과는 물론 면역력도 키울 수 있습니다.

윗배 지방 빼기 & 해독과 소화 UP – ❹번

간의 해독 기능과 위장의 소화 기능이 약해지면 먹은 것이 에너지로 잘 쓰이지 못해 지방으로 저장되기 쉬워집니다. ❹번 수타 자리는 간·위장과 연결된 자리로, 자극하면 소화 기능과 해독 기능이 활성화되어 복부 팽만과 내장지방 축적을 예방해줍니다. 몸이 에너지를 효율적으로 쓰는 상태로 바뀌면 다이어트 효과가 더욱 잘 나타나겠죠?

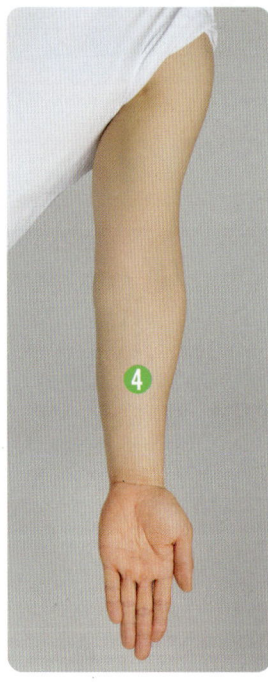

❹번 수타 자리 위치

팔꿈치와 손목의 정중앙

❹번 수타 자리 주요 효과

- 윗배 지방 감소
- 내장지방 완화
- 복부 부종 감소
- 복부 팽만 완화
- 허리 라인 슬림
- 소화 효율 증가
- 체중 증가 억제
- 해독 기능 강화
- 독소 배출
- 기초대사율 향상
- 소화불량 완화
- 피로 감소
- 에너지 흐름 개선

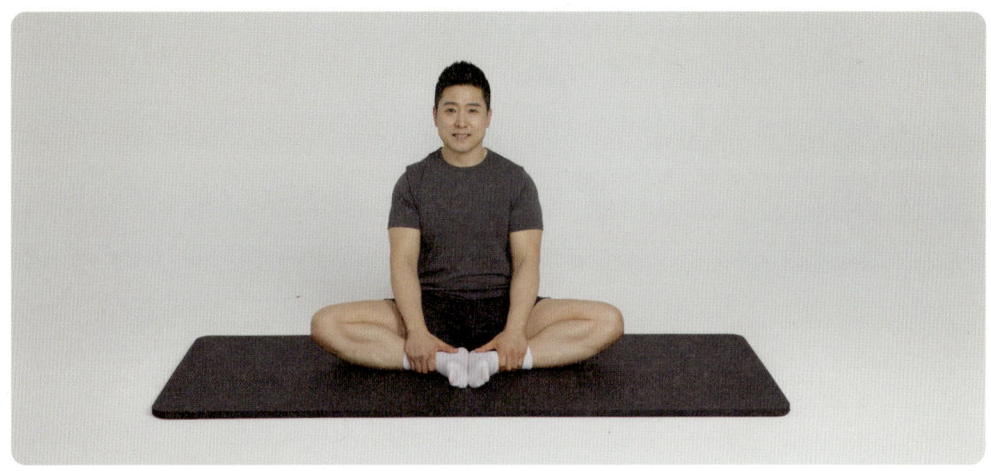

① 기본 자세: 앉아서

자리에 반듯하게 앉아서 벽에 꼬리뼈와 척추, 머리를 최대한 붙인 다음 양쪽 무릎을 접어 발바닥을 마주
보게 붙여주세요. 팔은 자연스럽게 내리고, 턱은 가슴 쪽으로 내려 척추를 수직으로 정렬해주세요.

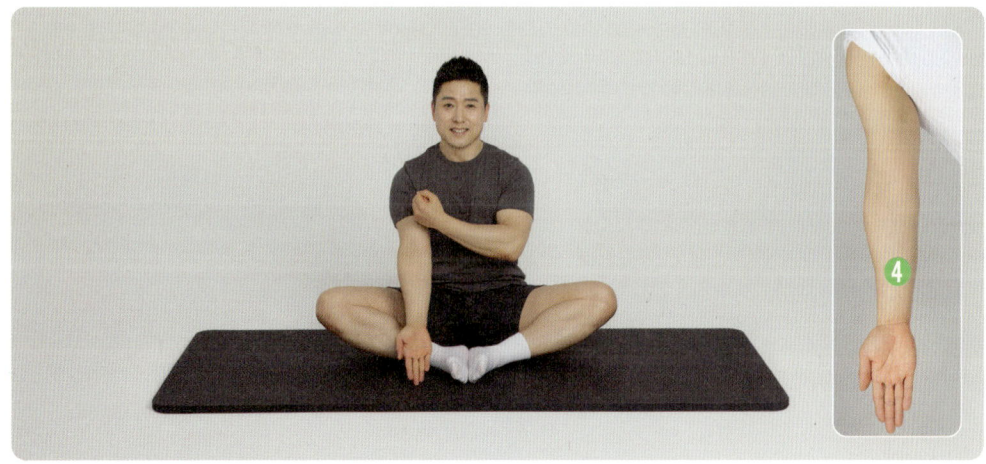

② 오른팔 정면 수타

먼저 팔 안쪽 면이 보이도록 오른팔을 곧게 내려주세요. 왼손을 주먹 쥐어 오른팔 ❹번 수타 자리를 약간
통증이 느껴질 정도로 부드럽게 20회 두드립니다.

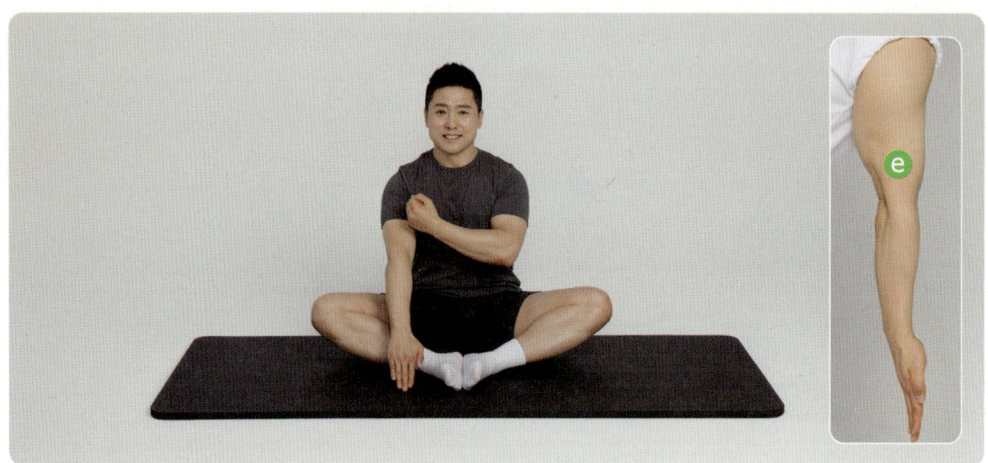

3 오른팔 옆면 수타

오른팔 옆면이 보이도록 돌린 뒤 왼손을 주먹 쥐어 오른팔 **e** 수타 자리를 10회 두드립니다. **e** 수타 자리는 앞서 자극한 **4**번 수타 자리 효과가 증폭되도록 입력하는 기능을 합니다.

4 왼팔도 같은 방법으로 먼저 정면 **4**번 수타 자리를 20회, 다음에 옆면 **e** 수타 자리를 10회 두드립니다.

Tip

윗배에 지방이 쌓이는 것은 간의 해독 기능과 위장의 소화 기능이 떨어져 체내에 에너지와 노폐물이 정체됐다는 신호입니다. 이 기능들이 활성화되어야 먹은 것이 지방으로 저장되기보다 에너지로 소모되어 윗배 지방 연소가 쉬워지고, 허리라인이 자연스럽게 날씬해져요.

구본강의 식재료별 음양오행 색 관점 풀이 2

● **미나리** 초록색 목(木)과 검은색 수(水) 기운이 함께 작용하는 해독 채소입니다. 간과 신장을 도와 독소 배출을 촉진하고, 체내에 수분이 정체된 것을 풀어 부기를 빼고 몸을 가볍게 만들어줍니다.

● **바나나** 노란색 토(土) 기운으로 몸의 중심을 잡아주는 재료로 위와 장을 편안하게 만들어서 속이 불편한 체질을 안정시켜줍니다. 다이어트 중 예민해지거나 허기가 심할 때 먹으면 마음과 몸을 같이 진정시켜 줍니다.

● **방울토마토** 빨간색 화(火) 기운을 가진 재료로 몸의 순환을 깨워줍니다. 혈액순환과 신진대사를 도와 몸을 따뜻하게 하고 활력을 충전해주고, 다이어트로 몸이 처질 때 에너지를 채워 주는 역할을 합니다.

● **배** 흰색 금(金)과 검은색 수(水) 기운이 함께 작용하여 몸의 열을 식히고 수분을 보충해줍니다. 갈증과 건조함을 줄여 주고 다이어트 중 몸의 수분 균형을 안정적으로 유지하는 데 도움을 줍니다.

● **브로콜리** 초록색 목(木) 기운으로 해독과 간 기능을 보조하고, 붉은색 화(火) 기운으로 항산화 작용을 강화하는 식재료입니다.

● **사과** 빨간색 화(火) 기운과 푸른 수(水) 기운이 함께 작용합니다. 몸의 열을 식히면서 혈액 순환을 도와 노폐물 배출을 촉진하고, 안정적인 소화를 도와줍니다.

● **소 안심살** 흰색 금(金) 기운으로 근육과 체력을 보강하고, 붉은색 화(火) 기운으로 기운을 북돋는 단백질 식재료입니다. 다이어트 중 근육이 손실되는 것을 막고 탄탄한 몸 상태를 유지하는 데 도움을 줍니다.

● **시금치** 초록색 목(木) 기운이 강한 재료로 피가 만들어지는 것을 돕고 피로를 완화합니다. 몸속 순환을 깨워 다이어트로 기운이 처질 때 활력을 보충해줍니다.

● **아몬드** 갈색 토(土) 기운을 중심으로 화(火) 기운을 조화시키는 식재료입니다. 심장과 신경을 안정시켜 스트레스로 인한 폭식을 줄이는 데 도움을 줍니다. 피부를 윤택하게 하고 포만감도 챙길 수 있어 다이어트 간식으로 좋습니다.

● **양배추** 초록색 목(木) 기운이 강한 재료로 위장을 보호하고 체내 독소를 흡착해 배출해줍니다. 속을 편안하게 정리해 주어 더부룩함과 붓기를 완화하고, 다이어트 중 위장이 안정적으로 관리되도록 도와줍니다.

● **양상추** 초록색 목(木) 기운으로 긴장을 완화하고 몸과 마음을 진정시켜줍니다. 간 기능을 보조해 해독을 돕고, 청량한 성질로 스트레스와 열감을 내려 다이어트 중 예민해진 몸을 부드럽게 정리해줍니다.

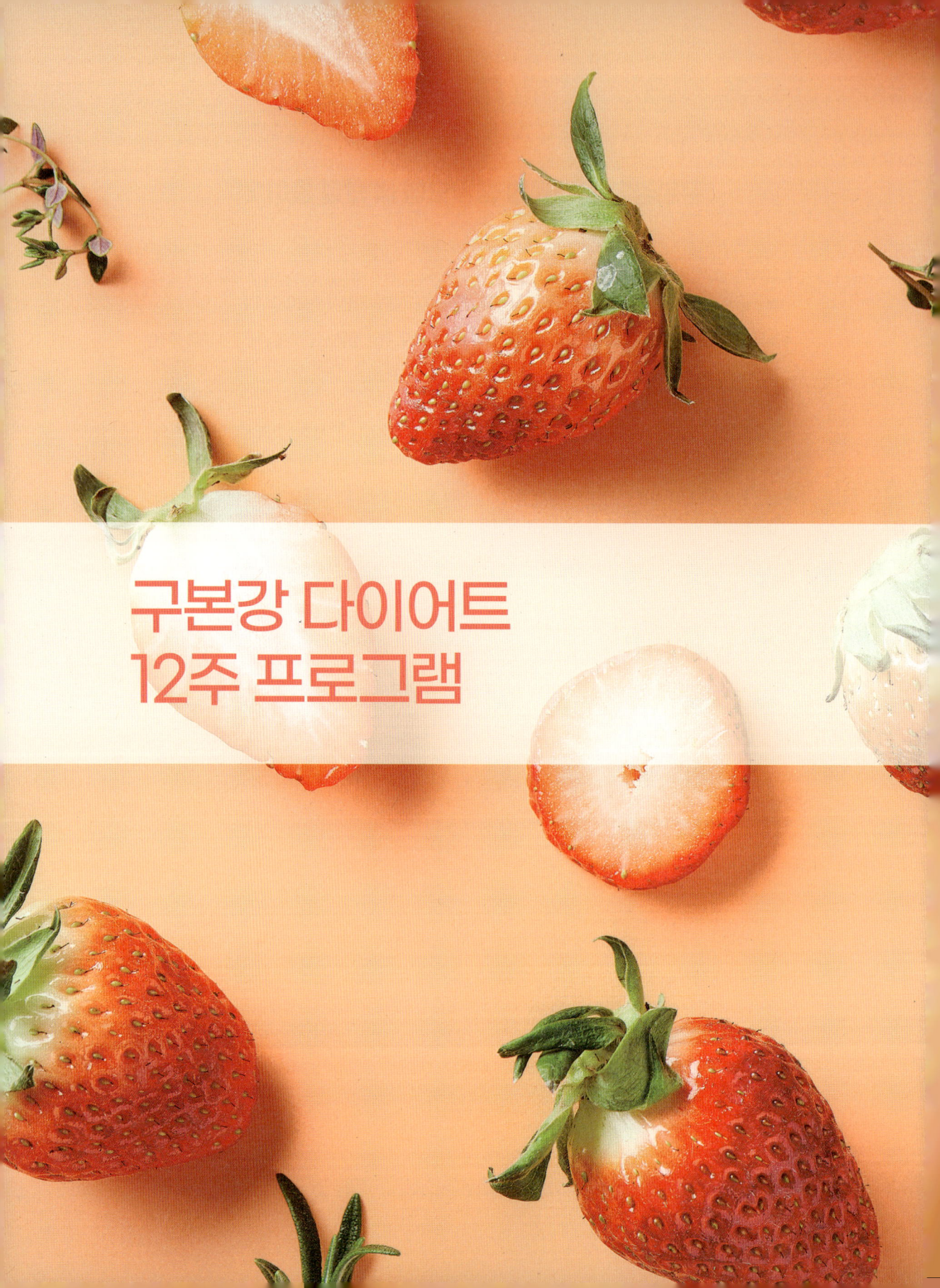

구본강 다이어트
12주 프로그램

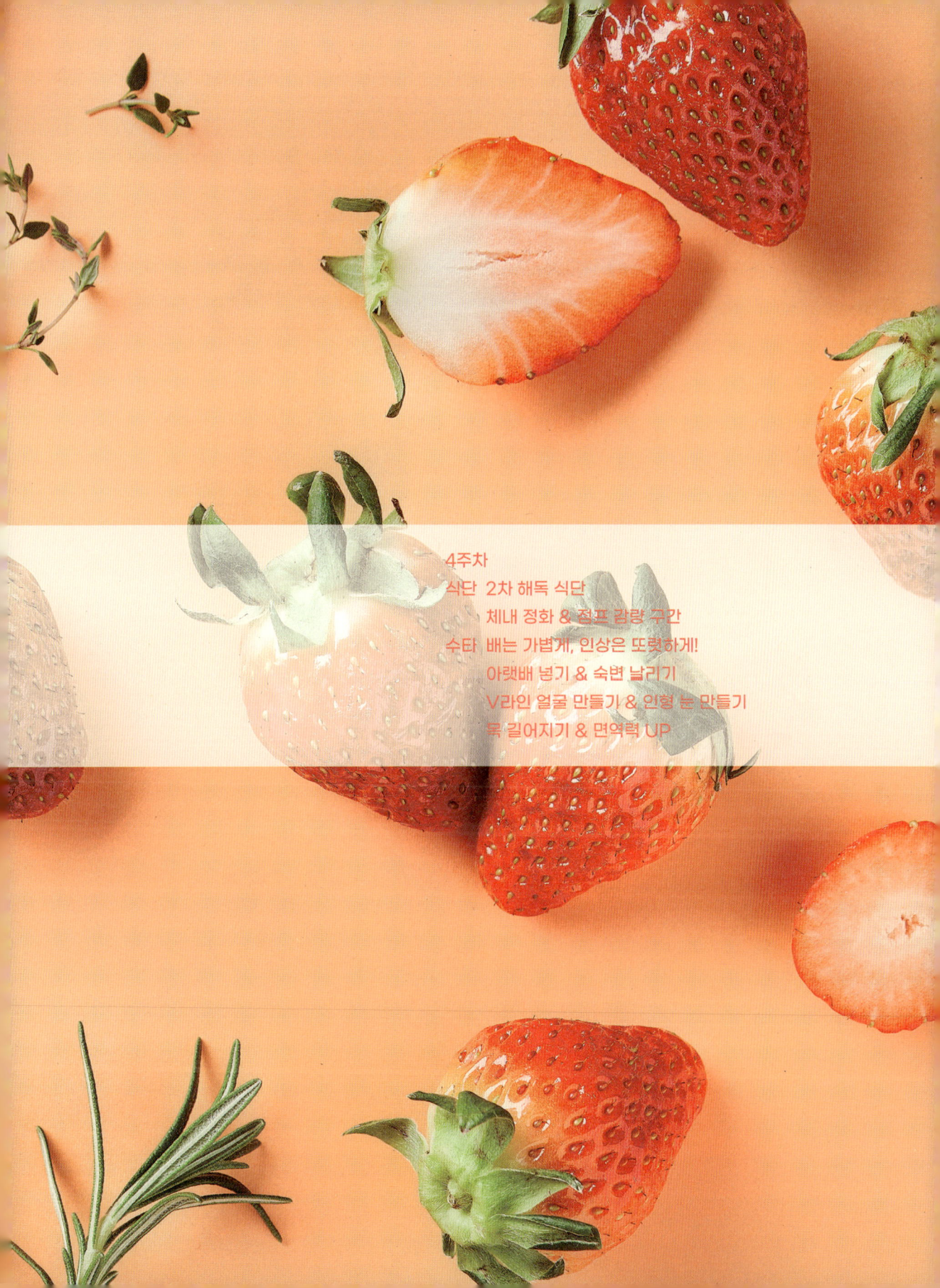

4주차
식단 2차 해독 식단
　　 체내 정화 & 점프 감량 구간
수타 배는 가볍게, 인상은 또렷하게!
　　 아랫배 넣기 & 숙변 날리기
　　 V라인 얼굴 만들기 & 인형 눈 만들기
　　 목 길어지기 & 면역력 UP

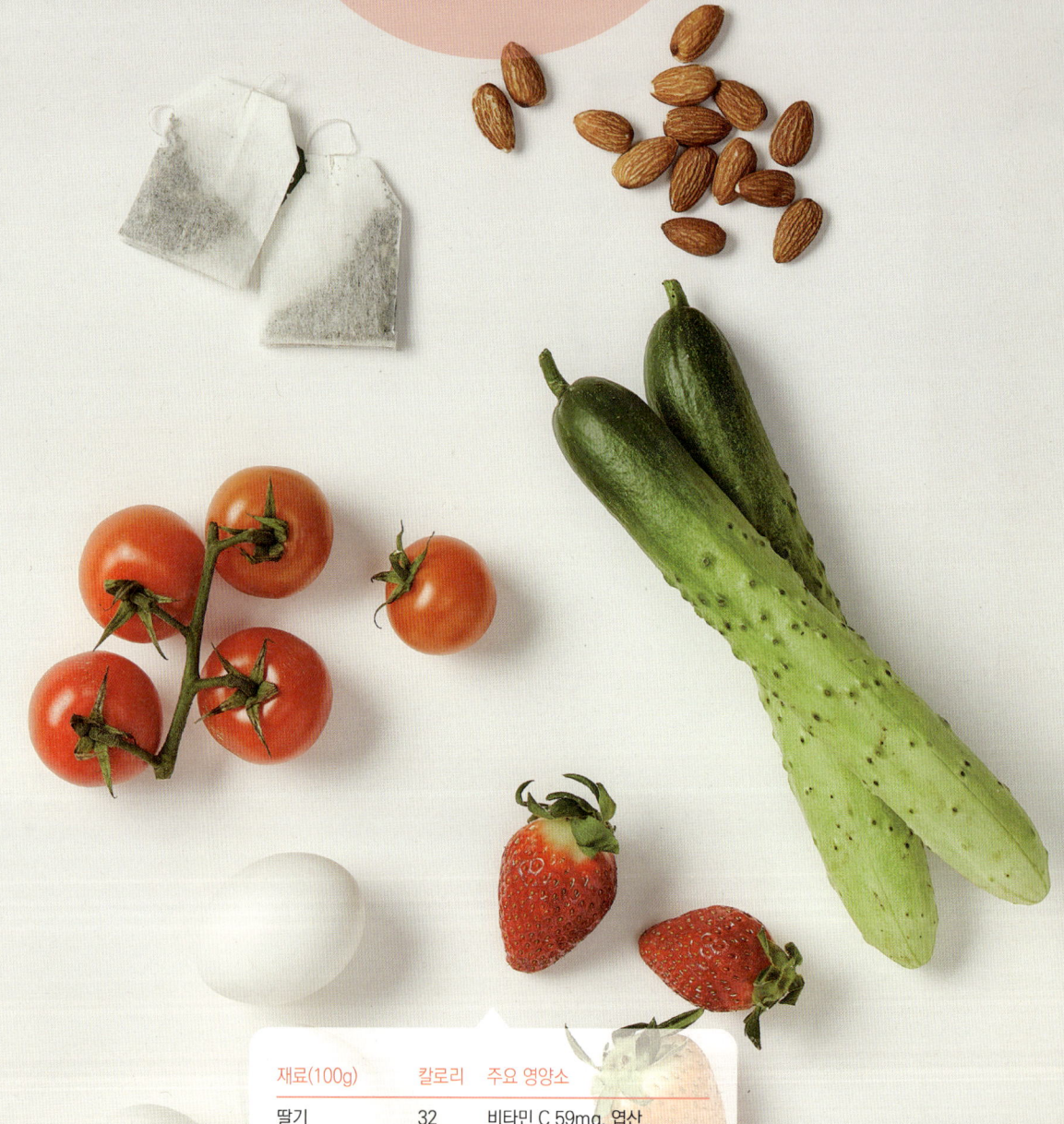

재료(100g)	칼로리	주요 영양소
딸기	32	비타민 C 59mg, 엽산
달걀흰자	52	단백질 11g, 지방 0.2g
방울토마토	18	비타민 C, 라이코펜
아몬드(10g, 8알)	58	단백질 2g, 불포화지방
오이	15	수분 95%, 칼륨, 비타민 K

체내 정화 & 점프 감량 구간

다시 한번 해독 식단으로 노폐물을 씻어내고 누적된 지방과 셀룰라이트를 집중적으로 정리합니다. 탄수화물은 줄이고 단백질은 늘려 체지방 사용 비중을 크게 높입니다. 허기나 무기력감을 느낄 수 있지만 감량 폭이 커지기 쉬운 시점이니 고비를 잘 넘겨주세요. 4주차를 지나면 몸 상태도 좋아지고 피부톤도 맑아져서 얼굴이 눈에 띄게 달라집니다.

4주차 전체 재료 체크리스트

☐ 딸기 190개
☐ 삶은 달걀흰자 88개
☐ 방울토마토 150개

☐ 아몬드 100개
☐ 오이 400g
☐ 녹차물 16L
   (19L X 녹차 티백 2 = 32 티백)

재료별 시너지 효과

딸기 & 삶은 달걀흰자
딸기에 함유된 풍부한 비타민 C가 달걀흰자의 단백질과 만나면 콜라겐 합성이 촉진되어 다이어트 중 처지기 쉬운 피부 탄력을 유지할 수 있어요.

오이 & 딸기
오이와 딸기 모두 수분 함량이 높고 칼륨을 풍부히 가지고 있어 체내 나트륨 배출과 이뇨 작용을 극대화해서 부기와 염증을 완화하는 데 도움을 줘요.

식단을 시작하기 전에 먼저 3주차에 얼마나 감량되었는지 체중을 확인해주세요.

4주차 월요일 아침 11시	3주차 월요일 아침 11시	감량
월 일 kg	월 일 kg	kg

4주차 식단표

구분	월요일	화요일	수요일	목요일	금요일	토요일	일요일
8시 아침	딸기 7개 삶은 달걀흰자 2개 방울토마토 5개 **(월요일 아침 금식)**		딸기 7개 삶은 달걀흰자 2개 방울토마토 5개		딸기 5개 삶은 달걀흰자 3개 방울토마토 5개 아몬드 5개		딸기 3개 삶은 달걀흰자 3개 오이 100g 아몬드 5개
12시 점심	딸기 7개 삶은 달걀흰자 2개 방울토마토 5개		딸기 7개 삶은 달걀흰자 2개 방울토마토 5개		딸기 5개 삶은 달걀흰자 3개 방울토마토 5개 아몬드 5개		딸기 3개 삶은 달걀흰자 3개 오이 100g 아몬드 5개
3시 간식	딸기 7개 삶은 달걀흰자 2개 방울토마토 5개		딸기 5개 삶은 달걀흰자 3개 방울토마토 5개 아몬드 5개		딸기 5개 삶은 달걀흰자 3개 방울토마토 5개 아몬드 5개		딸기 3개 삶은 달걀흰자 3개 오이 100g 아몬드 5개
6시 저녁	딸기 7개 삶은 달걀흰자 2개 방울토마토 5개		딸기 5개 삶은 달걀흰자 3개 방울토마토 5개 아몬드 5개		딸기 5개 삶은 달걀흰자 3개 방울토마토 5개 아몬드 5개		딸기 3개 삶은 달걀흰자 3개 오이 100g 아몬드 5개
8시 간식	딸기 7개 삶은 달걀흰자 2개 방울토마토 5개		딸기 5개 삶은 달걀흰자 3개 방울토마토 5개 아몬드 5개		딸기 5개 삶은 달걀흰자 3개 방울토마토 5개 아몬드 5개		금식
녹차물	2L		2.5L		3L		1L

• 딸기 7개(100g), 딸기 5개(80g), 딸기 3개(50g)는 동일한 중량의 복숭아, 수박, 자두, 체리 같은 붉은색 과일로 대체 가능합니다.

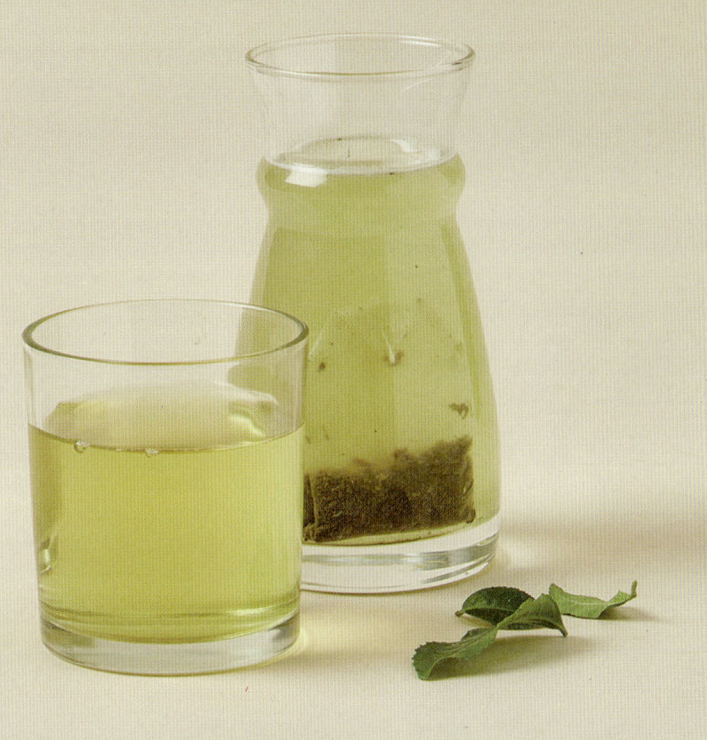

 안정적 감량에서 점프 감량을 목적으로 하는 다소 안정감 있는 식단으로, 일요일에
탄수화물을 최소화해 저장된 체지방을 끝까지 끌어다 쓰도록 합니다. 아몬드가 허기를
달래고, 녹차물과 오이의 칼륨 성분이 나트륨과 부종을 시원하게 씻어내 줄 거예요.

4주차 수분 핵심 '녹차물'

몸속 지방을 태우는 데 도움을 주고, 피로를 줄여 에너지를 높여줍니다. 혈당을 천천히
올려 지방이 쌓이지 않게 도와주고, 운동 효과도 향상시켜줍니다.

 생수 1L에 녹차 티백 2개를 넣어 약 10분간 우려주세요.

 1. 4주차에 마셔야 하는 녹차물은 총 16L입니다.
2. 각 요일에 정해진 녹차물을 200~300mL씩 나누어 마셔주세요.
   5주차 월요일 아침, 체중 검사하는 11시까지는 수분 섭취를 제한합니다.
3. 오후 7시까지만 마셔주세요. 7시 이후에는 금식입니다.

79

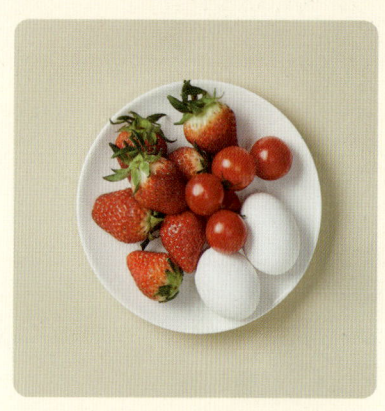

월~화요일 1일 총: 딸기 35개 삶은 달걀흰자 10개 방울토마토 25개

아침	8시	▶ 딸기 7개	삶은 달걀흰자 2개	방울토마토 5개
점심	12시	▶ 딸기 7개	삶은 달걀흰자 2개	방울토마토 5개
간식	3시	▶ 딸기 7개	삶은 달걀흰자 2개	방울토마토 5개
저녁	6시	▶ 딸기 7개	삶은 달걀흰자 2개	방울토마토 5개
간식	8시	▶ 딸기 7개	삶은 달걀흰자 2개	방울토마토 5개

녹차물 2L

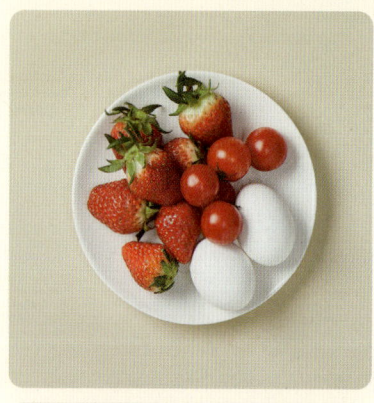

수~목요일 1일 총: 딸기 29개 삶은 달걀흰자 13개 방울토마토 25개
아몬드 15개

아침	8시	▶ 딸기 7개	삶은 달걀흰자 2개	방울토마토 5개	
점심	12시	▶ 딸기 7개	삶은 달걀흰자 2개	방울토마토 5개	
간식	3시	▶ 딸기 5개	삶은 달걀흰자 3개	방울토마토 5개	아몬드 5개
저녁	6시	▶ 딸기 5개	삶은 달걀흰자 3개	방울토마토 5개	아몬드 5개
간식	8시	▶ 딸기 5개	삶은 달걀흰자 3개	방울토마토 5개	아몬드 5개

녹차물 2.5L

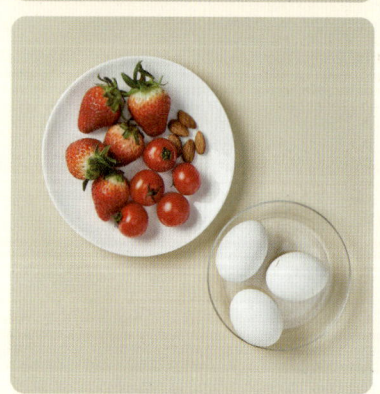

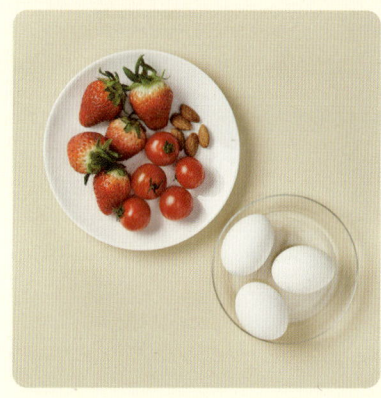

 금~토요일

1일 총: 딸기 25개 삶은 달걀흰자 15개 방울토마토 25개
아몬드 25개

아침 8시 ▶ 딸기 5개 삶은 달걀흰자 3개 방울토마토 5개 아몬드 5개
점심 12시 ▶ 딸기 5개 삶은 달걀흰자 3개 방울토마토 5개 아몬드 5개
간식 3시 ▶ 딸기 5개 삶은 달걀흰자 3개 방울토마토 5개 아몬드 5개
저녁 6시 ▶ 딸기 5개 삶은 달걀흰자 3개 방울토마토 5개 아몬드 5개
간식 8시 ▶ 딸기 5개 삶은 달걀흰자 3개 방울토마토 5개 아몬드 5개

녹차물 3L

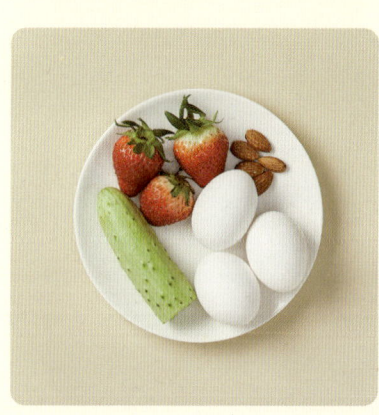

 일요일

1일 총: 딸기 12개 삶은 달걀흰자 12개 오이 400g
아몬드 20개

아침 8시 ▶ 딸기 3개 삶은 달걀흰자 3개 오이 100g 아몬드 5개
점심 12시 ▶ 딸기 3개 삶은 달걀흰자 3개 오이 100g 아몬드 5개
간식 3시 ▶ 딸기 3개 삶은 달걀흰자 3개 오이 100g 아몬드 5개
저녁 6시 ▶ 딸기 3개 삶은 달걀흰자 3개 오이 100g 아몬드 5개

녹차물 1L

4주차 식단을 잘 지켰는지 체크해주세요.

월요일	화요일	수요일	목요일	금요일	토요일	일요일

배는 가볍게, 인상은 또렷하게!
아랫배·숙변 정리하고 얼굴 윤곽과 목라인 완성

주요 수타 부위 ❺번 ❶번 ❷번　**4주차 효과** 평평한 아랫배, V라인 얼굴, 길고 우아한 목선

아랫배 넣기 & 숙변 날리기 – ❺번

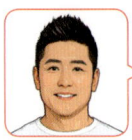

숙변이 쌓이면 독소가 체내에 남아 피로와 부종이 생기고, 기초대사가 떨어져 다이어트 효율도 낮아집니다. 신장과 자궁, 하복부와 연결되어 있는 ❺번 수타 자리를 자극하면 장운동과 수분 대사가 활발해져 노폐물이 잘 배출돼 하복부가 가벼워지고 체중 관리에 큰 도움이 됩니다.

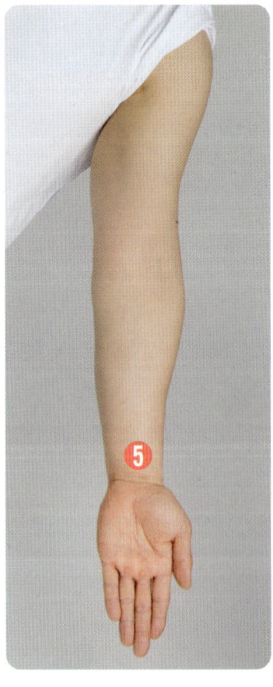

❺번 수타 자리 위치

손목의 선 바로 위

❺번 수타 자리 주요 효과

- 아랫배 팽만 완화
- 하복부 부종 감소
- 숙변 제거
- 하복부 평탄화
- 허리 라인 슬림
- 장 운동 활성
- 장 건강 개선
- 수분 대사 개선
- 노폐물 배출
- 기초대사율 향상
- 체질 개선

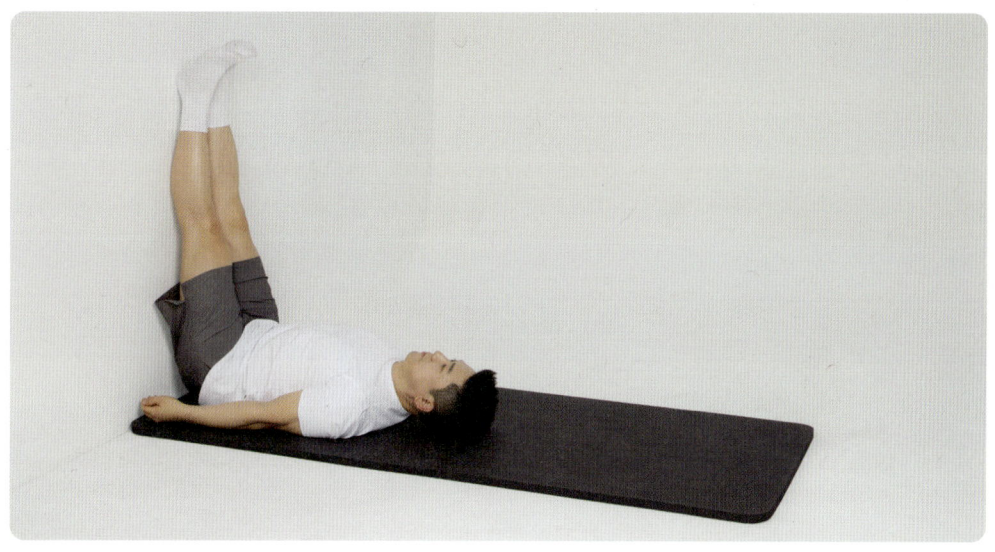

① 기본 자세: 누워서

자리에 반듯하게 누워서 벽에 꼬리뼈를 최대한 붙인 다음 양다리를 모아 들어올리고 발끝을 배꼽 쪽으로 당겨주세요. 팔은 자연스럽게 내리고, 턱은 가슴 쪽으로 내려 척추를 수직으로 정렬해주세요.

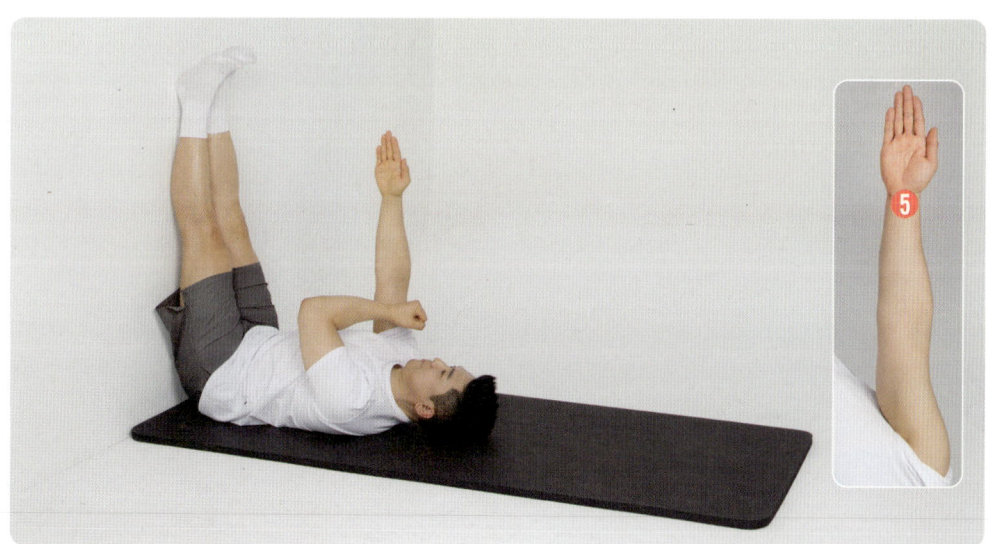

② 오른팔 정면 수타

먼저 팔 안쪽 면이 보이도록 오른팔을 곧게 세워주세요. 왼손을 주먹 쥐어 오른팔 ❺번 수타 자리를 약간 통증이 느껴질 정도로 부드럽게 20회 두드립니다.

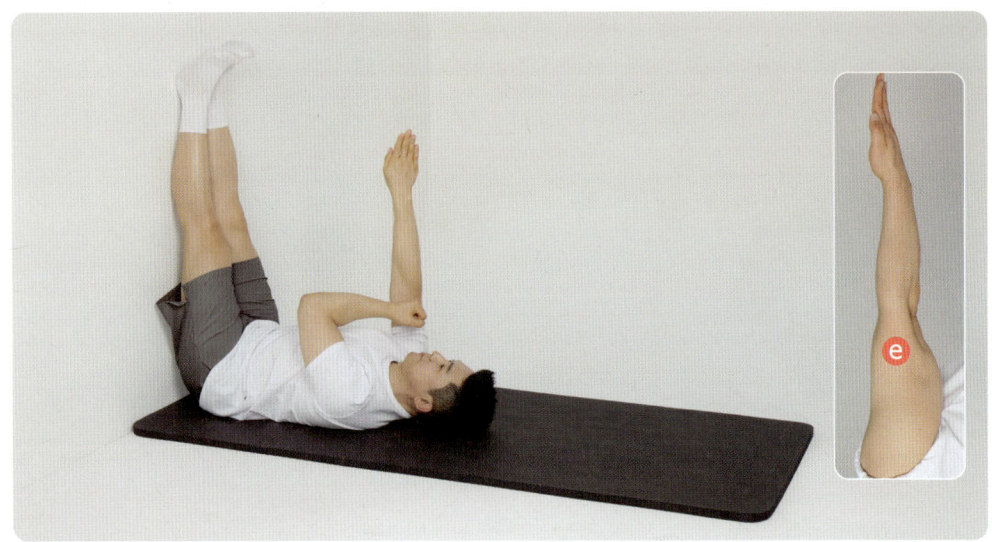

③ 오른팔 옆면 수타

오른팔 옆면이 보이도록 돌린 뒤 왼손을 주먹 쥐어 오른팔 **e** 수타 자리를 10회 두드립니다. **e** 수타 자리는 앞서 자극한 **5**번 수타 자리 효과가 증폭되도록 입력하는 기능을 합니다.

④ 왼팔도 같은 방법으로 먼저 정면 **5**번 수타 자리를 20회, 다음에 옆면 **e** 수타 자리를 10회 두드립니다.

Tip

변비와 숙변은 장에 노폐물과 독소를 오래 머물게 해 대사를 방해하고 몸을 붓게 해요. 따라서 이를 해결하면 아랫배 라인 정리는 물론, 온몸의 순환과 대사 효율이 개선되어 체지방이 훨씬 잘 타는 체질로 변하게 됩니다.

V라인 얼굴 만들기 & 인형 눈 만들기 – ❶번

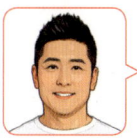

❶번 수타 자리는 어깨와 팔뚝의 긴장과 연결되어 있습니다. 이곳을 자극하면 혈액과 기혈 순환이 원활해져 상체 피로가 풀리고, 근육과 림프가 부드러워지면서 부종이 줄어들어 얼굴과 목선이 한층 또렷하고 매끄럽게 정돈됩니다.

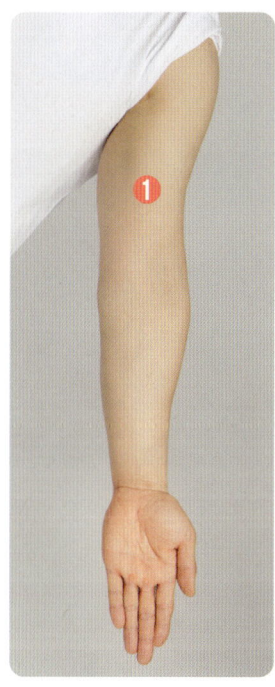

❶번 수타 자리 주요 효과

- 얼굴 부종 감소
- 혈액 순환 촉진
- V라인 턱선
- 얼굴 윤곽 선명
- 얼굴 라인 정돈
- 눈가 부종 완화
- 다크서클 완화
- 피부 탄력 증가
- 눈매 또렷
- 인형 눈 효과

85

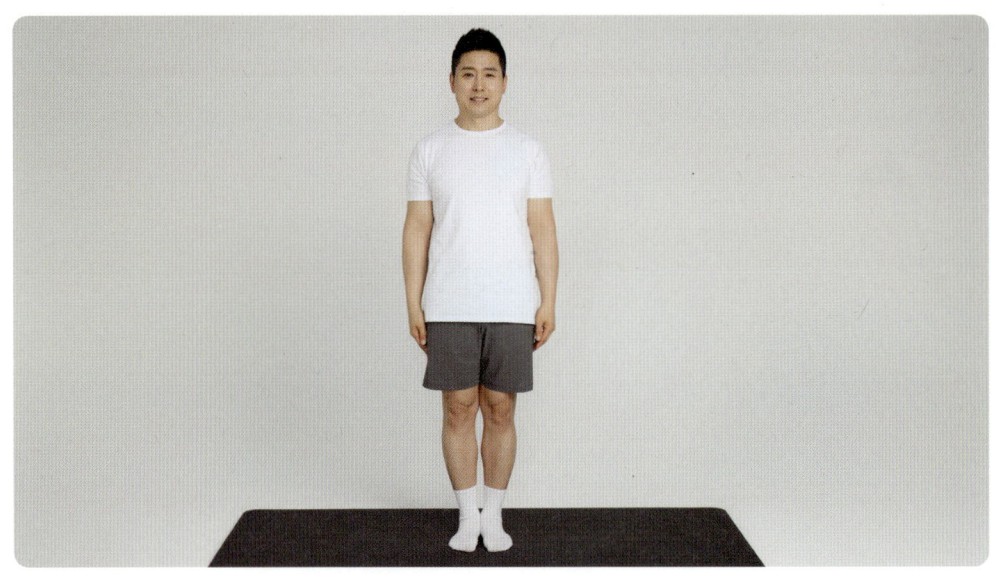

① **기본 자세: 서서**

자리에 반듯하게 서서 벽에 발뒤꿈치와 꼬리뼈, 척추, 머리를 최대한 붙인 다음 양쪽 발을 모으고 다리를 곧게 펴주세요. 팔은 자연스럽게 내리고, 턱은 가슴 쪽으로 내려 척추를 수직으로 정렬해주세요.

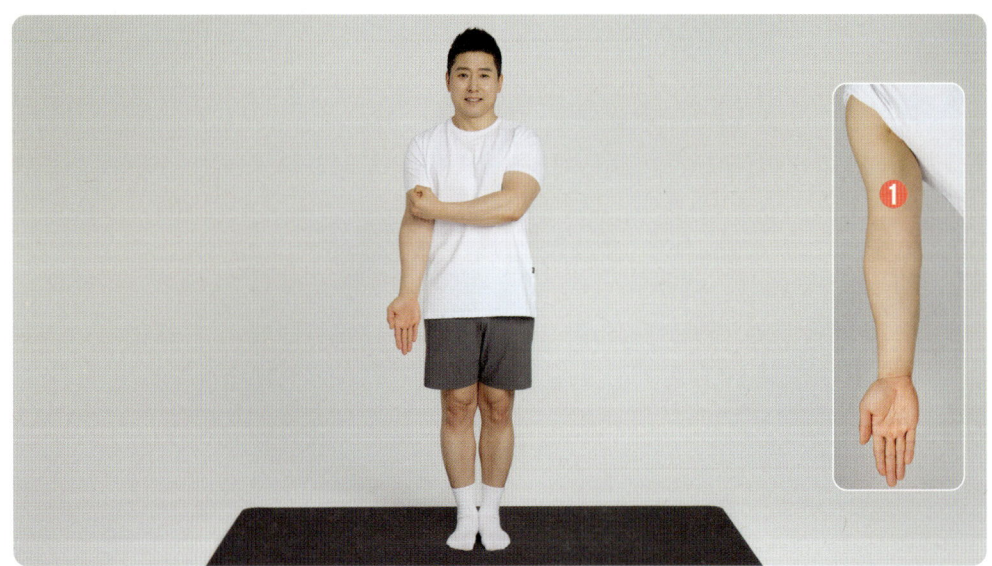

② **오른팔 정면 수타**

먼저 팔 안쪽 면이 보이도록 오른팔을 곧게 내려주세요. 왼손을 주먹 쥐어 오른팔 ❶번 수타 자리를 약간 통증이 느껴질 정도로 부드럽게 20회 두드립니다.

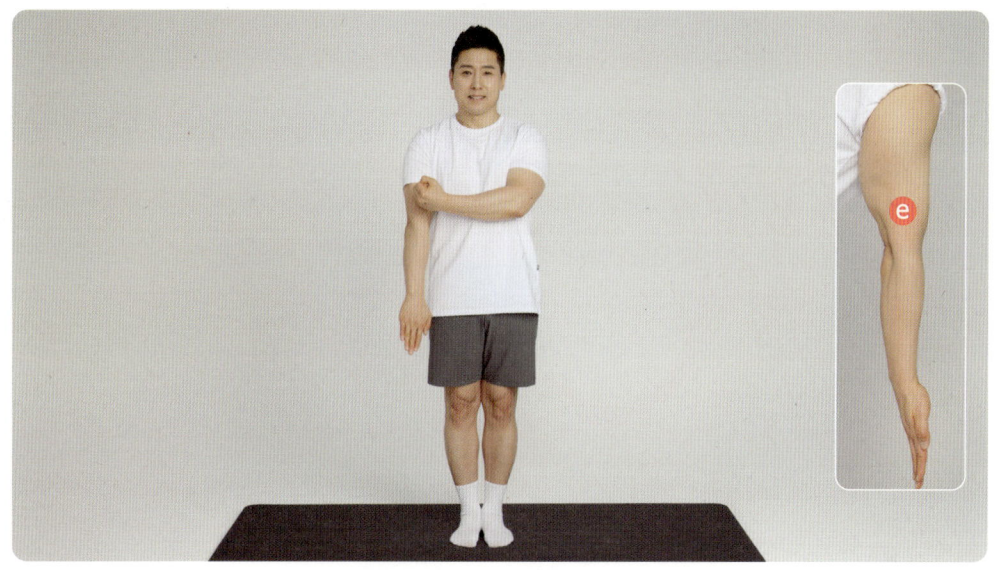

③ **오른팔 옆면 수타**

오른팔 옆면이 보이도록 돌린 뒤 왼손을 주먹 쥐어 오른팔 **e** 수타 자리를 10회 두드립니다. **e** 수타 자리는 앞서 자극한 **①**번 수타 자리 효과가 증폭되도록 입력하는 기능을 합니다.

④ 왼팔도 같은 방법으로 먼저 정면 **①**번 수타 자리를 20회, 다음에 옆면 **e** 수타 자리를 10회 두드립니다.

Tip

원활한 혈액 순환은 얼굴 조직에 정체된 수분과 노폐물을 빠르게 제거하여 부기를 없애고, 근육 긴장을 완화해 숨겨져 있던 턱선과 윤곽을 선명하게 드러내줍니다.

혈관과 경혈이 모여 있는, 팔꿈치 안쪽 접히는 부위에 있는 ❷번 수타 자리를 자극하면 신체 반응이 빠르게 나타납니다. 이곳을 자극하면 상체 혈액과 림프 순환이 활발해져 부종과 피로가 풀리고, 얼굴과 목선이 또렷해지며, 면역력이 쭉쭉 올라갑니다.

❷번 수타 자리 위치

팔꿈치 접히는 선

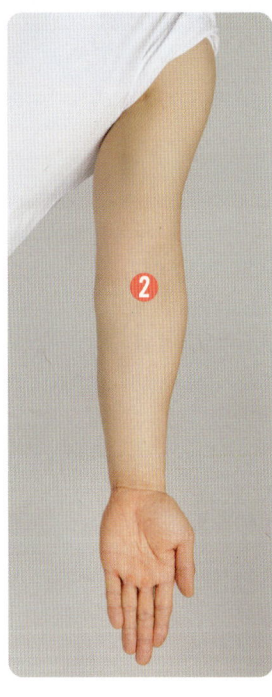

❷번 수타 자리 주요 효과

• 목 부종 감소
• 목 긴장 완화
• 목 라인 슬림화
• 목 길이 강조
• 우아한 외관
• 해독 기능 강화
• 수분 대사 활성
• 독소 배출
• 면역력 강화
• 기초대사율 향상
• 전신 건강 증진
• 체질 개선

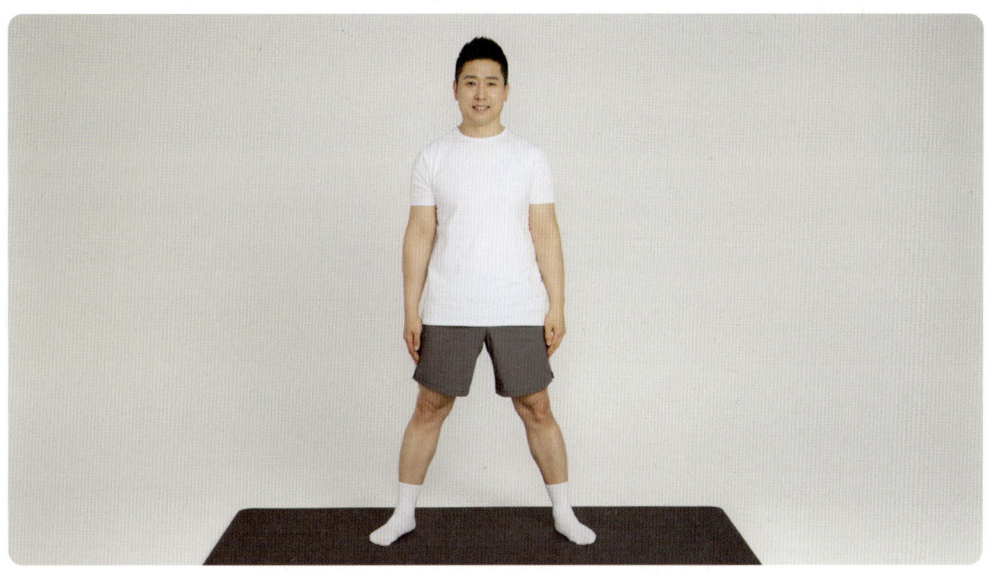

① 기본 자세: 서서

자리에 반듯하게 서서 벽에 발뒤꿈치와 꼬리뼈, 척추, 머리를 최대한 붙이고 양다리를 어깨너비보다 넓게 벌려
주세요. 팔은 자연스럽게 내리고, 턱은 가슴 쪽으로 내려 척추를 수직으로 정렬해주세요.

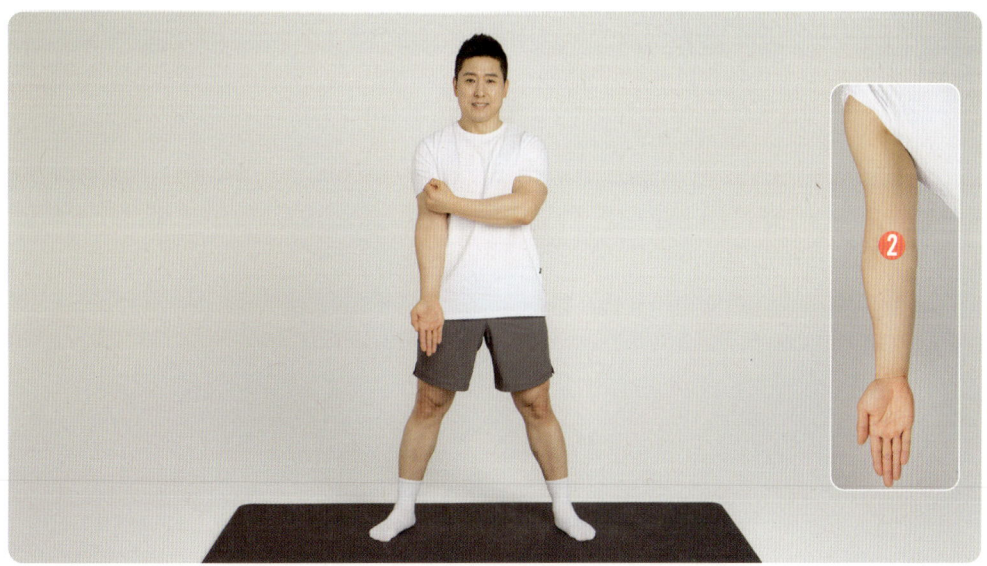

② 오른팔 정면 수타

먼저 팔 안쪽 면이 보이도록 오른팔을 곧게 내려주세요. 왼손을 주먹 쥐어 오른팔 ❷번 수타 자리를 약간
통증이 느껴질 정도로 부드럽게 20회 두드립니다.

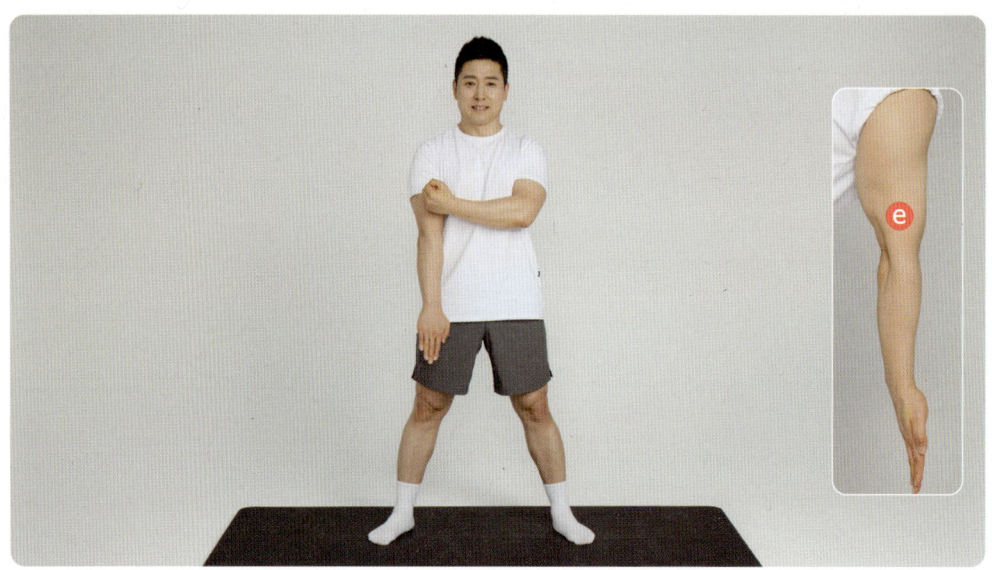

③ 오른팔 옆면 수타

오른팔 옆면이 보이도록 돌린 뒤 왼손을 주먹 쥐어 오른팔 ⓔ 수타 자리를 10회 두드립니다. ⓔ 수타 자리는 앞서 자극한 ❷번 수타 자리 효과가 증폭되도록 입력하는 기능을 합니다.

④ 왼팔도 같은 방법으로 먼저 정면 ❷번 수타 자리를 20회, 다음에 옆면 ⓔ 수타 자리를 10회 두드립니다.

Tip

면역력이 낮아지면 몸에 염증이 생기기 쉬워요. 염증 수치가 높으면 인슐린 저항성이 커져 지방 연소가 더뎌지고, 신체 회복력도 원활하지 않게 됩니다. 면역 체계가 정상적으로 작동해야 염증을 빠르게 제거하고 효율적으로 에너지를 태울 수 있기 때문에 다이어트할 때 면역력을 높이는 것이 중요하다는 것을 기억해주세요.

구본강의 식재료별 음양오행 색 관점 풀이 3

- **양파** 흰색 금(金) 기운으로 소화를 촉진하고 해독 작용을 돕와줍니다. 체내 노폐물과 수분 정체를 풀어 부기를 완화하고 몸을 가볍게 정리해줍니다.

- **연근** 흰색 금(金) 기운이 강한 재료로 폐의 열을 내려주고 혈액을 맑게 정화해줍니다. 담백한 성질로 몸을 가볍게 만들어 주며, 부기와 체내 열이 많은 체질에 특히 도움이 됩니다.

- **연두부** 검은색 수(水) 기운과 흰색 금(金) 기운이 어우러진 단백질 식품입니다. 신장의 해독 기능을 원활히 하여 노폐물 배출에 도움을 주고, 단백질을 보충해 다이어트 중 체력 저하를 막아줍니다.

- **오렌지** 주황색 토(土)와 붉은색 화(火) 기운으로 면역력과 활력을 동시에 보강해줍니다. 피로 회복에 좋고, 다이어트로 지친 몸에 생기를 더해줍니다.

- **오이** 초록색 목(木) 기운과 검은색 수(水) 기운이 어우러진 식재료입니다. 몸속 열을 내려주고 수분순환을 도와 붓는 체질 개선에 특히 좋습니다. 먹고 나면 몸이 가벼워지고 속이 시원해지는 느낌을 받을 수 있습니다.

- **저지방 우유** 노란색 토(土) 기운으로 위장을 편안하게 하고 흰색 금(金) 기운으로 뼈와 근육을 보강해줍니다. 다이어트 중 부족해지기 쉬운 단백질과 칼슘을 채워주며, 속을 부드럽게 안정시켜줍니다.

- **찹쌀** 노란색 토(土) 기운으로 소화와 에너지 공급을 돕고, 흰색 금(金) 기운으로 몸의 기본 균형을 보완해줍니다. 일반 쌀보다 점성이 있어 속을 따뜻하게 하고, 기운이 많이 떨어졌을 때 에너지 보충용으로 좋습니다.

- **키위** 초록색 목(木) 기운으로 해독을 돕고 면역력을 강화하는 식재료입니다. 비타민과 항산화 작용으로 몸을 상쾌하게 정리해 다이어트 중 생길 수 있는 피로와 면역 저하를 완화해줍니다.

- **파프리카** 초록색 목(木)과 붉은색 화(火) 기운으로 항산화와 면역 기능을 강화해줍니다. 활성 산소를 정리해 몸을 맑게 하고, 다이어트 중 몸 상태가 저하되는 것을 예방해줍니다.

- **호두** 갈색 화(火)와 검은색 수(水) 기운의 균형으로 뇌 기능을 강화하고 신장을 보조해주는 식재료입니다. 몸에 에너지를 채워 집중력과 체력을 보완해주며, 다이어트로 기운이 떨어질 때 도움이 됩니다.

- **호박씨** 초록색 목(木) 기운이 강한 재료로 간 기능을 도와 해독과 기혈 순환을 촉진해줍니다. 체내에 정체된 에너지를 풀어주어 몸이 무겁고 잘 붓는 체질을 가볍게 정리해줍니다.

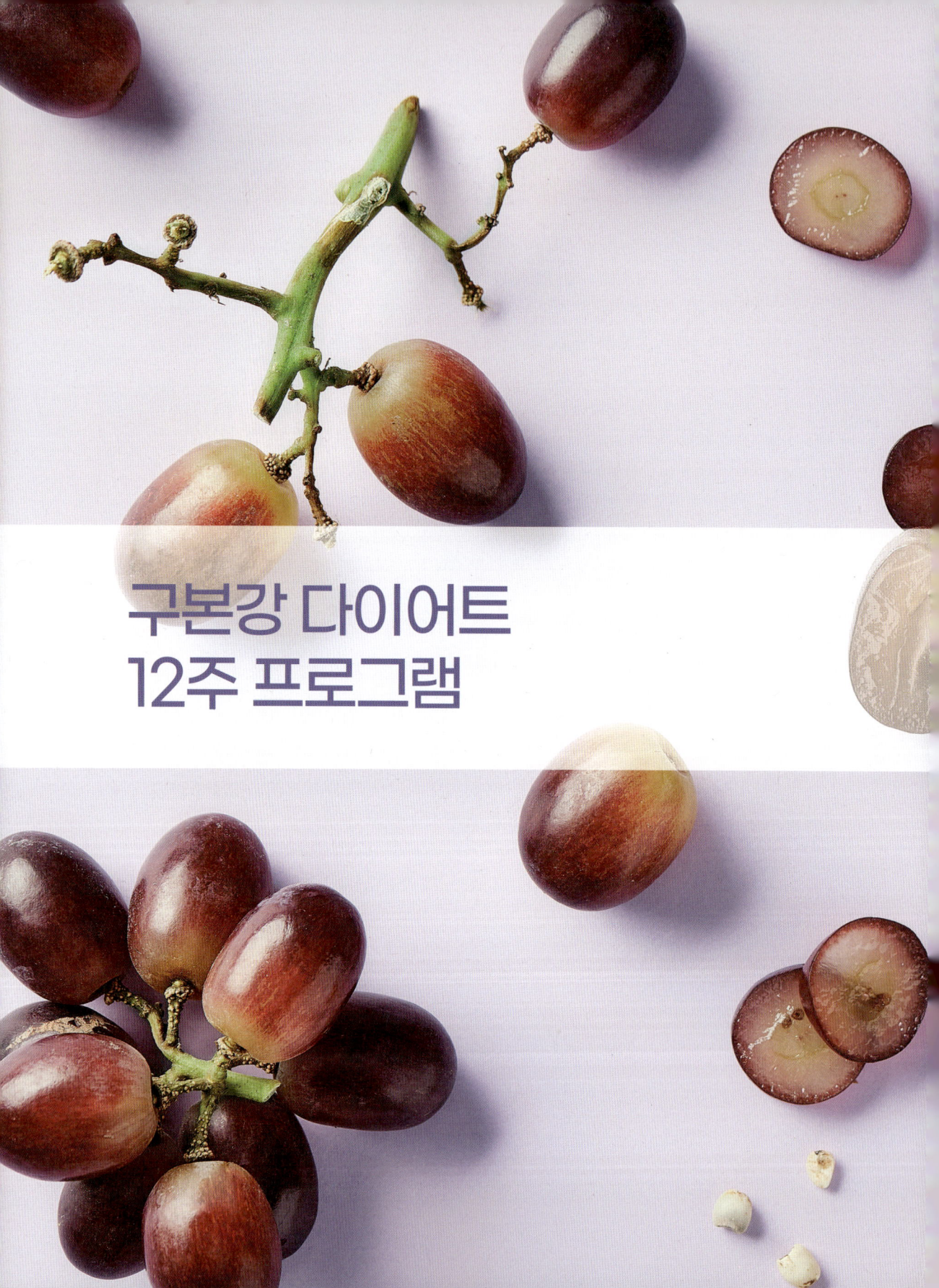

구본강 다이어트
12주 프로그램

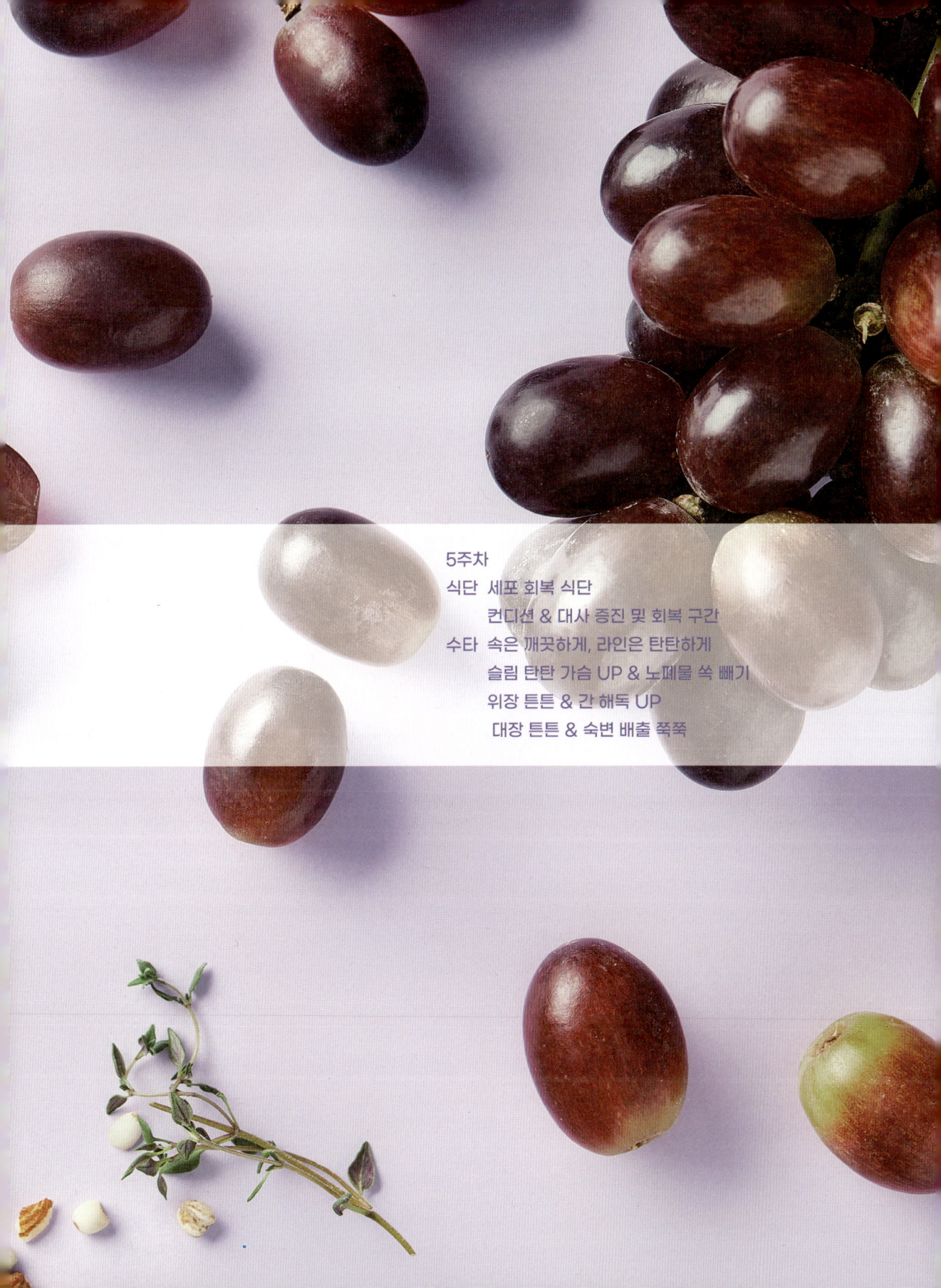

5주차

식단 세포 회복 식단
컨디션 & 대사 증진 및 회복 구간
수타 속은 깨끗하게, 라인은 탄탄하게
슬림 탄탄 가슴 UP & 노폐물 쏙 빼기
위장 튼튼 & 간 해독 UP
대장 튼튼 & 숙변 배출 쭉쭉

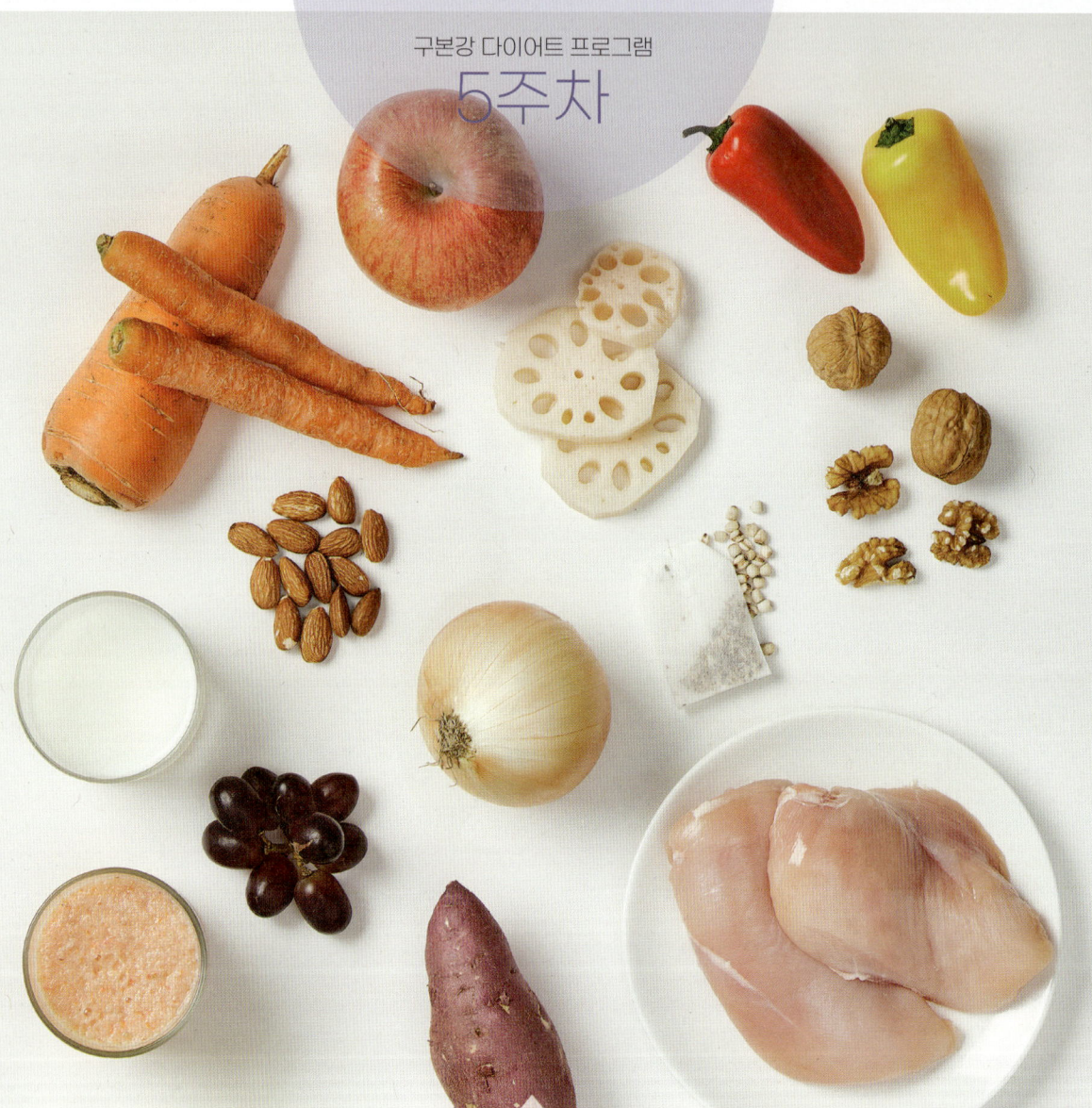

재료(100g)	칼로리	주요 영양소	재료(100g)	칼로리	주요 영양소
양배추	25	비타민 C, 식이섬유	파프리카	31	비타민 C, 항산화 성분
방울토마토	18	비타민 C, 라이코펜	사과	52	수분 86%, 비타민 C, 식이섬유
당근	41	베타카로틴, 비타민 A	고구마	135	복합탄수화물, 베타카로틴
연근	74	식이섬유, 철분, 칼륨	양파	40	퀘르세틴, 황화합물
아몬드 (10g, 8알)	58	단백질 2g, 불포화지방	달걀흰자	52	단백질 11g, 지방 0.2g
통호두 (20g, 2통)	131	오메가3 지방산, 단백질 3g	저지방 우유 (100ml)	42	단백질 3.4g, 칼슘
닭 안심살	120	단백질 23g, 지방 1.5g			

컨디션 & 대사 증진 및 회복 구간

앞선 해독 식단에 따른 점프 감량으로 떨어질 수 있는 컨디션과 대사를 다시 회복시키는 단계입니다. 무리한 상태를 정리하고, 이후 감량이 다시 잘 진행되도록 몸 상태를 끌어올려 주는 회복 식단이에요. 5주차는 체중을 지키면서 대사를 다시 끌어올리는 구간으로, 이후 감량이 정체되지 않도록 준비하는 매우 중요한 단계라는 걸 기억해주세요.

5주차 전체 재료 체크리스트

☐ 양배추 700g
☐ 방울토마토 140개
☐ 당근 420g
☐ 연근 280g
☐ 아몬드 112개
☐ 통호두 42통
☐ 닭 안심살 1,120g
☐ 파프리카(노란색과 빨간색 중 선택) 700g

☐ 사과 350g
☐ 포도 350g
☐ 고구마 1,120g
☐ 양파초절임 420g
☐ 삶은 달걀흰자 28개
☐ 저지방 우유 2.1L
☐ 율무물 13L
   (13L X 율무차 티백 2 = 26개)

재료별 시너지 효과

양배추 & 연근
식이섬유와 폴리페놀이 함께 작용해 장 운동을 돕고 소화 기능을 보완해줍니다. 장내 환경을 안정시키고 복부 팽만과 더부룩함 완화에 도움이 되는 조합이에요.

고구마 & 사과
수용성·불용성 식이섬유가 함께 작용해 혈당 상승을 완만하게 하고 포만감을 오래 유지해 줍니다. 허기 조절과 장 활동 안정에 도움이 됩니다.

방울토마토 & 파프리카
라이코펜과 비타민 C가 함께 작용해 항산화 기능을 보완하고 강화해줍니다. 다이어트 중 면역 관리와 산화 스트레스 완화에 도움이 됩니다.

식단을 시작하기 전에 먼저 4주차에 얼마나 감량되었는지 체중을 확인해주세요.

5주차 월요일 아침 11시	4주차 월요일 아침 11시	감량
월 일 kg	월 일 kg	kg

구분	월요일	화요일	수요일	목요일	금요일	토요일	일요일
8시 아침	해독 주스 삶은 달걀흰자 2개 **(월요일은 아침 금식)**						
12시 점심	구운 닭 안심살 80g (드레싱 ×) 방울토마토 5개 파프리카 50g 사과 50g 찐 고구마 80g 양파초절임 30g 아몬드 5개 통호두 1개						
3시 간식	구운 닭 안심살 80g (드레싱 ×) 방울토마토 5개 파프리카 50g 포도 50g 찐 고구마 80g 양파초절임 30g 아몬드 5개 통호두 1개						
7시 저녁	해독 주스 삶은 달걀흰자 2개						
율무물	월~토요일 2L 일요일 800mL						

• 파프리카를 선택할 때 평소 몸과 손발이 차가운 사람은 빨간색을 사용해주세요.

닭 안심살과 율무물 등을 통해 근육 및 수분 감소와 무기력증을 보완하고, 세포 회복과 대사 증진을 하는 데 목적이 있습니다. 단백질원을 닭 안심살로, 탄수화물을 고구마로 교체해 신체에 신선한 자극을 주며 다시 지방을 뺄 수 있는 상태로 회복시킵니다.

(※ 5주차 수분 핵심 '율무물' 만드는 법과 마시는 법은 153페이지를 참고하세요.)

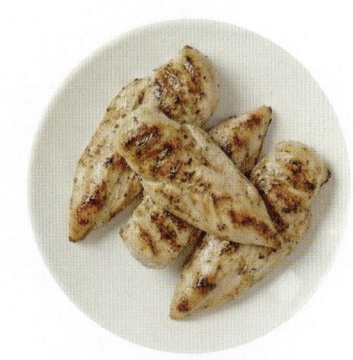

황금 비율 다이어트 레시피
구운 닭 안심살

재료
닭 안심살 80g
1. 눈에 보이는 힘줄과 막은 제거한 후 조리하세요.
2. 무염·저나트륨 기준 레시피이므로 소금은 추가하지 않습니다.

조리 순서
1. 닭 안심살은 두께 얇아서 그대로 손질해서 조리해야 수분 손실이 적습니다. 썰기나 포 뜨기는 너무 얇으면 쉽게 마르므로 주의하세요. 키친타월로 표면 수분을 완전히 제거합니다.
2. 프라이펜은 무코팅 스테인리스 또는 무쇠 팬을 권장합니다. 열이 고르게 전달되어 짧은 시간에 겉면 시어링이 가능합니다. 코팅 팬은 고온에서 육즙 보존이 떨어집니다.
3. 직화 방법은 먼저 팬을 충분히 예열한 뒤 오일 없이 닭 안심살을 올립니다. 한 면을 1분 30초~2분 굽고 뒤집어 같은 시간 구운 후 약불로 40~50초 더 익힙니다.
4. 불을 끈 뒤 30초 레스팅하면 수분이 안정됩니다. 대각선으로 어슷썰기를 하면 식감이 더 부드럽습니다.
5. 구운 닭 안심살은 식단에 구성된 채소·곡물·해독식과 함께 섭취를 권장합니다. 단독 고기 섭취는 피하고, 탄수·염분 추가 없이 구성하세요.

직화 시 주의사항
1. 기름 추가 금지: 닭 안심살은 자체 지방이 적어 오일이 필요 없습니다.
2. 과도한 고온 지속 금지: 수분 손실로 퍽퍽해질 수 있습니다.
3. 잦은 뒤집기 금지: 육즙 유출의 원인이 됩니다. 면당 1회만 뒤집으세요.
4. 양념·소스 사용 금지: 나트륨 과다로 부종을 유발할 수 있습니다.
5. 과식 금지: 1회 섭취량 80g 기준을 지켜야 대사 리듬이 안정됩니다.

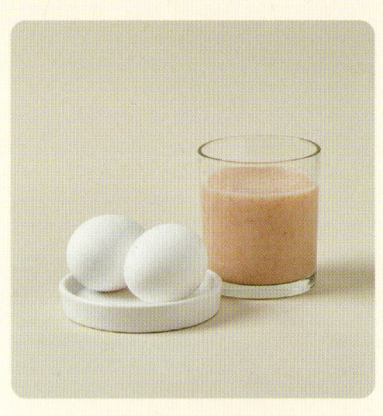

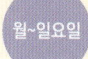
월~일요일

아침 8시

▶ 해독 주스 | 양배추 50g 방울토마토 5개 당근 30g 연근 20g
아몬드 3개 통호두 2개를 저지방 우유 150ml에 넣고 갈아서
마십니다.

▶ 삶은 달걀흰자 2개는 별도로 섭취해주세요. 이때 소스 등 드레싱은 절대
금지예요!

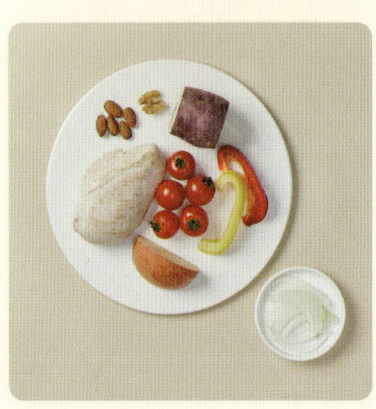

월~일요일

점심 12시

▶ 구운 닭 안심살 80g 방울토마토 5개 파프리카 50g 사과 50g
찐 고구마 80g 양파초절임 30g 아몬드 5개 통호두 1개

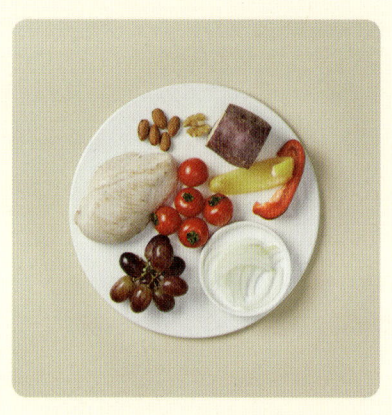

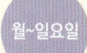

월~일요일

간식 3시

▶ 구운 닭 안심살 80g 방울토마토 5개 파프리카 50g 포도 50g
찐 고구마 80g 양파초절임 30g 아몬드 5개 통호두 1개

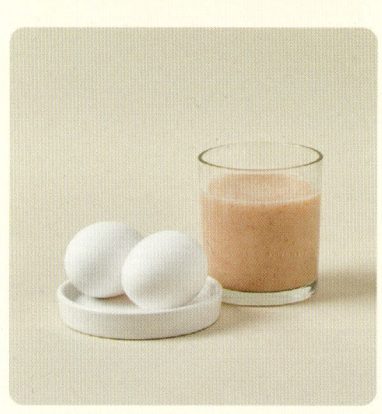

월~일요일

저녁 7시

▶ 해독 주스 | 양배추 50g 방울토마토 5개 당근 30g 연근 20g
아몬드 3개 통호두 2개를 저지방 우유 160mL에 넣고 갈아서
마십니다.

▶ 삶은 달걀흰자 2개는 별도로 섭취해주세요. 이때 소스 등 드레싱은 절대
금지예요!

5주차 식단을 잘 지켰는지 체크해주세요.

월요일	화요일	수요일	목요일	금요일	토요일	일요일

속은 깨끗하게, 라인은 탄탄하게!
위·간·대장 순환 리셋으로 노폐물 비우고 가슴 UP

주요 수타 부위 ❸번 ❹번 ❺번   **5주차 효과 탄력있는 가슴, 튼튼한 소화기관, 가벼운 몸**

슬림 탄탄 가슴 UP & 노폐물 쏙 빼기 – ❸번

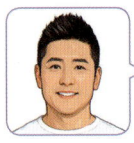

폐 기능과 전신 림프 순환이 활발해지면 체내 노폐물과 독소가 배출되는 동시에 부종과 체지방이 줄고 근육 탄력이 높아져 슬림하고 탄탄한 가슴 라인이 만들어집니다. ❸번 수타 자리를 자극하면 이런 효과를 얻을 수 있어요.

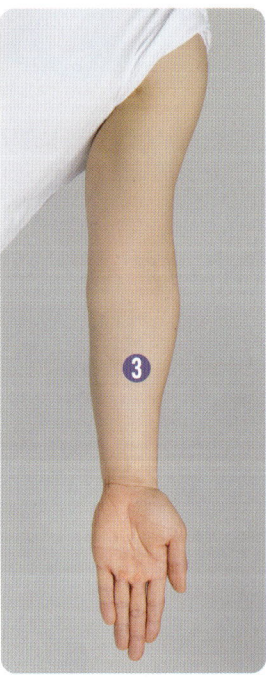

❸번 수타 자리 위치

팔꿈치와 아랫팔 중앙선 가운데

❸번 수타 자리 주요 효과

- 가슴 부종 감소
- 체지방 완화
- 근육 탄력 증가
- 처짐 방지
- 가슴 라인 슬림, 탄탄
- 림프 순환 촉진
- 노폐물 배출
- 독소 제거
- 면역력 강화
- 기초대사율 향상
- 다이어트 보조
- 체질 개선

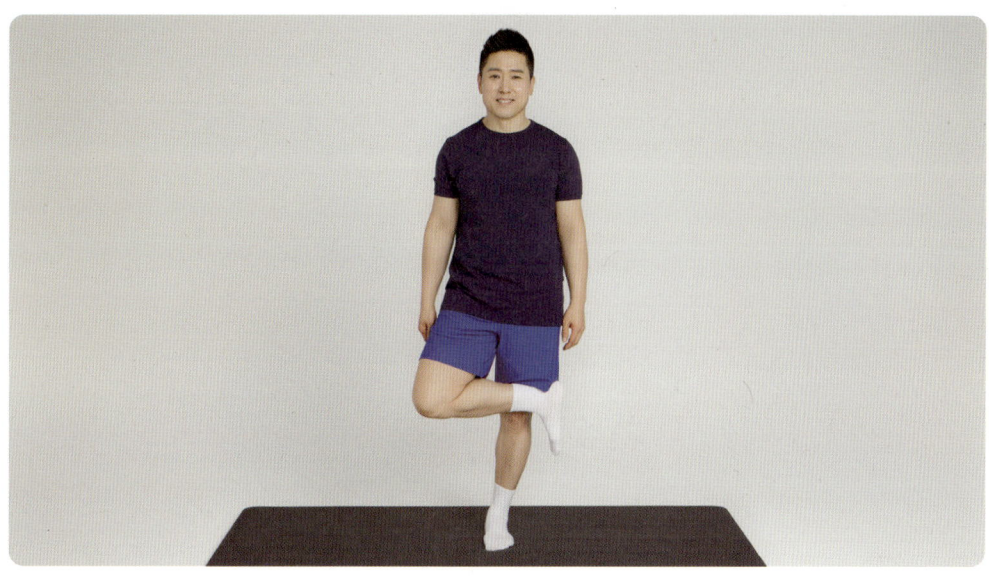

① **기본 자세: 서서**

자리에 반듯하게 서서 벽에 엉덩이와 척추, 머리를 최대한 붙인 다음 오른쪽 발을 들어 왼쪽 무릎 위에 올려주세요. 팔은 자연스럽게 내리고, 턱은 가슴 쪽으로 내려 척추를 수직으로 정렬해주세요.

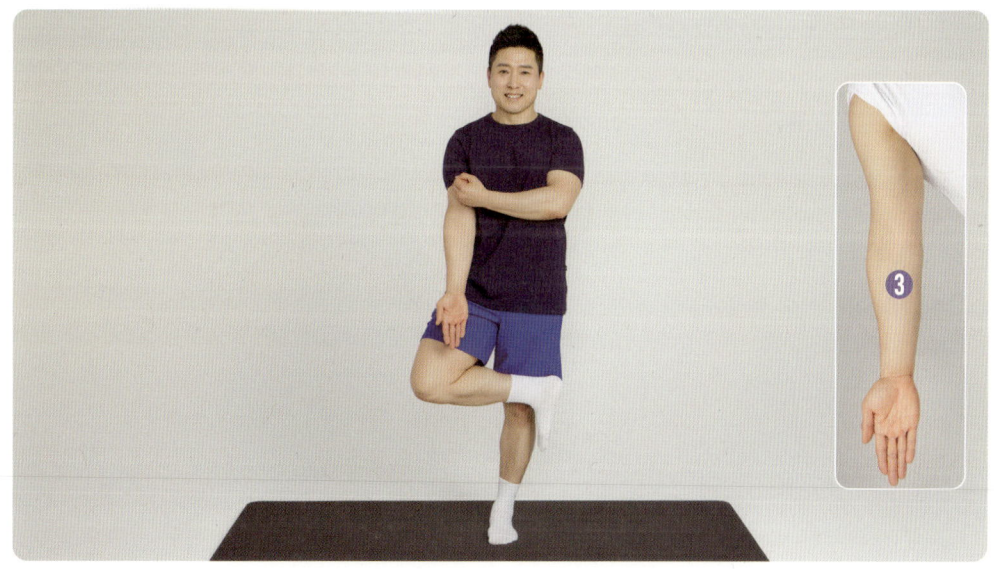

② **오른팔 정면 수타**

먼저 팔 안쪽 면이 보이도록 오른팔을 곧게 내려주세요. 왼손을 주먹 쥐어 오른팔 ❸번 수타 자리를 약간 통증이 느껴질 정도로 부드럽게 20회 두드립니다.

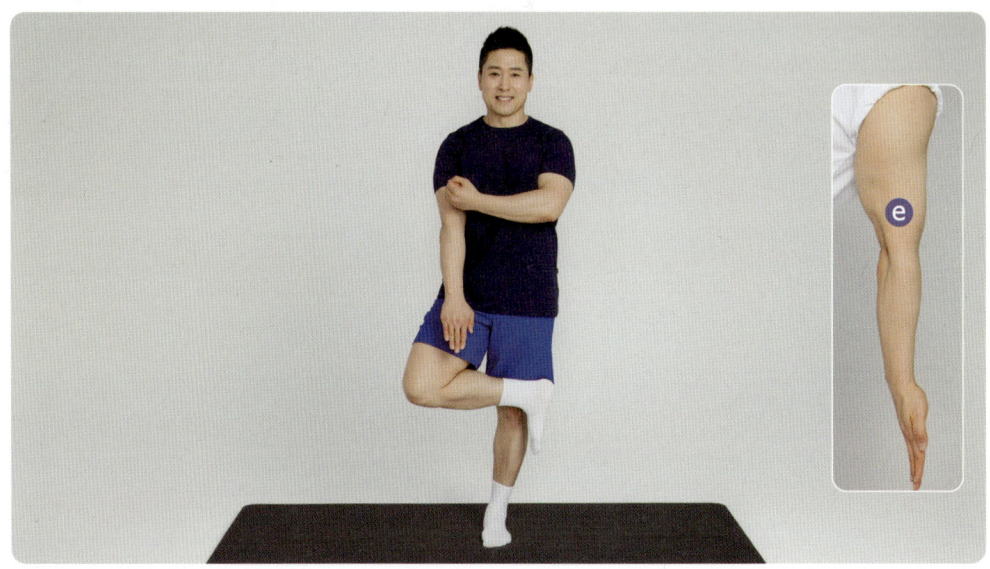

③ **오른팔 옆면 수타**

오른팔 옆면이 보이도록 돌린 뒤 왼손을 주먹 쥐어 오른팔 ⓔ 수타 자리를 10회 두드립니다. ⓔ 수타 자리는 앞서 자극한 ❸번 수타 자리 효과가 증폭되도록 입력하는 기능을 합니다.

④ 왼팔도 같은 방법으로 먼저 정면 ❸번 수타 자리를 20회, 다음에 옆면 ⓔ 수타 자리를 10회 두드립니다.

Tip

근육이 많으면 기초대사율이 올라 같은 양을 먹어도 더 많은 칼로리를 사용할 수 있게 돼요. 그리고 근육이 체지방을 붙지 않게 잡아주고, 몸매를 탄탄하게 만들어 부종과 처짐을 줄여 체형 관리에도 큰 도움을 줍니다.

위장 튼튼 & 간 해독 UP – ❹번

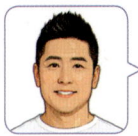

팔꿈치와 손목 사이의 중앙 근육이 발달한 부위에 있는 ❹번 수타 자리를 자극하면 위장 기능과 간의 해독 기능이 활발해지면서 소화가 원활해지고 체내 독소가 배출되어 기초 대사율이 높아집니다. 동시에 팔뚝 중간 림프와 근육 순환이 개선돼 복부 부종이 줄고 윗배 라인이 매끄럽게 정리됩니다.

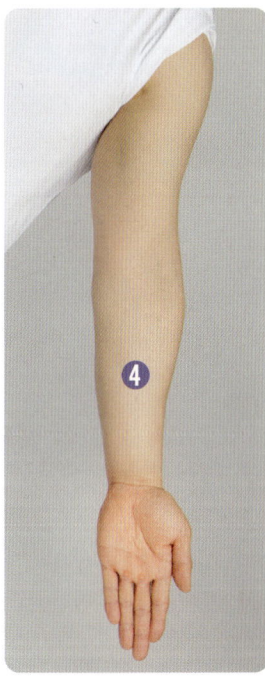

❹번 수타 자리 위치

팔꿈치와 손목의 정중앙

❹번 수타 자리 주요 효과

- 소화 기능 활성
- 소화력 향상
- 소화불량 완화
- 복부 팽만 완화
- 위장 건강 강화
- 간 해독 강화
- 독소 배출
- 노폐물 제거
- 기초대사율 향상
- 다이어트 보조
- 체질 개선

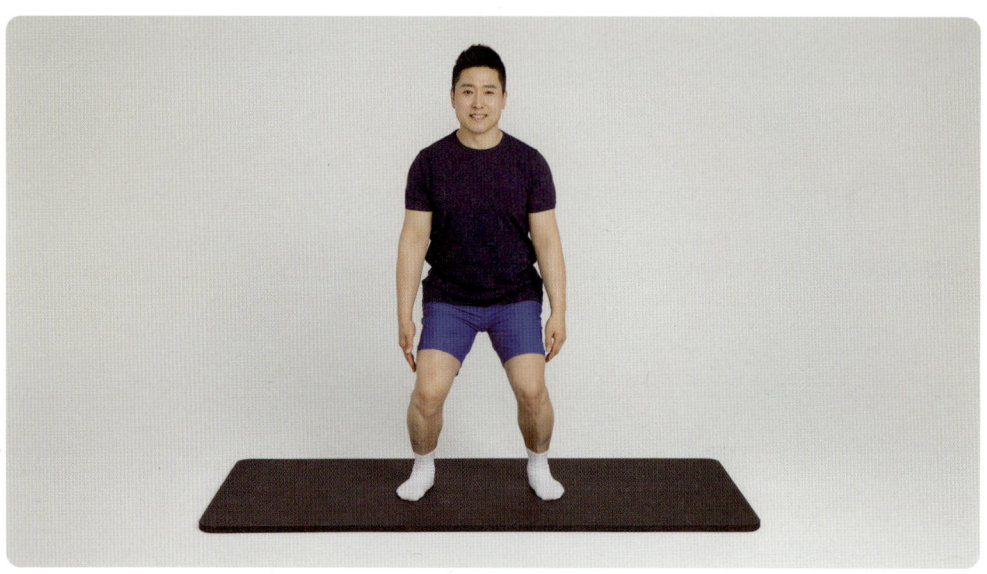

① **기본 자세: 서서**

자리에 반듯하게 서서 벽에 엉덩이와 척추, 머리를 최대한 붙인 다음 양다리를 어깨너비만큼 벌리고 의자에 반쯤 걸터앉듯 앉아주세요. 팔은 자연스럽게 내리고, 턱은 가슴 쪽으로 내려 척추를 수직으로 정렬해주세요.

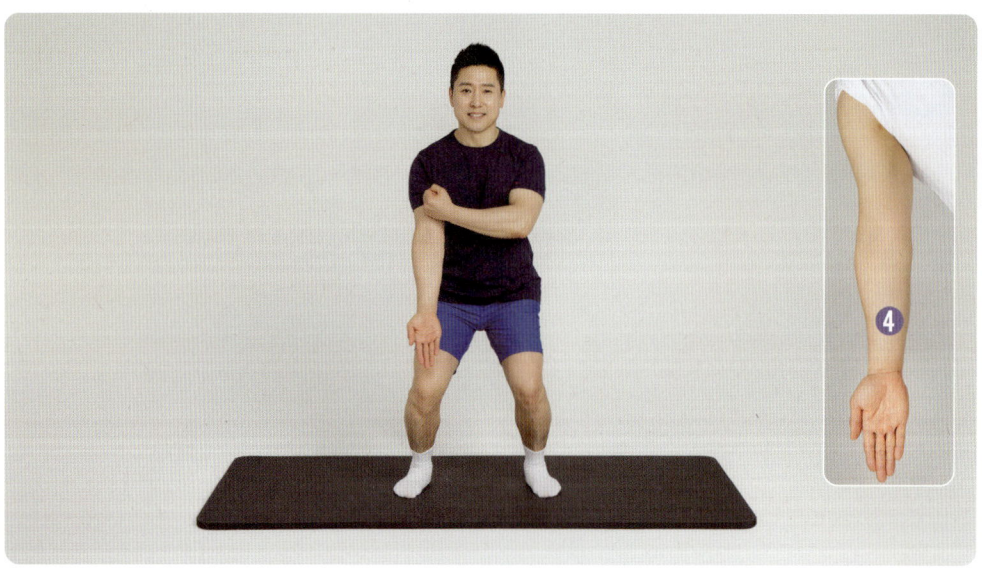

② **오른팔 정면 수타**

먼저 팔 안쪽 면이 보이도록 오른팔을 곧게 내려주세요. 왼손을 주먹 쥐어 오른팔 ❹번 수타 자리를 약간 통증이 느껴질 정도로 부드럽게 20회 두드립니다.

104

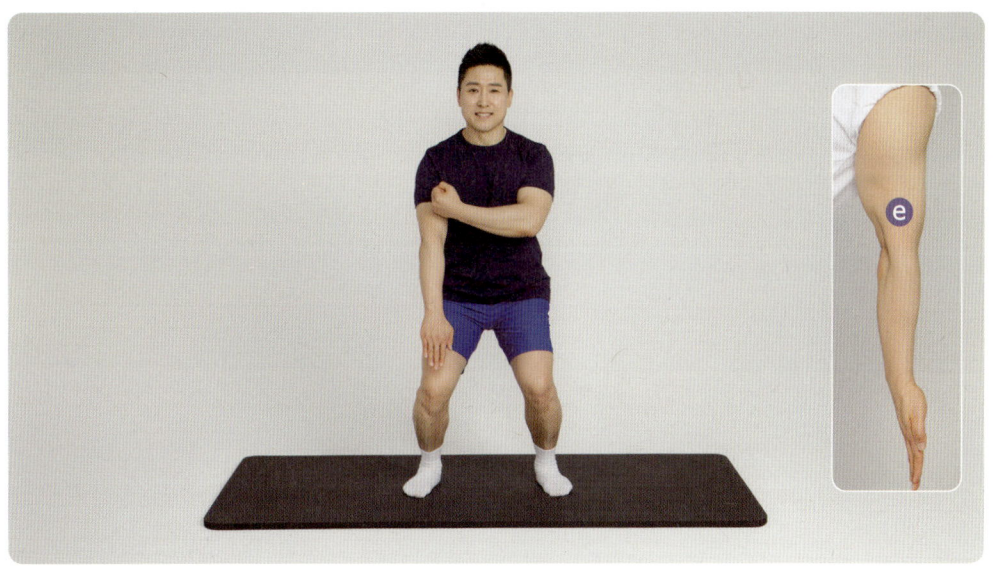

③ **오른팔 옆면 수타**

오른팔 옆면이 보이도록 돌린 뒤 왼손을 주먹 쥐어 오른팔 **e** 수타 자리를 10회 두드립니다. **e** 수타 자리는 앞서 자극한 **4**번 수타 자리 효과가 증폭되도록 입력하는 기능을 합니다.

④ 왼팔도 같은 방법으로 먼저 정면 **4**번 수타 자리를 20회, 다음에 옆면 **e** 수타 자리를 10회 두드립니다.

Tip

소화가 잘 안 되면 장내에서 음식물이 부패하며 독소와 가스가 생성돼요. 이런 노폐물은 혈액을 탁하게 하고 신진대사를 방해하여 지방이 잘 타지 않는 체질로 만든답니다. 위장이 튼튼해서 소화가 잘돼야 대사 순환이 원활해져 체지방 연소 효율이 높아져요.

대장 튼튼 & 숙변 배출 쭉쭉 – ❺번

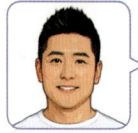 숙변과 노폐물이 쌓이면 하복부 부종과 피로가 생기고, 기초대사율이 떨어져 다이어트 효율이 낮아집니다. ❺번 수타 자리를 자극하면 신장과 대장을 통해 장운동과 수분 대사가 활발해져 숙변과 노폐물이 배출되고, 하복부가 평평해지며 체질이 개선되고 다이어트에 도움이 됩니다.

❺번 수타 자리 위치

손목의 선 바로 위

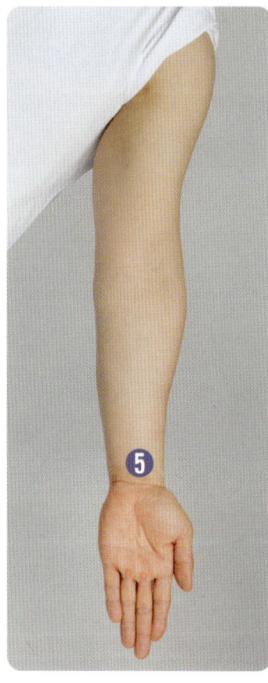

❺번 수타 자리 주요 효과

• 하복부 팽만 완화
• 아랫배 슬림
• 하복부 평탄화
• 대장 건강 강화
• 대장 운동 활성
• 수분 대사 개선
• 노폐물 배출
• 독소 제거
• 기초대사율 향상
• 체질 개선
• 다이어트 보조

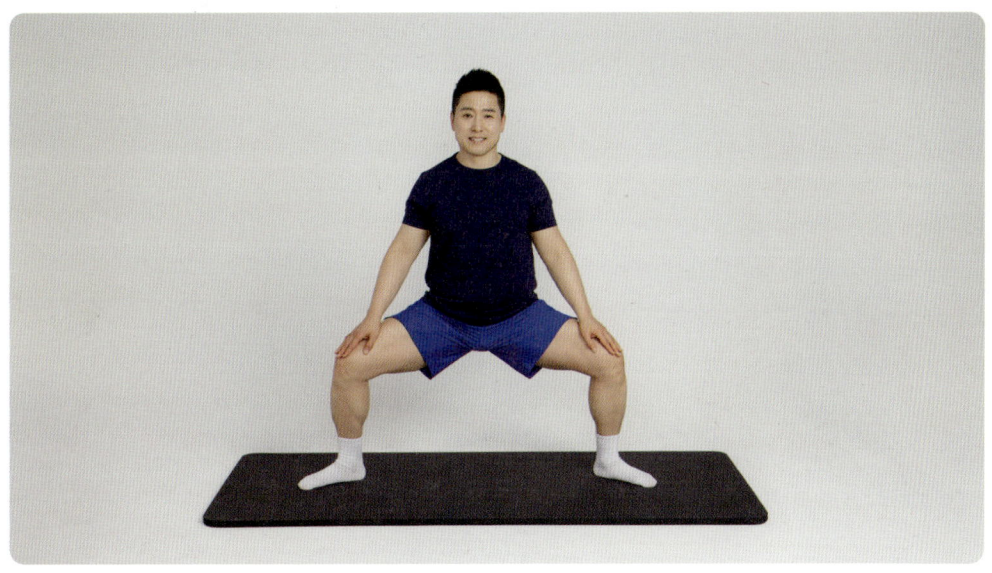

① **기본 자세: 서서**

자리에 반듯하게 서서 벽에 붙지 않고 양다리를 어깨너비보다 넓게 벌리고 스쿼트 자세를 취해주세요. 팔은 자연스럽게 내리고, 턱은 가슴 쪽으로 내려 척추를 수직으로 정렬해주세요.

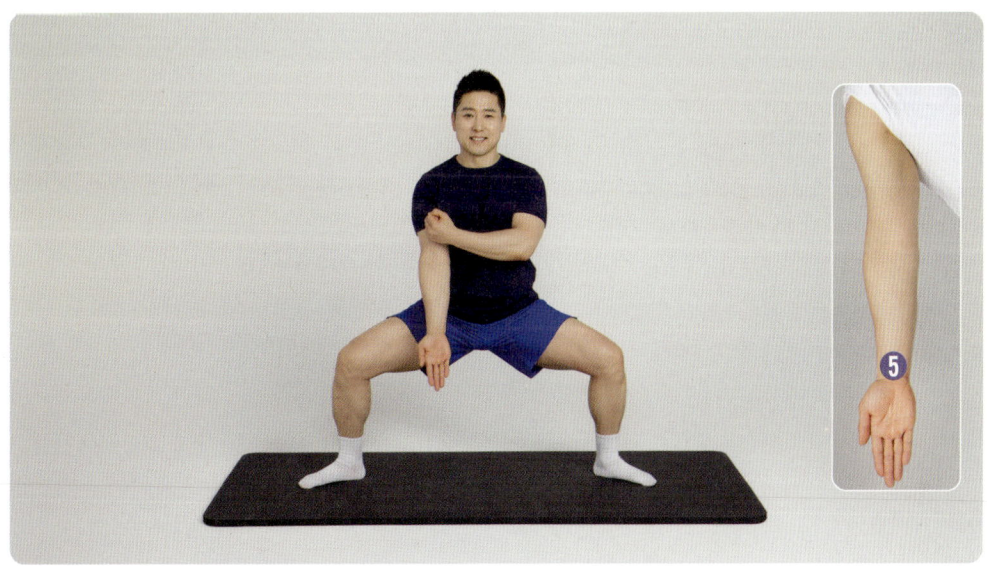

② **오른팔 정면 수타**

먼저 팔 안쪽 면이 보이도록 오른팔을 곧게 내려주세요. 왼손을 주먹 쥐어 오른팔 ❺번 수타 자리를 약간 통증이 느껴질 정도로 부드럽게 20회 두드립니다.

107

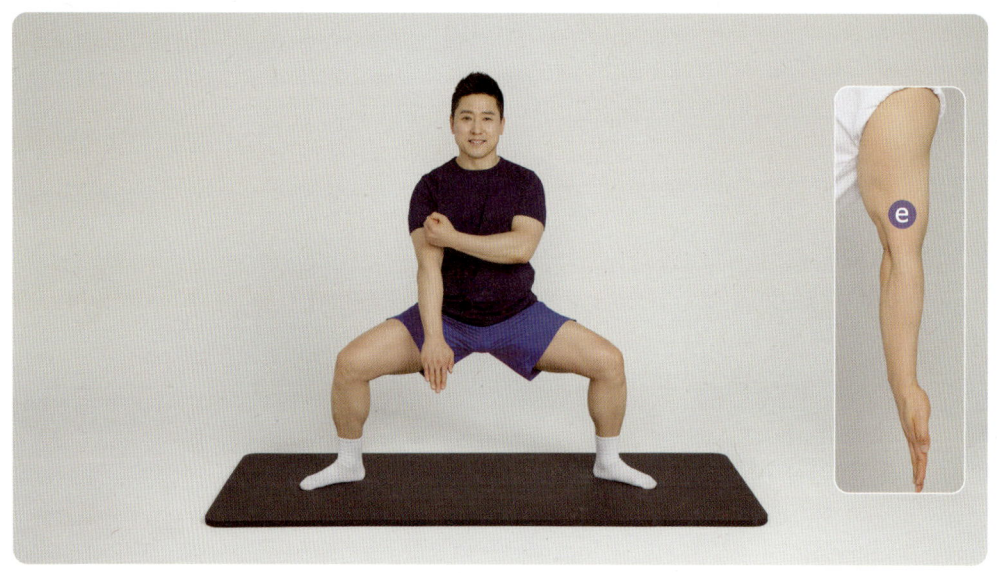

3 **오른팔 옆면 수타**

오른팔 옆면이 보이도록 돌린 뒤 왼손을 주먹 쥐어 오른팔 ⓔ 수타 자리를 10회 두드립니다. ⓔ 수타 자리는 앞서 자극한 ❺번 수타 자리 효과가 증폭되도록 입력하는 기능을 합니다.

4 왼팔도 같은 방법으로 먼저 정면 ❺번 수타 자리를 20회, 다음에 옆면 ⓔ 수타 자리를 10회 두드립니다.

Tip

대장을 자극하면 장의 연동운동이 살아나고 혈액 순환이 원활해져 장 점막에서 점액이 잘 분비됩니다. 분비된 점액은 딱딱하게 굳은 숙변을 부드럽게 만들어 매끄럽게 잘 배출될 수 있도록 도와줘요.

오행의 특징과 기능

구본강 다이어트 프로그램은 식물의 색과 맛, 자라는 계절을 오행에 대입했습니다. 목(木) 체질은 자라는 기운을 돕는 녹색 새싹과 신맛을, 화(火) 체질은 순환을 돕는 적색 열매와 쓴맛을, 토(土) 체질은 비장을 돕는 황색 뿌리와 담백·단맛을, 금(金) 체질은 폐를 맑히는 백색 뿌리와 매운맛을, 수(水) 체질은 신장을 보하는 흑색 콩·버섯과 짠맛을 선택했습니다.

1 초록색(나무, 목)

나무의 기운을 가진 청색은 간, 담낭과 연결되어 있습니다. 초록색 식품은 생명의 기운과 성장을 상징하며, 대표적인 식재료로 시금치, 브로콜리 등이 있습니다. 간 기능을 도와 해독 작용을 촉진하고 피로 해소에 효과적이며, 신진대사를 원활하게 하여 마음의 안정을 돕습니다.

2 붉은색(불, 화)

불의 기운을 가진 붉은색은 심장, 소장과 연결되어 있습니다. 붉은색 식품은 뜨거운 기운과 넘치는 에너지를 상징하며, 대표적인 식재료로 토마토, 팥 등이 있습니다. 혈액 순환을 돕고 심장을 튼튼하게 하며, 항산화 성분이 풍부해 면역력을 높이고 노화 방지에도 도움을 줍니다.

3 노란색(흙, 토)

흙의 기운을 가진 노란색은 위장, 비장과 연결되어 있습니다. 노란색 식품은 땅의 기운을 담아 몸의 중심을 잡고 소화를 도와주며, 대표적인 식재료로 단호박, 고구마, 감자 등이 있습니다. 소화 기능을 강화하여 위장 질환을 예방하고 몸의 독소를 배출해줍니다.

4 흰색(쇠, 금)

쇠의 기운을 가진 흰색은 폐, 대장과 연결되어 있습니다. 흰색 식품은 깨끗하고 정화하는 기운을 상징하며, 대표적인 식재료로 무, 양파 등이 있습니다. 기침 등 호흡기 질환에 좋으며 폐를 보호하고, 체내 노폐물 배출을 도와줍니다.

5 검은색(물, 수)

물의 기운을 가진 검은색은 신장, 방광과 연결되어 있습니다. 검은색 식품은 에너지를 저장하고 생명의 원천을 보존하는 힘을 상징하며, 대표적인 식재료로 검은콩, 검은깨 등이 있습니다. 신장 기능을 강화하고 뼈를 튼튼하게 하며, 노화 방지, 시력 보호에 효과적입니다.

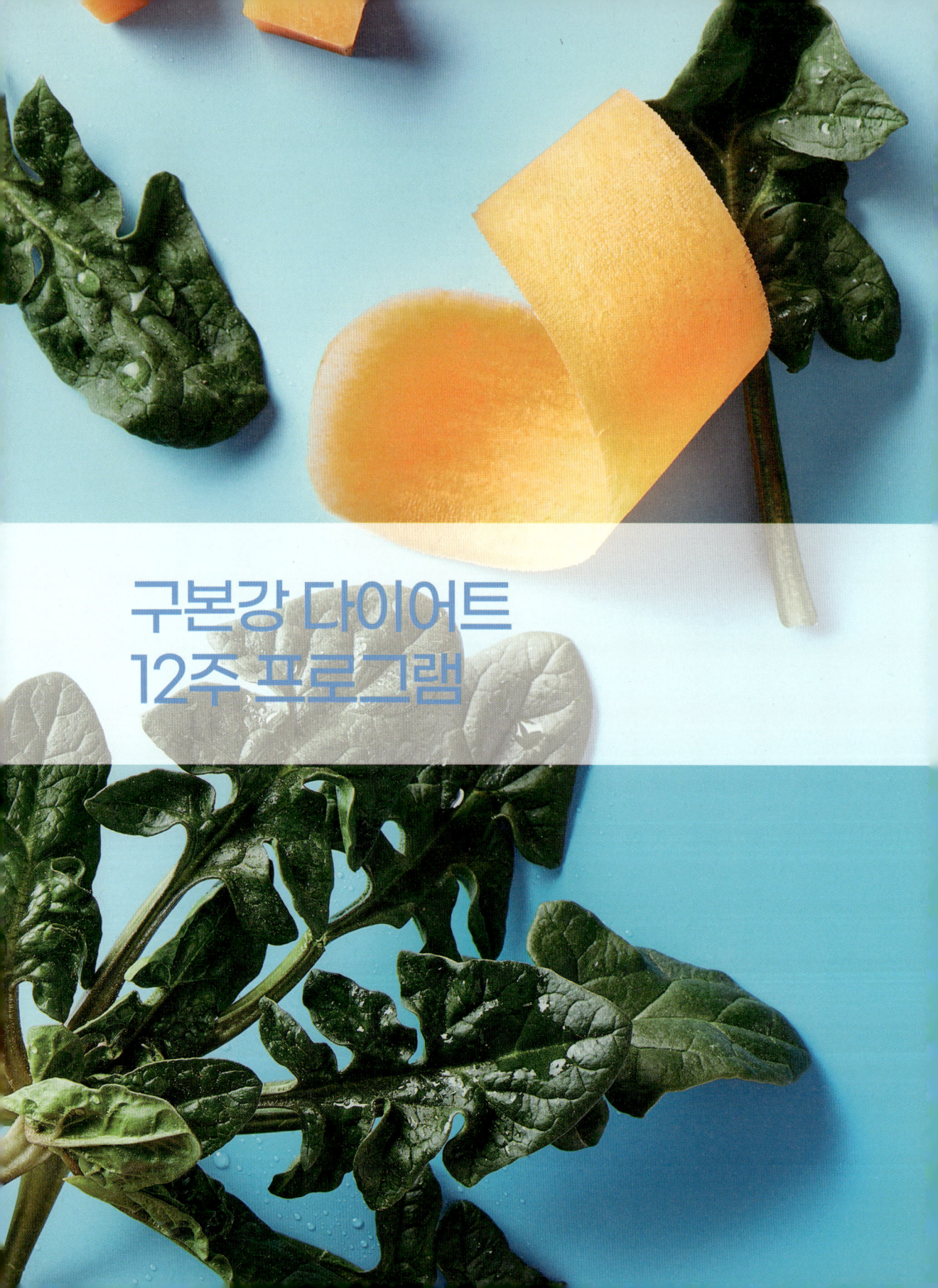

구본강 다이어트
12주 프로그램

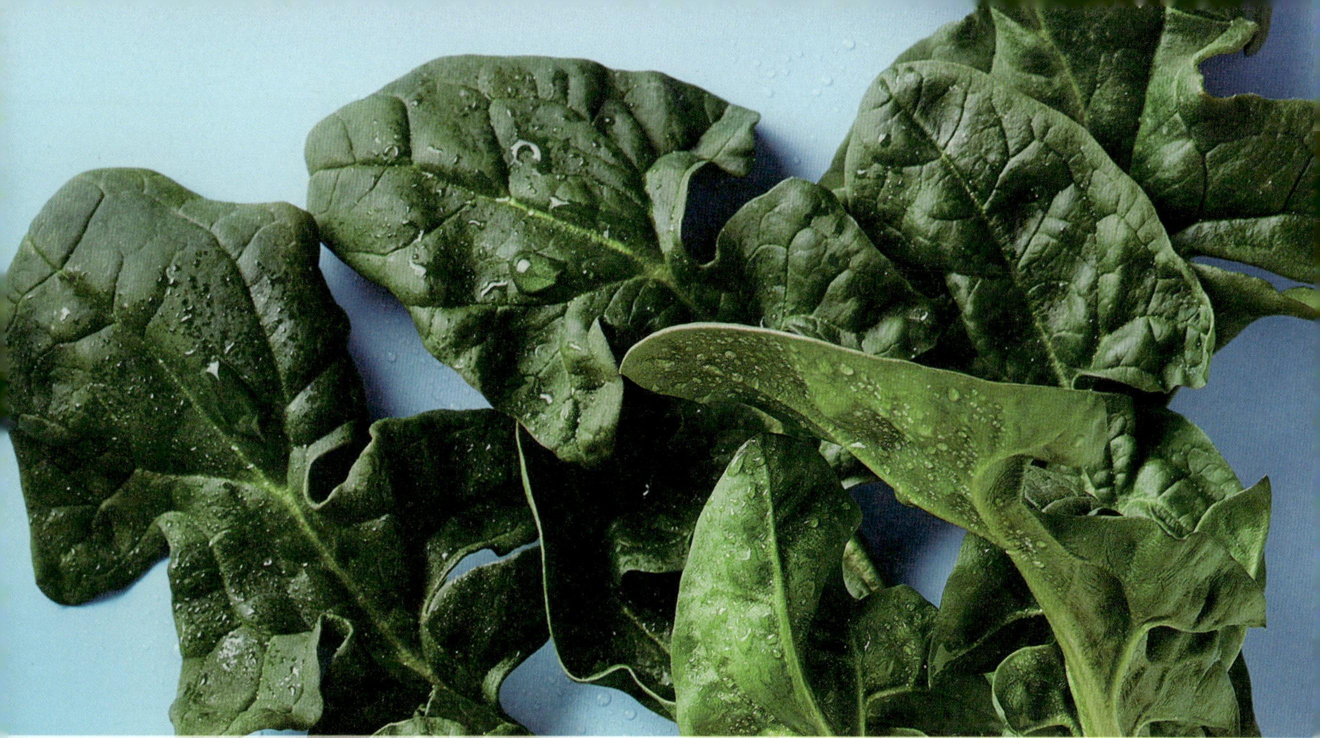

6주차

식단 세포 성장 식단

성장 고정 & 살 빠지는 체질 형성 구간

수타 얼굴과 목선은 또렷, 배는 납작!

얼굴 에지 만들기 & 쇄골 파기

기린 목 만들기 & 윗배 지방 태우기

윗배 넣기 & 똥배 지방 빼기

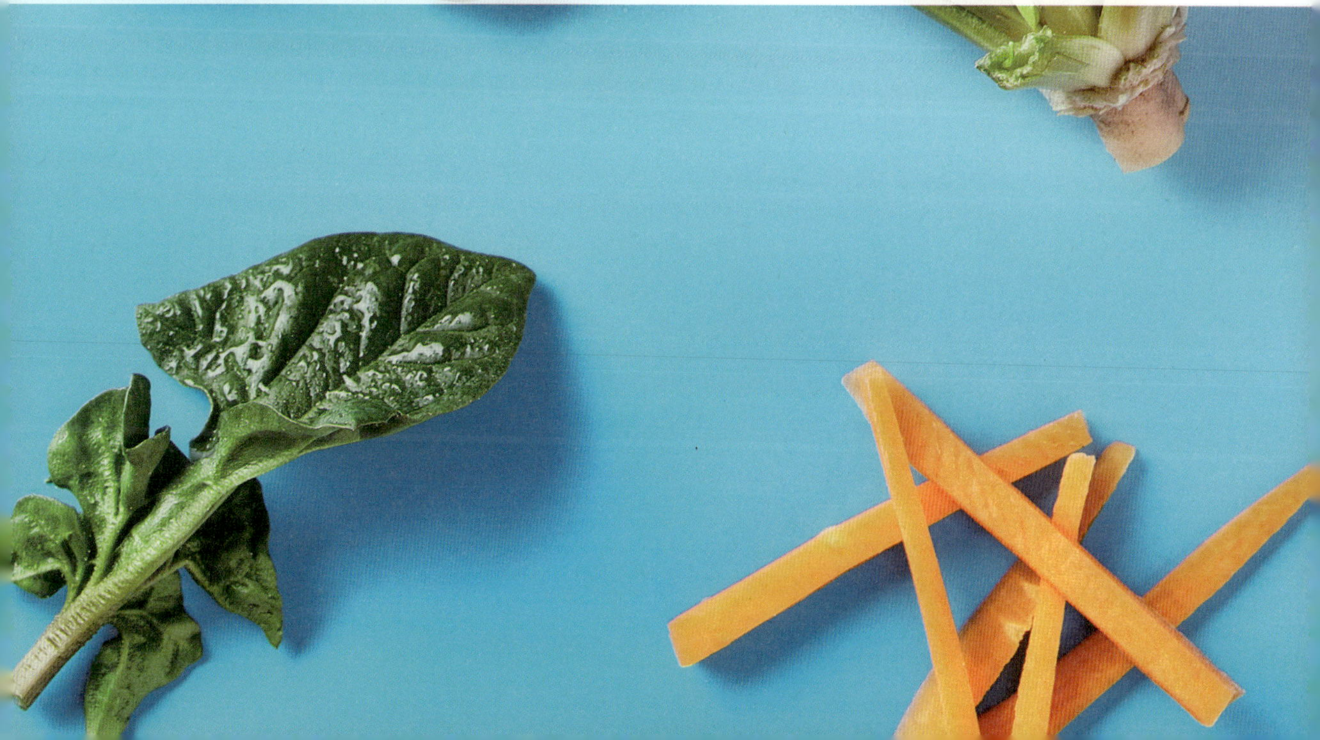

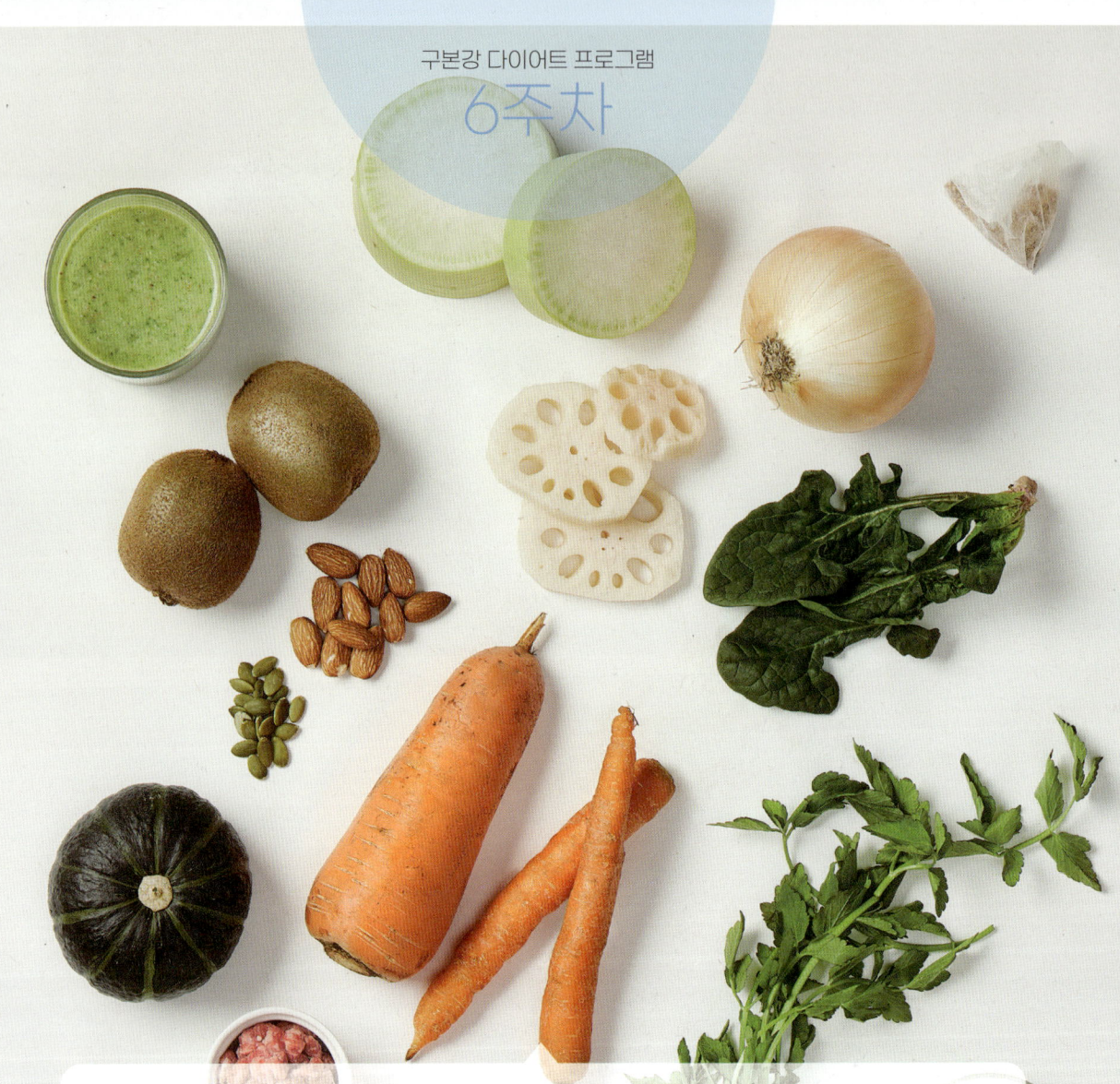

재료(100g)	칼로리	주요 영양소	재료(100g)	칼로리	주요 영양소
키위	61	비타민 C 92mg, 식이섬유	방울토마토	18	비타민 C, 라이코펜
당근	41	베타카로틴, 비타민 A	오이	15	수분 95%, 칼륨, 비타민 K
연근	74	식이섬유, 철분, 칼륨	오렌지	47	비타민 C 53mg
시금치	23	철분, 엽산, 마그네슘	단호박	57	베타카로틴, 식이섬유
아몬드 (10g, 8알)	58	단백질 2g, 불포화지방	양파	40	퀘르세틴, 황화합물
호박씨 (10g)	55	아연, 단백질 3g	무	18	비타민 C, 소화효소
돼지 안심살	143	단백질 22g, 지방 3.5g	연두부	55	단백질 5g, 이소플라본
미나리	21	수분 90%, 비타민 C	저지방 우유 (100ml)	42	단백질 3.4g, 칼슘

성장 고정 & 살 빠지는 체질 형성 구간

 신체 시스템을 안정적으로 고정하는 단계로, 몸 자체가 살이 잘 빠지는 구조로 바뀌도록 만드는 시기예요. 해독 주스와 균형 잡힌 식단으로 몸에 영양소를 공급해 단백질과 수분 패턴을 다시 변화시켜 대사 적응을 방지합니다. 6주차가 지나면 다이어트가 훨씬 편해지고, 예전보다 적게 먹어도 살이 잘 빠지는 느낌을 받게 됩니다.

6주차 전체 재료 체크리스트

☐ 골드키위 14개
☐ 당근 420g
☐ 연근 420g
☐ 시금치 840g
☐ 미나리 420g
☐ 발사믹드레싱 조금
☐ 아몬드 112개
☐ 호박씨 140개
☐ 돼지 안심살(분쇄육) 700g

☐ 방울토마토 70개
☐ 오이 700g
☐ 오렌지 700g
☐ 단호박 700g
☐ 양파무초절임 420g
☐ 연두부 1,400g
☐ 저지방 우유 2.1L
☐ 보리물 13L
　(디백 2 X 13 – 26개)

 재료별 시너지 효과

골드키위 & 시금치
비타민 C와 엽산, 항산화 성분이 함께 작용해 면역 기능과 피로 회복을 보완해줍니다. 다이어트 중 컨디션 저하와 산화 스트레스 완화에도 도움이 됩니다.

미나리 & 오이
수분과 식이섬유가 함께 작용해 체내 수분 균형과 배출을 도와줍니다. 일시적인 부기 완화와 장 활동 보조에 도움이 되는 조합이에요.

식단을 시작하기 전에 먼저 5주차에 얼마나 감량되었는지 체중을 확인해주세요.

6주차 월요일 아침 11시			5주차 월요일 아침 11시			감량
월	일	kg	월	일	kg	kg

6주차 식단표

구분	월요일	화요일	수요일	목요일	금요일	토요일	일요일
8시 아침	해독 주스 연두부 50g (드레싱 ×) (월요일은 아침 금식)						
12시 점심	돼지안심살완자찜 100g 시금치 30g + 미나리 30g (발사믹드레싱 조금) 방울토마토 5개 오이 50g 오렌지 50g 찐 단호박 50g 양파무초절임 30g 아몬드 5개 호박씨 5개						
3시 간식	연두부 100g 시금치 30g + 미나리 30g (발사믹드레싱 조금) 방울토마토 5개 오이 50g 오렌지 50g 찐 단호박 50g 양파무초절임 30g 아몬드 5개 호박씨 5개						
7시 저녁	해독 주스 연두부 50g (드레싱 ×)						
보리물	월~토요일 2L 일요일 1L						

· 미나리와 시금치는 뿌리 제거 후 충분히 세척해주세요.

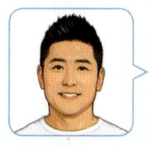

지방이 빠질 수밖에 없는 신체 체계를 굳히는 중간 지점으로, 돼지고기로 단백질군에 변화를 주어 몸이 새로운 영양에 반응하게 합니다. 보리물로 수분을 조절하고 충분한 점심과 간식을 섭취해서 몸이 스스로 체지방을 더 적극적으로 연소하게 합니다.

(※ 6주차 수분 핵심 '보리물' 만드는 법과 마시는 법은 43페이지를 참고하세요.)

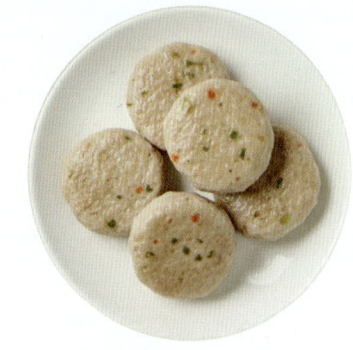

황금 비율 다이어트 레시피
돼지안심살완자찜

재료
돼지고기 분쇄육 80g(돼지등심·안심·앞다리살)
1. 부재료: 대파 5g 양파 6g 부추 3g 마늘 2g 쪽파 2g 생강 1g 후추 0.2g 맛술 0.8g
2. 눈에 보이는 지방과 힘줄은 제거한 후 조리하세요.
3. 무염·저나트륨 기준 레시피이므로 소금은 추가하지 않습니다.

조리 순서
1. 대파·양파·부추·쪽파는 곱게 다지고, 마늘·생강은 즙이 살짝 배어나도록 다집니다.
2. 분쇄육은 찬물에 빠르게 헹군 뒤 체에 밭쳐 물기를 빼고 키친타월로 물기를 제거합니다.
3. 볼에 돼지고기 분쇄육, 손질한 채소 및 양념을 넣습니다. 소금은 넣지 마세요.
4. 볼에 담은 재료들을 시계 방향으로(한 방향으로만) 3분 이상 힘 있게 치대 찰기를 만듭니다. 반죽 표면에 윤기가 돌고 손에 덜 달라붙으면 완성이에요.
5. 랩을 씌워 20분 냉장고에서 숙성시킵니다.
6. 숙성이 다 되면 1회 섭취량 100g을 떼어 둥글게 완자를 만들어 중간 불에서 찝니다.
   (100g 큰 완자: 12~14분, 50g 미니 완자: 9~10분)
7. 젓가락으로 완자 가운데를 찔렀을 때 맑은 육즙이 나오면 완성이에요.
8. 불을 끄고 30초 정도 뜸을 들인 뒤 꺼내 바로 먹거나 완전히 식혀 보관하세요.

보관 방법
1. 반죽 상태로 보관할 때는 얇게 펴 소분한 후 급냉하고, 먹을 때는 해동 없이 바로 쪄주세요.
2. 완자찜 상태로 보관할 때는 완전히 식힌 후 포장해서 급냉하고, 먹을 때는 찜기에 5분 찌거나 전자레인지에 1분 30초~2분 정도 돌려주세요.

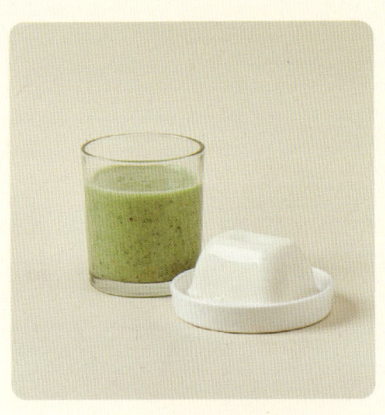

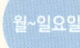 **월~일요일**

아침 8시

▶ 해독 주스 | 골드키위 1개 당근 30g 연근 30g 시금치 30g
아몬드 3개 호박씨 5개를 저지방 우유 150mL에 넣고 갈아서
마십니다.

▶ 연두부 50g은 별도로 섭취해 주세요. 이때 소스 등 드레싱은 절대
금지예요!

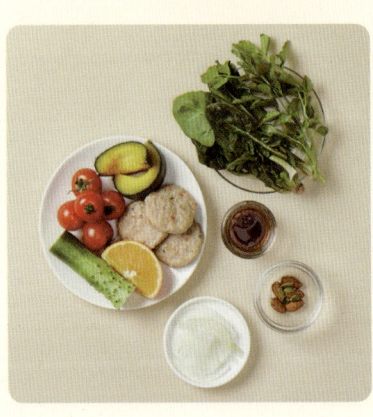

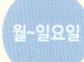 **월~일요일**

점심 12시

▶ 돼지안심살완자찜 100g 시금치 30g + 미나리 30g (발사믹드레싱 조금)
방울토마토 5개 오이 50g 오렌지 50g 찐 단호박 50g
양파무초절임 30g 아몬드 5개 호박씨 5개

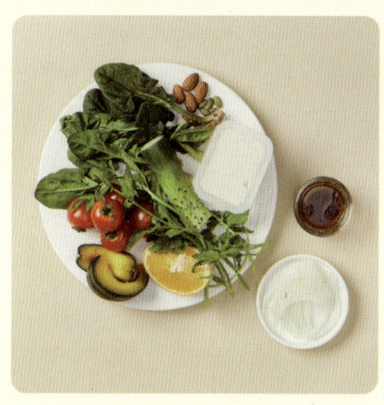

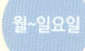 월~일요일

간식 3시

▶ 연두부 100g 시금치 30g + 미나리 30g (발사믹드레싱 조금)
  방울토마토 5개 오이 50g 오렌지 50g 찐 단호박 50g
  양파·무 초절임 30g 아몬드 5개 호박씨 5개

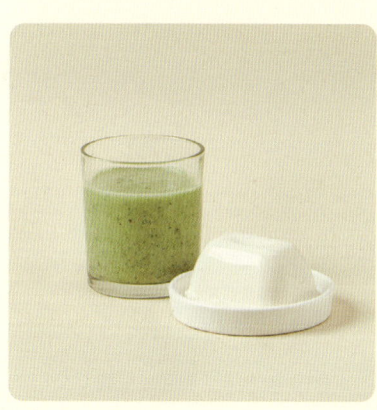

 월~일요일

저녁 7시

▶ 해독 주스 | 골드키위 1개 당근 30g 연근 30g 시금치 30g
  아본느 3개 호박씨 5개를 지지방 우유 150mL에 넣고 갈아서
  마십니다.

▶ 연두부 50g은 별도로 섭취해주세요. 이때 소스 등 드레싱은 절대
  금지예요!

6주차 식단을 잘 지켰는지 체크해주세요.

월요일	화요일	수요일	목요일	금요일	토요일	일요일

얼굴과 목선은 또렷하게, 배는 납작하게!
얼굴 윤곽과 목선을 살리고 복부 지방 집중 정돈

주요 수타 부위 ❶번 ❷번 ❹번 ❺번   6주차 효과 선명한 얼굴선, 드러난 쇄골, 쏙 들어간 배

얼굴 에지 만들기 & 쇄골 파기 – ❶번 ❸번

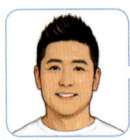 ❶번과 ❸번 수타 자리를 동시에 자극하면 심장과 폐의 기운이 활성화되어 얼굴과 가슴의 혈액과 림프 순환이 촉진됩니다. 얼굴 부종이 줄고 혈색이 맑아지며, 얼굴 윤곽도 살아납니다. 또한 쇄골 주변 부종과 체지방이 감소해 선명한 쇄골 라인과 날씬한 상체 라인이 완성됩니다.

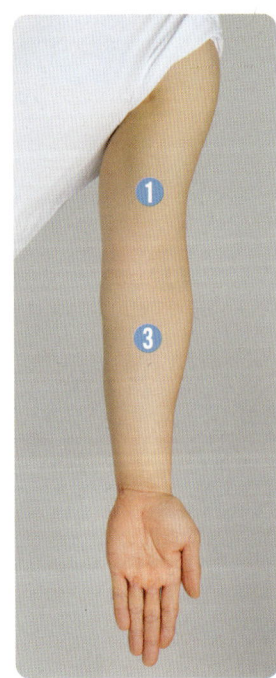

❶번 수타 자리 위치

겨드랑이와 팔꿈치 접히는 가운데

❸번 수타 자리 위치

팔꿈치와 아랫팔 중앙선 가운데

❶번, ❸번수타 자리 주요 효과

- 얼굴 부종 감소
- 기혈 순환 촉진
- 림프 순환 활성
- V라인 턱선
- 얼굴 윤곽 선명
- 쇄골 부종 감소
- 쇄골 라인 선명
- 상체 슬림
- 체지방 감소

118

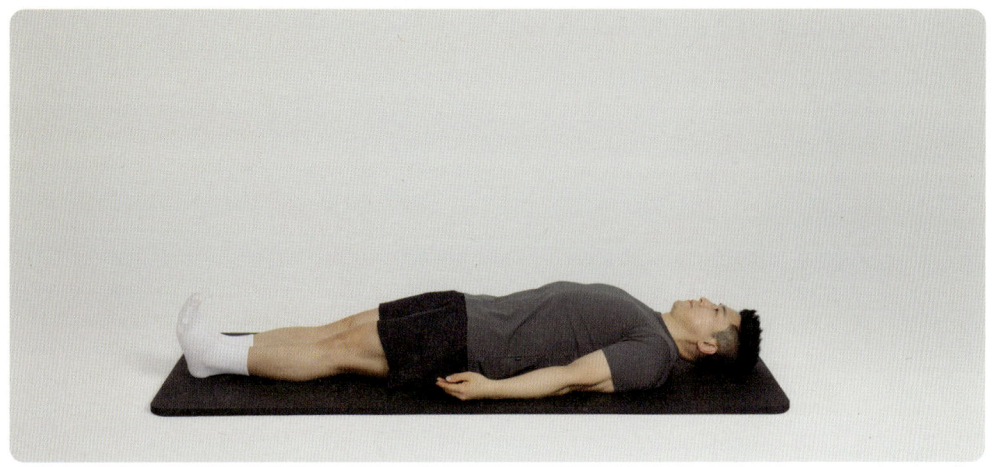

1 **기본 자세: 누워서**

자리에 반듯하게 누워서 양쪽 발을 모으고 다리를 곧게 편 다음 팔은 자연스럽게 내려주세요. 발끝을 배꼽 쪽으로 당기고 턱은 가슴 쪽으로 내려 척추를 수직으로 정렬해주세요. 척추가 수직으로 정렬되는 것만으로도 몸의 대사가 활성화됩니다.

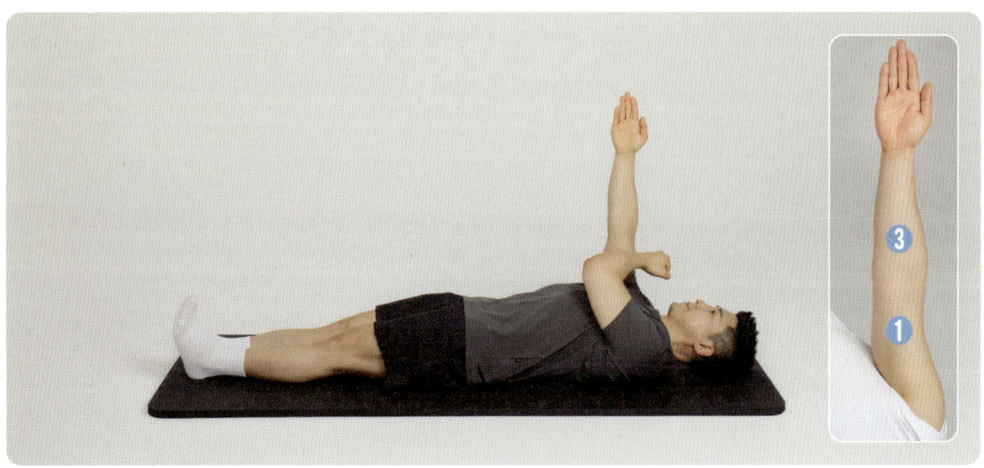

2 **오른팔 정면 수타**

먼저 팔 안쪽 면이 보이도록 오른팔을 곧게 세워주세요. 왼손을 주먹 쥐어 오른팔 ❶번 수타 자리를 약간 통증이 느껴질 정도로 부드럽게 10회 두드립니다. 같은 방법으로 ❸번 수타 자리를 10회 두드립니다.

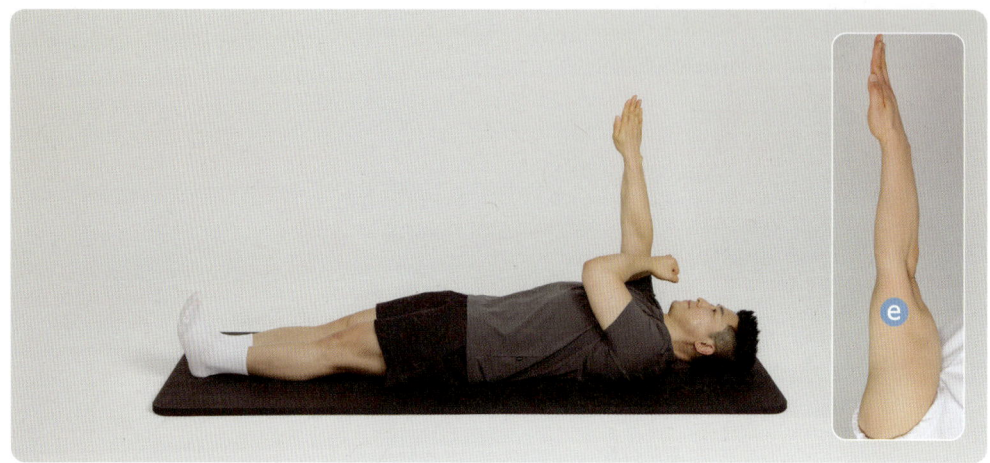

(3) **오른팔 옆면 수타**

오른팔 옆면이 보이도록 돌린 뒤 왼손을 주먹 쥐어 오른팔 ⓔ 수타 자리를 10회 두드립니다. ⓔ 수타 자리는 앞서 자극한 ❶번과 ❸번 수타 자리 효과가 증폭되도록 입력하는 기능을 합니다.

(4) 왼팔도 같은 방법으로 먼저 정면 ❶번, ❸번 수타 자리를 각각 10회씩, 다음에 옆면 ⓔ 수타 자리를 10회 두드립니다.

Tip

얼굴에는 림프관이 촘촘하게 펴져 있어요. 림프 순환이 정체되면 턱밑과 광대 주변에 체액이 고여 얼굴이 커 보이고 이목구비가 흐트러집니다. 림프 순환이 잘 되면 고여 있던 수분이 배출되면서 숨겨졌던 V라인 턱선이 살아납니다.

기린 목 만들기 & 윗배 지방 태우기 – ❷번 ❹번

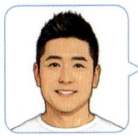

❷번과 ❹번 수타 자리를 동시에 자극하면 신장과 간·위장의 기능이 활성화되어 온몸의 수분 대사와 해독, 에너지 흐름이 개선됩니다. 얼굴 부종이 줄고 림프 순환과 해독이 활발해져 목선이 선명해지고 얼굴 윤곽도 살아납니다. 쇄골 주변 부종과 체지방이 감소해 선명한 쇄골 라인과 날씬한 상체 라인을 만드는 데도 도움이 돼요.

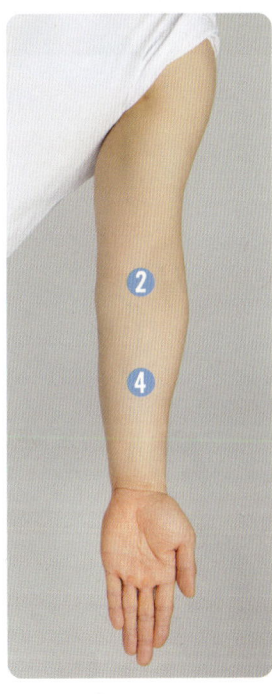

❷번 수타 자리 위치

팔꿈치 접히는 선

❹번 수타 자리 위치

팔꿈치와 손목의 정중앙

❷번, ❹번 수타 자리 주요 효과

- 얼굴 부종 감소
- 림프 순환 촉진
- 해독 기능 활성
- V라인 턱선
- 얼굴 윤곽 선명
- 수분 대사 개선
- 쇄골 부종 감소
- 체지방 감소
- 쇄골 라인 선명
- 상체 라인 정돈

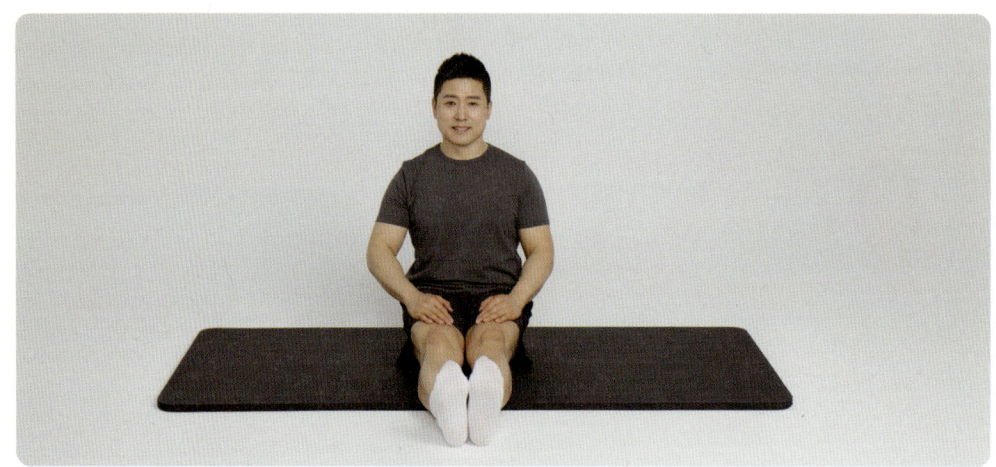

(1) **기본 자세: 앉아서**

자리에 반듯하게 앉아서 벽에 꼬리뼈와 척추, 머리를 최대한 붙인 다음 양쪽 발을 모아 곧게 펴고 발끝을
배꼽 쪽으로 당겨주세요. 팔은 자연스럽게 내리고, 턱은 가슴 쪽으로 내려 척추를 수직으로 정렬해주세요.

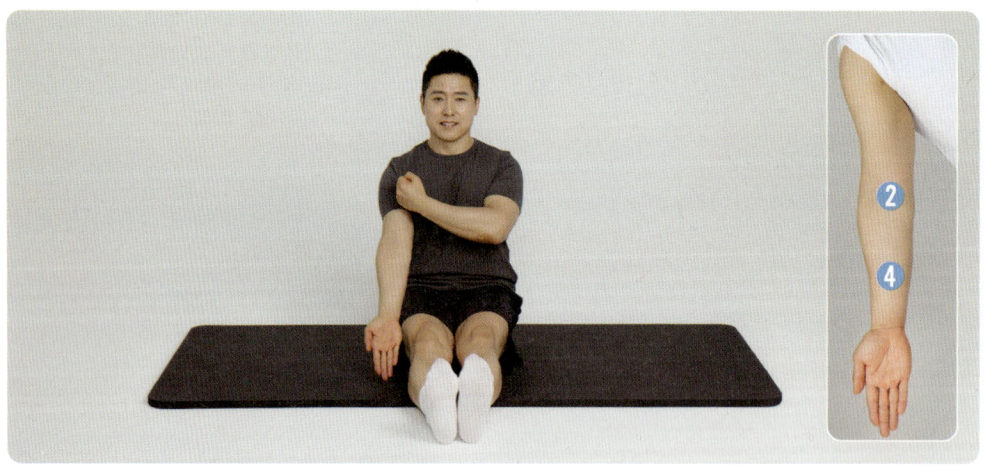

(2) **오른팔 정면 수타**

먼저 팔 안쪽 면이 보이도록 오른팔을 곧게 내려주세요. 왼손을 주먹 쥐어 오른팔 ❷번 수타 자리를 약간
통증이 느껴질 정도로 부드럽게 10회 두드립니다. 같은 방법으로 ❹번 수타 자리를 10회 두드립니다.

122

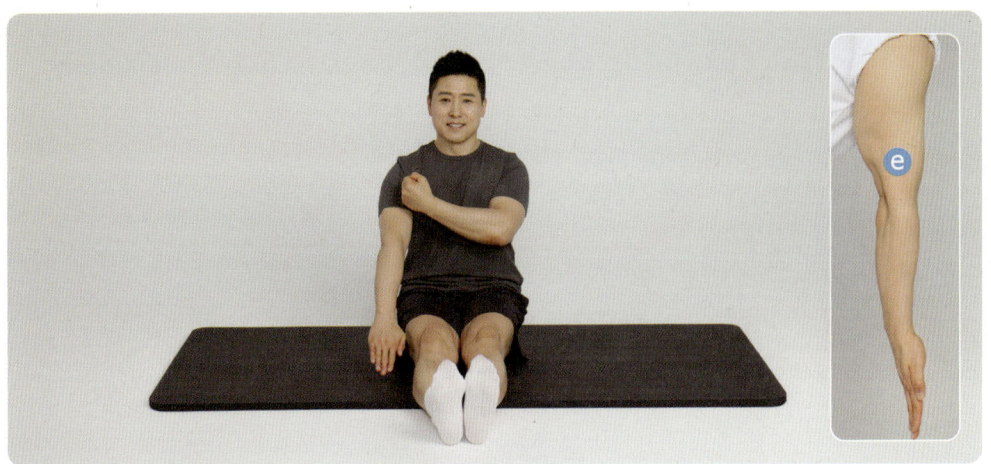

③ 오른팔 옆면 수타

오른팔 옆면이 보이도록 돌린 뒤 왼손을 주먹 쥐어 오른팔 **ⓔ** 수타 자리를 10회 두드립니다. **ⓔ** 수타 자리는 앞서 자극한 **②**번과 **④**번 수타 자리 효과가 증폭되도록 입력하는 기능을 합니다.

④ 왼팔도 같은 방법으로 먼저 정면 **②**번, **④**번 수타 자리를 각각 10회씩, 다음에 옆면 **ⓔ** 수타 자리를 10회 두드립니다.

Tip

목은 얼굴의 노폐물이 내려가는 핵심 통로입니다. 이 부위의 림프절이 막히면 독소가 배출되지 못해 목이 굵어보이고 턱 아래 살이 늘어져 이중턱이 생길 수 있어요. 림프 자극을 통해 통로를 열어 주면 목 주변의 부기가 빠지면서 목이 더 길고 가늘어집니다.

윗배와 하복부에 지방과 부종이 쌓이면 복부 팽만과 체중 증가로 다이어트 효율이 낮아집니다. ④번과 ⑤번 수타 자리를 자극하면 소화와 해독, 장운동이 활발해져 윗배 내장지방과 부종이 줄고, 똥배의 숙변과 불필요한 지방이 배출되어 날씬한 허리와 평평한 하복부 라인이 만들어집니다.

④번 수타 자리 위치

팔꿈치와 손목의 정중앙

⑤번 수타 자리 위치

손목의 선 바로 위

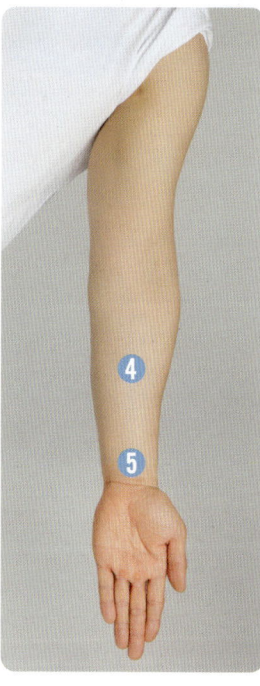

④번, ⑤번 수타 자리 주요 효과

- 윗배 부종 감소
- 내장지방 완화
- 복부 팽만 완화
- 허리 라인 슬림
- 소화 기능 활성
- 해독 기능 강화
- 똥배 지방 제거
- 숙변 배출
- 하복부 평탄
- 수분 대사 촉진
- 대장 운동 활성
- 전신 다이어트 보조

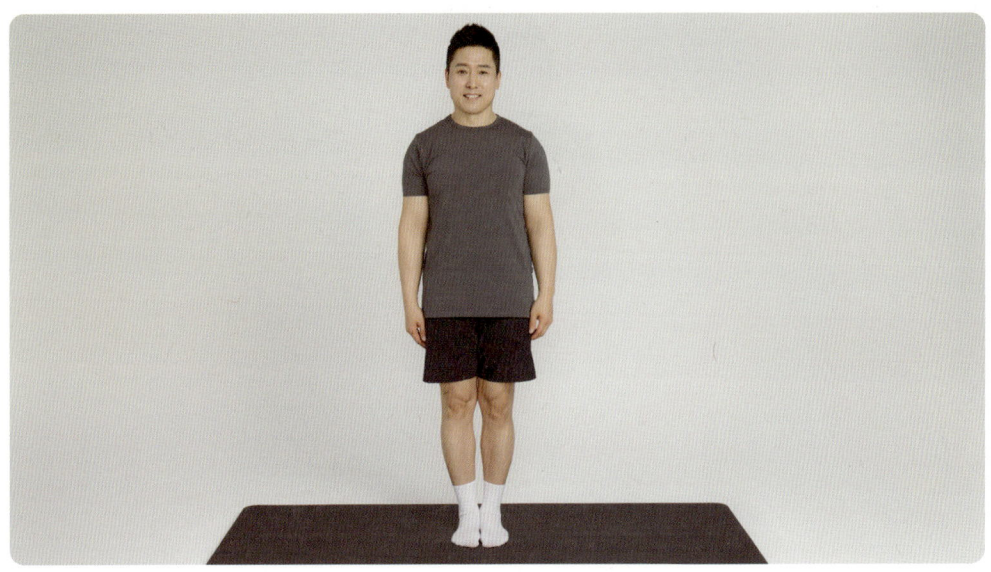

① **기본 자세: 서서**

자리에 반듯하게 서서 벽에 발뒤꿈치와 꼬리뼈, 척추, 머리를 최대한 붙인 다음 양쪽 발을 모으고 다리를 곧게 펴주세요. 팔은 자연스럽게 내리고, 턱은 가슴 쪽으로 내려 척추를 수직으로 정렬해주세요.

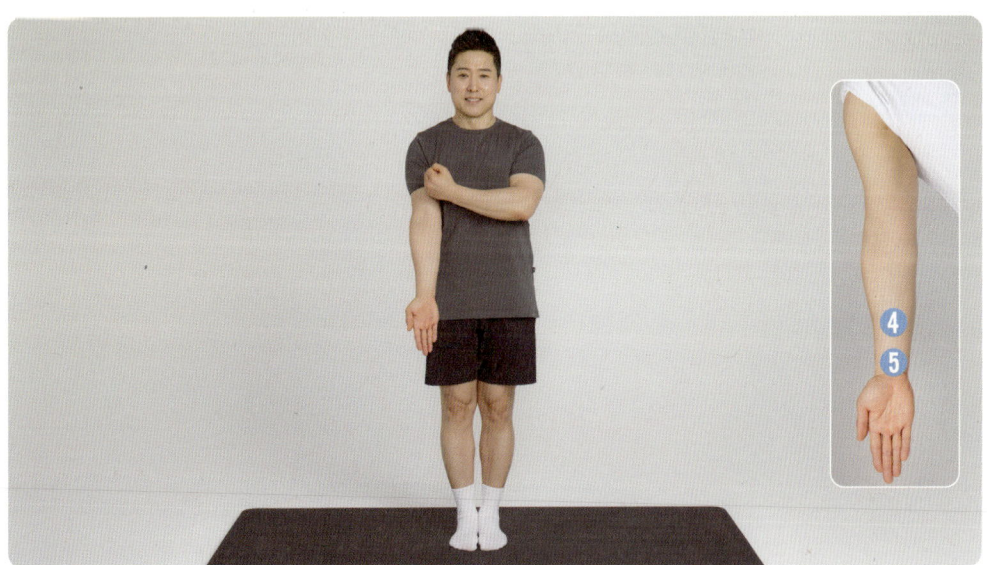

② **오른팔 정면 수타**

먼저 팔 안쪽 면이 보이도록 오른팔을 곧게 내려주세요. 왼손을 주먹 쥐어 오른팔 ❹번 수타 자리를 약간 통증이 느껴질 정도로 부드럽게 10회 두드립니다. 같은 방법으로 ❺번 수타 자리를 10회 두드립니다.

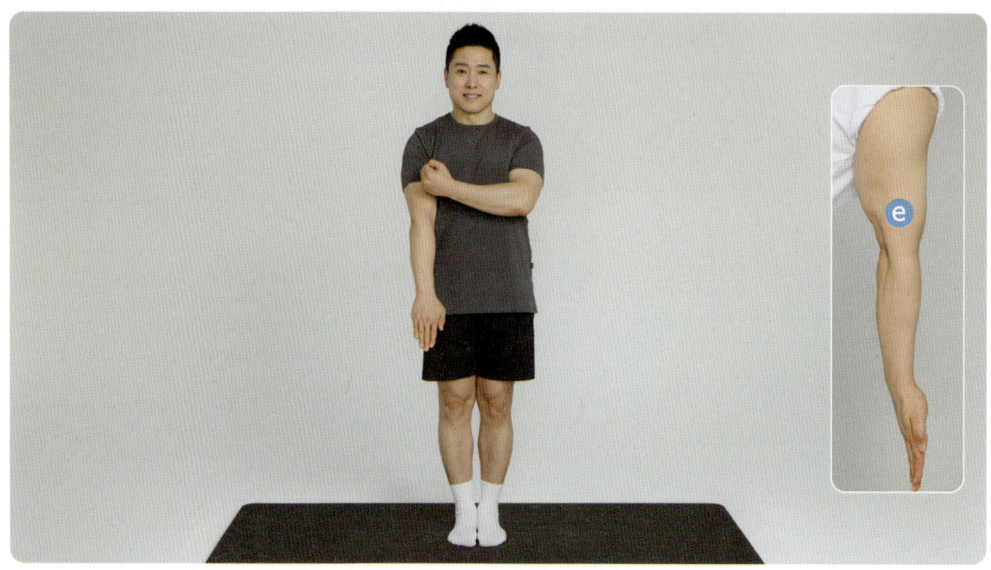

③ **오른팔 옆면 수타**

오른팔 옆면이 보이도록 돌린 뒤 왼손을 주먹 쥐어 오른팔 ⓔ 수타 자리를 10회 두드립니다. ⓔ 수타 자리는 앞서 자극한 ❹번과 ❺번 수타 자리 효과가 증폭되도록 입력하는 기능을 합니다.

④ 왼팔도 같은 방법으로 먼저 정면 ❹번, ❺번 수타 자리를 각각 10회씩, 다음에 옆면 ⓔ 수타 자리를 10회 두드립니다.

Tip

간, 췌장, 장 등 주요 장기 사이사이에 끼어 있는 내장지방은 혈액 속으로 독소와 염증 물질을 내뿜어 당뇨와 심혈관 질환을 일으킵니다. 몸의 건강과 대사 회복을 위해서라도 내장지방을 빼는 것이 중요하다는 것을 기억해주세요.

해독 주스의 효과

1 종류를 바꿔 마셔 신체를 반응하게 합니다.

해독 주스의 종류를 바꿔서 마시는 이유는 식재료 구성과 수량을 바꿔 마시는 이치
와 같습니다. 바로 인체의 '내성'을 깨뜨리는 전략의 하나입니다. 해독 주스 종류를
계속 바꿔 주면 인체는 매번 새로운 자극으로 받아들여 지방 연소와 독소 배출 모드
를 유지하여 정체기 없이 살이 빠지게 합니다.

2 식재료 고유의 영양소 흡수율을 극대화합니다.

오행의 성질과 영양소를 갖춘 건강한 식재료로 몸 전체의 장기 기능을 활성화합니
다. 또한 재료를 갈면 식물의 세포벽이 파괴되어 그 속에 담긴 비타민, 미네랄, 식이
섬유가 몸에 더 잘 흡수됩니다. 농축된 영양소들이 빠르게 흡수시켜 대사가 떨어지
는 것을 방지해줍니다.

3 아침과 저녁에 마시는 이유와 효과가 달라요.

아침에 어느 정도 고형물이 있는 셰이크 형태의 해독 주스를 '씹어(저작 활동)' 먹으
면 뇌와 위에 이제 음식이 들어간다는 신호를 줘 잠들어 있던 몸을 깨우고, 하루를 이
끌어갈 에너지를 공급합니다. 밤에는 주스 형태의 가벼운 식사가 위장의 소화 부담
을 최소화해 줍니다. 위가 빨리 비워져 속이 편안하고, 소화에 쓸 에너지를 잠자는 동
안 세포 재생과 노폐물 청소에 온전히 사용합니다. 자고 일어났을 때 몸이 가볍고 개
운하게 해줘요.

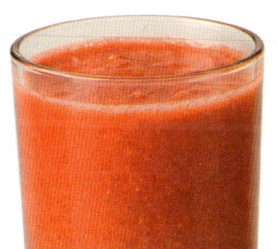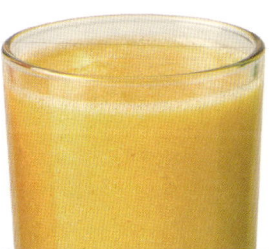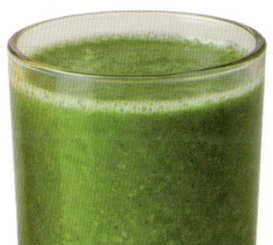

구본강 다이어트
12주 프로그램

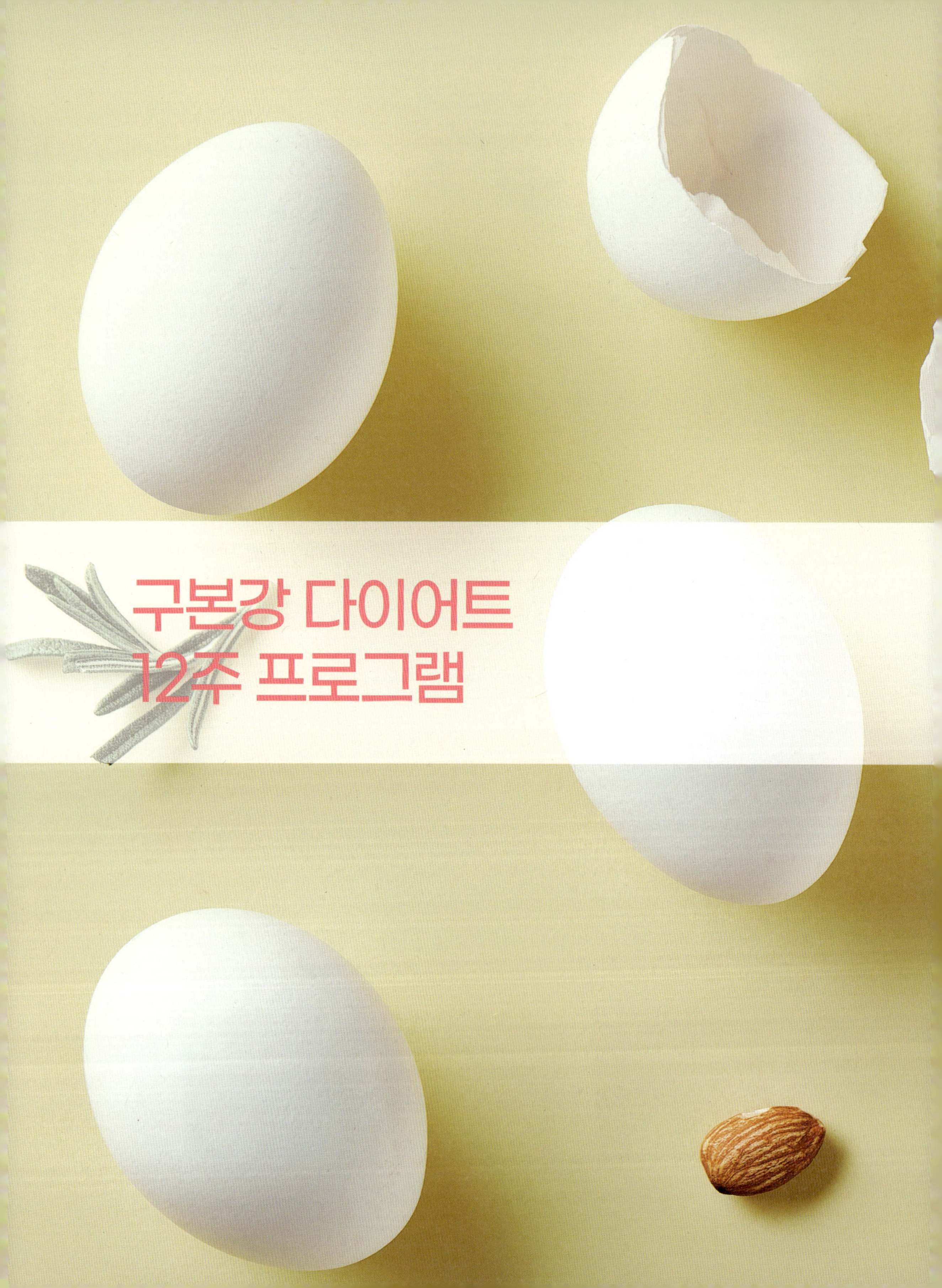

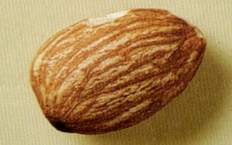

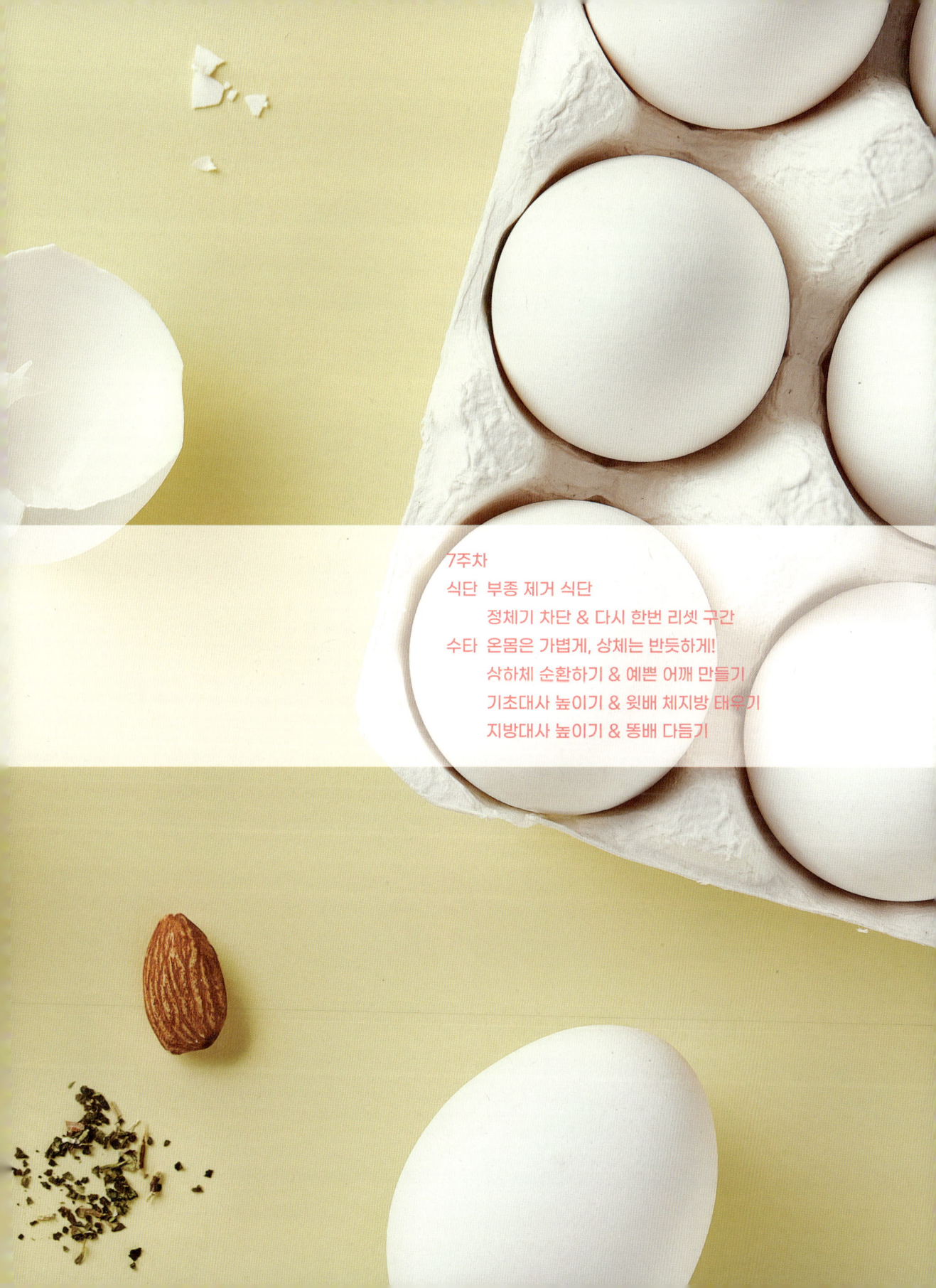

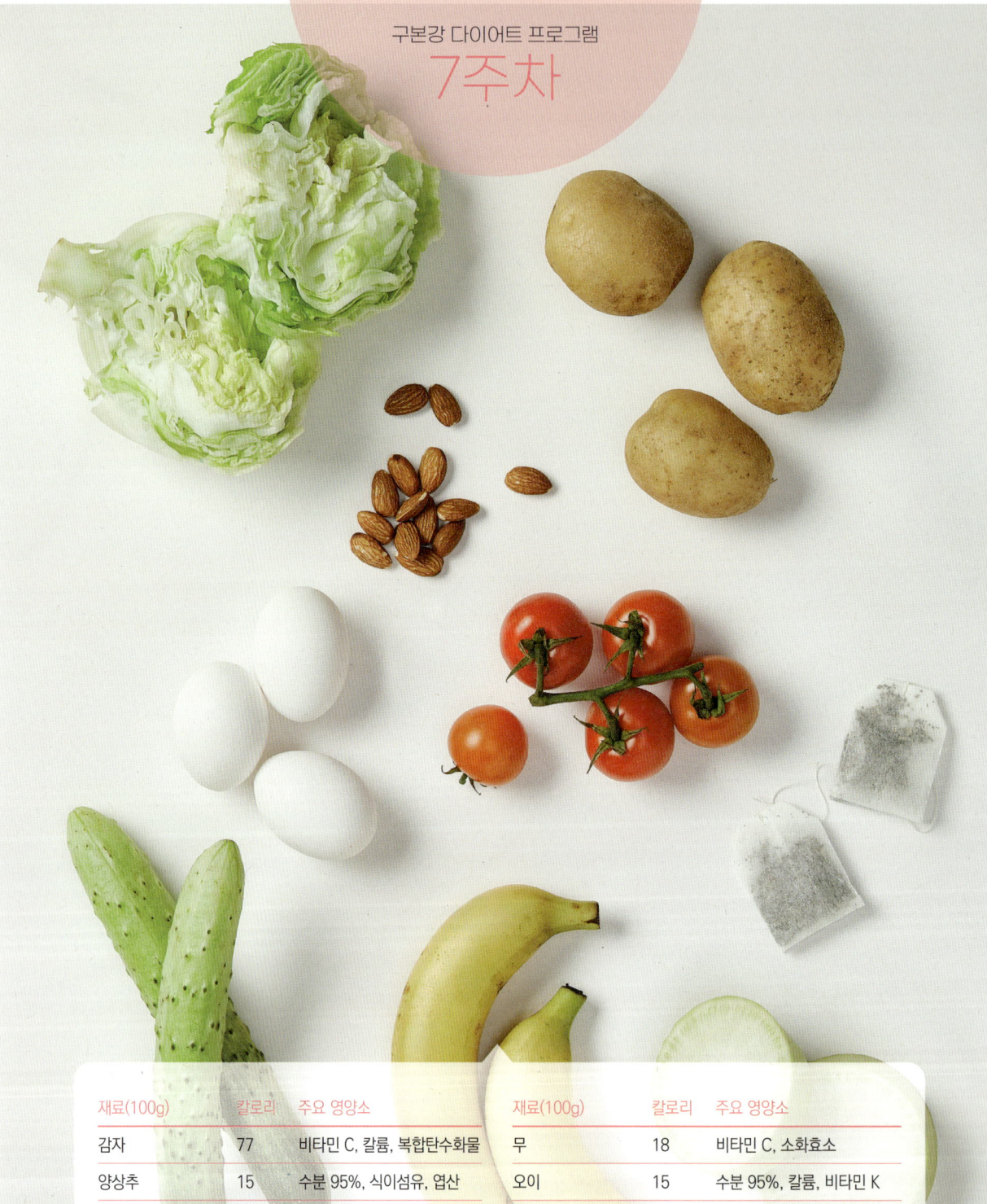

재료(100g)	칼로리	주요 영양소	재료(100g)	칼로리	주요 영양소
감자	77	비타민 C, 칼륨, 복합탄수화물	무	18	비타민 C, 소화효소
양상추	15	수분 95%, 식이섬유, 엽산	오이	15	수분 95%, 칼륨, 비타민 K
방울토마토	18	비타민 C, 라이코펜	달걀흰자	52	단백질 11g, 지방 0.2g
아몬드 (10g, 8알)	58	단백질 2g, 불포화지방	바나나	89	탄수화물 23g, 칼륨

정체기 차단 & 다시 한번 리셋 구간

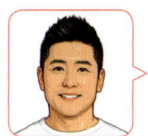

몸이 다시 식단에 익숙해질 수 있는 시점이기 때문에 다시 한번 속을 비우고 체중 감량에 박차를 가해야 하는 단계입니다. 중간에 잠깐 샛길로 빠져서 식단이 흐트러졌던 사람도 다시 리듬을 잡을 수 있도록 설계된 구간이에요. 감량이 멈춘 것 같아도 7주차를 잘 지키면 다시 속도가 살아납니다. 포기하지 말고 흐름을 계속 유지해주세요.

7주차 전체 재료 체크리스트

☐ 감자 1,680g
☐ 양상추 1,050g
☐ 방울토마토 155개
☐ 아몬드 75개
☐ 무초절임 540g

☐ 오이 330g
☐ 달걀흰자 53개
☐ 바나나 7개
☐ 녹차물 13L
　(13L X 녹차 티백 2 = 26 티백)

재료별 시너지 효과

방울토마토 & 양상추
비타민 C와 수분, 항산화 성분이 함께 작용해 식사 후 산화 스트레스 완화와 컨디션 유지에 도움을 줍니다.

찐 감자 & 삶은 달걀흰자
탄수화물과 고품질 단백질이 함께 공급되어 에너지 보충과 근육 손실 예방에 도움이 됩니다. 포만감과 대사 유지에 유리한 조합이에요.

식단을 시작하기 전에 먼저 6주차에 얼마나 감량되었는지 체중을 확인해주세요.

7주차 월요일 아침 11시	6주차 월요일 아침 11시	감량
월　　일　　kg	kg	kg

7주차 식단표

구분	월요일	화요일	수요일	목요일	금요일	토요일	일요일
8시 아침	찐 감자 150g 양상추 50g 아몬드 5개 방울토마토 5개 무초절임 30g (월요일 아침 금식)		찐 감자 80g 삶은 달걀흰자 2개 양상추 50g 아몬드 5개 방울토마토 5개 무초절임 30g		찐 감자 50g 삶은 달걀흰자 3개 양상추 50g 오이 30g 방울토마토 5개 무초절임 30g		삶은 달걀흰자 3개 양상추 50g 오이 50g 방울토마토 5개 아몬드 5개
12시 점심	찐 감자 150g 양상추 50g 아몬드 5개 방울토마토 5개 무초절임 30g		찐 감자 80g 삶은 달걀흰자 2개 양상추 50g 아몬드 5개 방울토마토 5개 무초절임 30g		찐 감자 50g 삶은 달걀흰자 3개 양상추 50g 오이 30g 방울토마토 5개 무초절임 30g		삶은 달걀흰자 3개 양상추 50g 오이 50g 방울토마토 5개 아몬드 5개
3시 간식	바나나 1개 삶은 달걀흰자 2개 방울토마토 5개						
7시 저녁	찐 감자 150g 양상추 50g 아몬드 5개 방울토마토 5개 무초절임 30g		찐 감자 80g 삶은 달걀흰자 2개 양상추 50g 아몬드 5개 방울토마토 5개 무초절임 30g		찐 감자 50g 삶은 달걀흰자 3개 양상추 50g 오이 30g 방울토마토 5개 무초절임 30g		삶은 달걀흰자 3개 양상추 50g 오이 50g 방울토마토 5개 아몬드 5개
녹차물	2L		3L		1L		1L

• 달걀흰자는 과다 섭취 시 소화에 불편을 느낄 수 있으니 정해진 분량만 섭취해주세요.

주요 탄수화물 재료로 감자를 활용하고, 녹차물로 대사를 자극해 혹시 모를 정체기를 극복하고 감량 궤도에서 벗어나지 않게 해 주는 식단입니다. 요일별 식단과 수분 섭취량 구성이 다릅니다. 꼭 정해진 대로 먹어야 한다는 걸 다시 한번 기억해주세요.

(※ 7주차 수분 핵심 '녹차물' 만드는 법과 마시는 법은 79페이지를 참고하세요.)

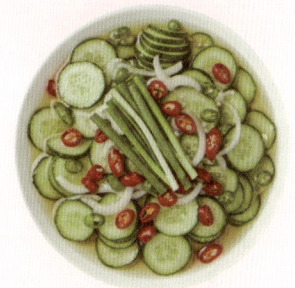

황금 비율 다이어트 레시피
오이초절임

재료
1. 오이 600g 양파 250g 쪽파 100g 청양고추 50g
   (오이 대신 무나 양파를 같은 분량으로 초절임을 해도 괜찮습니다)
2. 소스 재료(총 1L 기준): 생수 1000g 식초 120g 설탕 170g 소금 20g
   피클링 스파이스 10g 통후추 10g 청양고추 10g

조리 순서
1. 오이는 0.5cm 두께로 어슷하게 썰고, 양파는 굵게 채 썰어주세요.
2. 청양고추는 송송 썰거나 슬라이스하고, 쪽파는 10cm 길이로 썰어주세요.
3. 물기를 제거한 오이와 양파를 용기에 차곡차곡 층층이 담습니다. 오이는 넓게, 양파는 사이사이에 끼워 넣으면 간이 잘 배어듭니다.
4. 청양고추를 중간·위쪽에 골고루 올려 매운 향을 스며들게 합니다.
5. 쪽파는 맨 위에 덮듯이 펼쳐 올려 색감과 향을 살립니다.
6. 준비한 소스를 부어 재료가 잠기도록 합니다. 이때 용기의 80%까지만 채워서 숙성 중 가스가 발생해 넘치는 것을 방지해주세요.
7. 실온에 1시간 정도 두어 숙성시킨 후 냉장(김치냉장고 권장)에 넣어 최소 24시간 이상 숙성시킵니다.

보관 & 활용 방법
1. 냉장 보관 시 7~10일 이내 먹을 것을 권장합니다. 시간이 지날수록 오이는 부드러워지고 맛은 깊어집니다
   • 1~3일차: 신선하고 아삭하게 먹을 수 있어요.
   • 5~7일차: 깊고 부드러운 맛을 느낄 수 있어요.
2. 남은 소스는 샐러드드레싱이나 다른 채소절임에 재활용할 수 있어요.

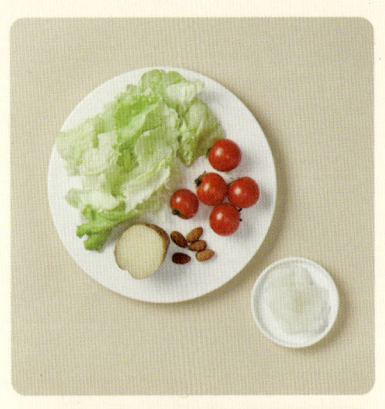

아침 8시 점심 12시 저녁 7시
▶ 찐 감자 150g 양상추 50g 방울토마토 5개 아몬드 5개 무초절임 30g

간식 3시
▶ 바나나 1개 삶은 달걀흰자 2개 방울토마토 5개

녹차물 2L

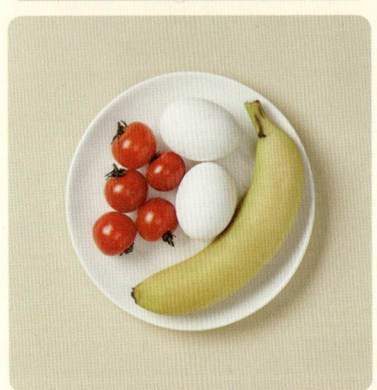

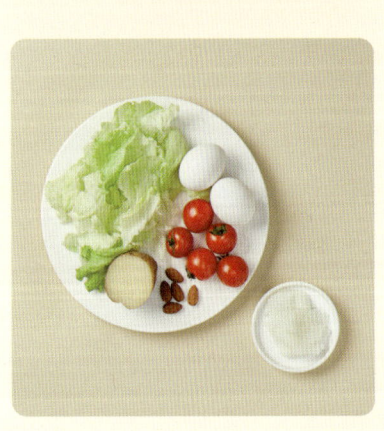

아침 8시 점심 12시 저녁 7시
▶ 찐 감자 80g 양상추 50g 방울토마토 5개 아몬드 5개 무초절임 30g
  삶은 달걀흰자 2개

간식 3시
▶ 바나나 1개 삶은 달걀흰자 2개 방울토마토 5개

녹차물 3L

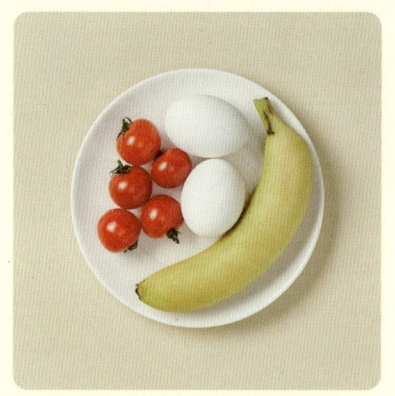

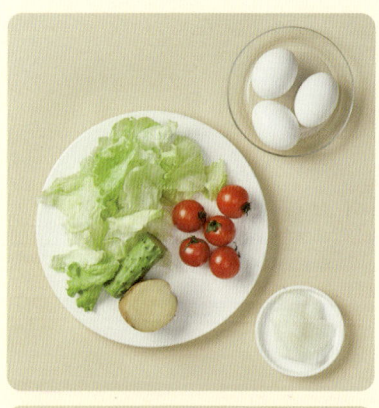

금~토요일

아침 8시 점심 12시 저녁 7시
▶ 찐 감자 50g 양상추 50g 방울토마토 5개 무초절임 30g
　 삶은 달걀흰자 3개 오이 30g

간식 3시
▶ 바나나 1개 삶은 달걀흰자 2개 방울토마토 5개

녹차물 1L

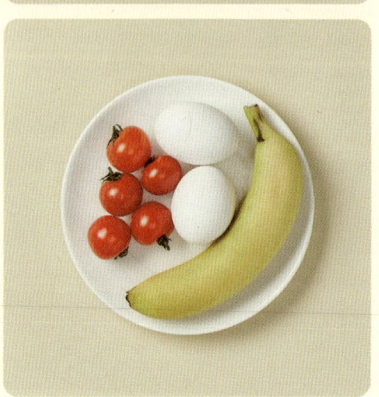

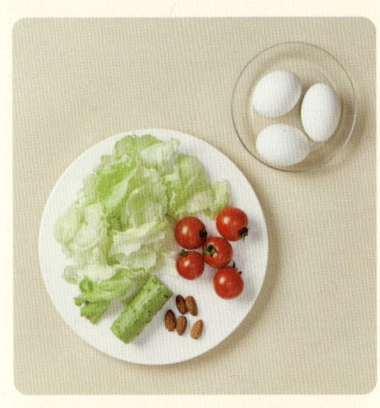

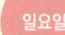
아침 8시 점심 12시 저녁 7시
▶ 양상추 50g, 방울토마토 5개, 아몬드 5개, 오이 50g, 삶은 달걀흰자 3개

간식 3시
▶ 바나나 1개 삶은 달걀흰자 2개 방울토마토 5개

녹차물 1L

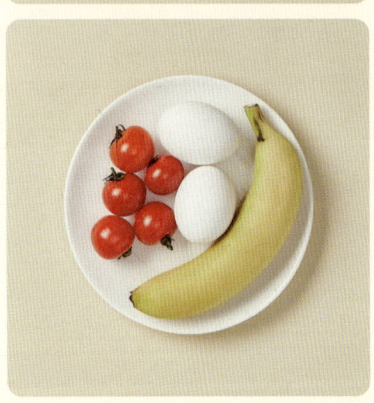

7주차 식단을 잘 지켰는지 체크해주세요.

월요일	화요일	수요일	목요일	금요일	토요일	일요일

영양학과 오행에 따른 재료 선별

식단의 기본 식품군은 탄수화물, 단백질, 섬유질입니다. 무기질과 비타민도 보충되어 적게 먹지만 충분한 영양소를 섭취할 수 있게 구성되어 있으므로 건강 걱정은 전혀 하지 않아도 됩니다. 식단을 구성대로 잘 따라 하면 고도의 탄수화물, 단백질 수량 조절로 신체 밸런스를 맞춰 지방을 태우고 근육을 유지하면서 정체기 없는 다이어트를 완성할 수 있습니다. 또한 오행의 기운이 담긴 식재료들이 우리 몸을 건강한 체질로 이끌어갑니다.

1 탄수화물 우리 몸의 주요 에너지원인 탄수화물은 뇌와 근육이 활동하는 데 필요한 가장 빠르고 효율적인 연료입니다. 에너지 공급, 근육 손실 방지, 두뇌 활동 지원 등의 기능을 합니다. 대표적인 식재료로 고구마, 바나나 등이 있어요.

2 단백질 근육, 피부, 머리카락, 손톱뿐만 아니라 우리 몸의 대사를 조절하는 효소와 호르몬의 주성분입니다. 신체 조직의 구성 및 복구, 면역 항체 생성, 효소·호르몬 합성 등의 기능을 합니다. 대표적인 식재료로 닭가슴살, 달걀, 콩, 등이 있어요.

3 섬유질 체내에 흡수되지 않고 소화기관을 통과하며 노폐물을 흡착해 몸 밖으로 배출해줍니다. 장 운동 촉진, 콜레스테롤 흡수 억제, 포만감 유지 등의 기능을 합니다. 대표적인 식재료로 양배추, 사과, 브로콜리 등이 있어요.

4 비타민 생체 기능을 조절하는 비타민은 체내에서 거의 합성되지 않아 반드시 음식으로 섭취해야 합니다. 아주 적은 양으로도 에너지 대사, 면역 반응, 세포 재생 등 화학 반응을 돕습니다. 대표적이 식재료로 파프리카, 당근, 견과류 등이 있어요.

5 무기질 무기질은 뼈와 치아 같은 신체 조직을 구성할 뿐만 아니라 피를 맑게 하고 근육의 수축과 이완을 담당하는 전기적 신호를 보냅니다. 뼈와 치아 형성, 혈액 생성, 체액의 수분 균형 조절 등의 기능을 합니다. 대표적인 식재료로 우유, 시금치 등이 있어요.

6 불포화지방산 우리 몸에 꼭 필요하지만 스스로 만들어내지 못 해 꼭 식품으로 섭취해야 한답니다. 피를 맑게 해 혈액 순환을 원활하게 하고, 혈관을 청소하는 좋은 콜레스테롤을 높여줍니다. 대표적인 식품으로 아몬드, 호두 등 견과류 등이 있어요.

온몸은 가볍게, 상체는 반듯하게!
신체 순환을 깨워 군살 잡고 라인 완성

주요 수타 부위 **1**번 **2**번 **3**번 **4**번 **5**번　7주차 효과 예쁜 어깨선, 높아진 기초대사, 슬림한 복부

상하체 순환하기 & 예쁜 어깨 만들기 - 1번 3번

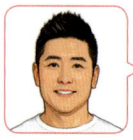

심장과 폐의 기능이 약해지면 상체와 하체의 혈액 및 림프 순환이 막혀 부종과 피로가 쌓여 살이 안 빠집니다. **1**번과 **3**번 수타 자리를 동시에 자극하면 온몸의 기혈과 림프 순환이 활발해져 어깨 주변 부종과 체지방이 줄고 선명한 어깨 라인과 늘씬한 상체를 만들 수 있어요.

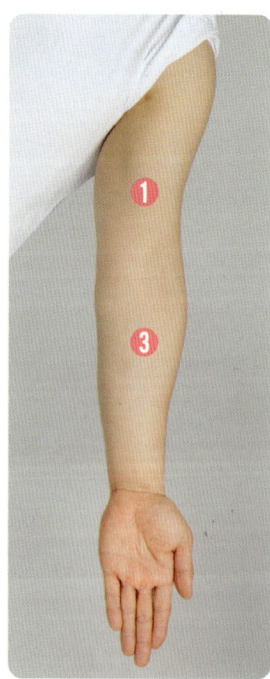

1번 수타 자리 위치

겨드랑이와 팔꿈치 접히는 가운데

3번 수타 자리 위치

팔꿈치와 아랫팔 중앙선 가운데

1번, **3**번수타 자리 주요 효과

· 어깨 부종 감소
· 체지방 감소
· 어깨 라인 선명
· 상체 슬림
· 기혈 순환 촉진
· 림프 순환 활성
· 상하체 순환 개선
· 혈액 순환 강화
· 기초대사율 향상
· 전신 다이어트 보조
· 체질 개선

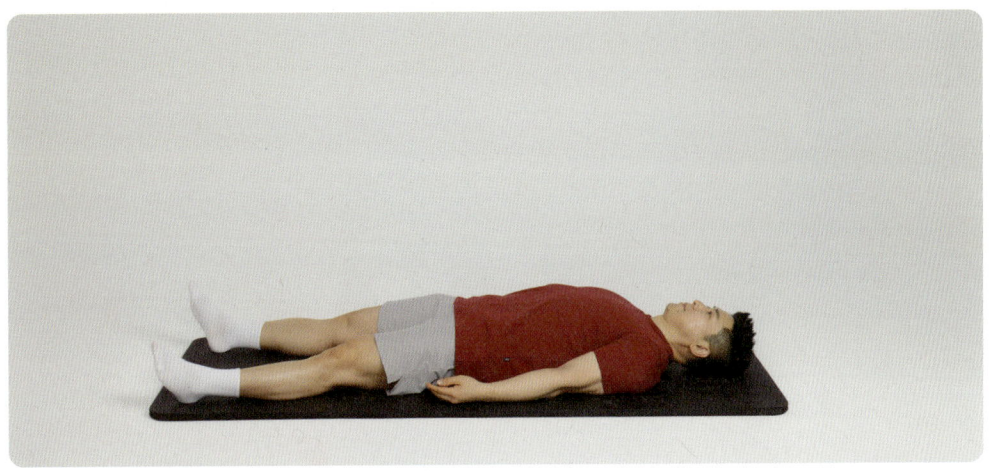

1 **기본 자세: 누워서**

자리에 반듯하게 누워서 양쪽 발을 어깨너비보다 넓게 벌리고 팔은 자연스럽게 내려주세요. 턱을 가슴 쪽으로 당겨서 척추를 수직으로 정렬해줍니다.

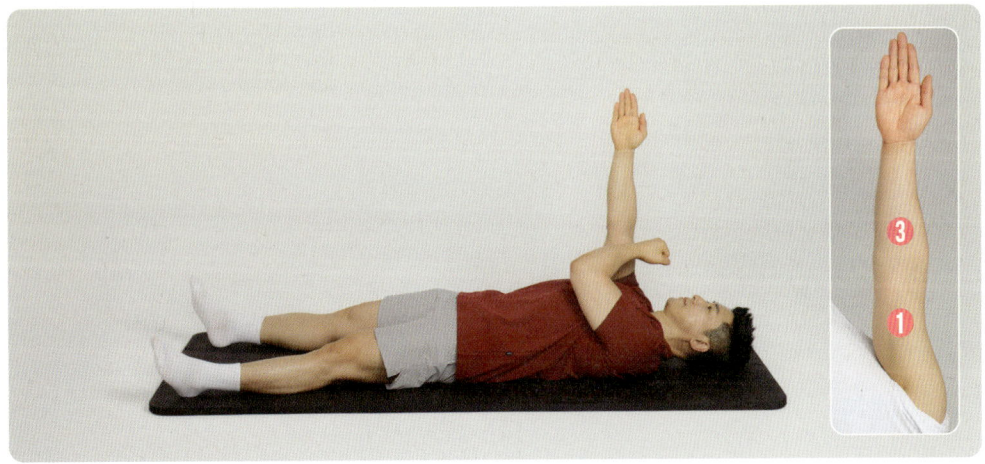

2 **오른팔 정면 수타**

먼저 팔 안쪽 면이 보이도록 오른팔을 곧게 세워주세요. 왼손을 주먹 쥐어 오른팔 ❶번과 ❸번 수타 자리를 번갈아가며 약간 통증이 느껴질 정도로 부드럽게 20회 두드립니다. ❶번 한 번, ❸번 한 번 치는 식으로 번갈아가며 두드려주세요.

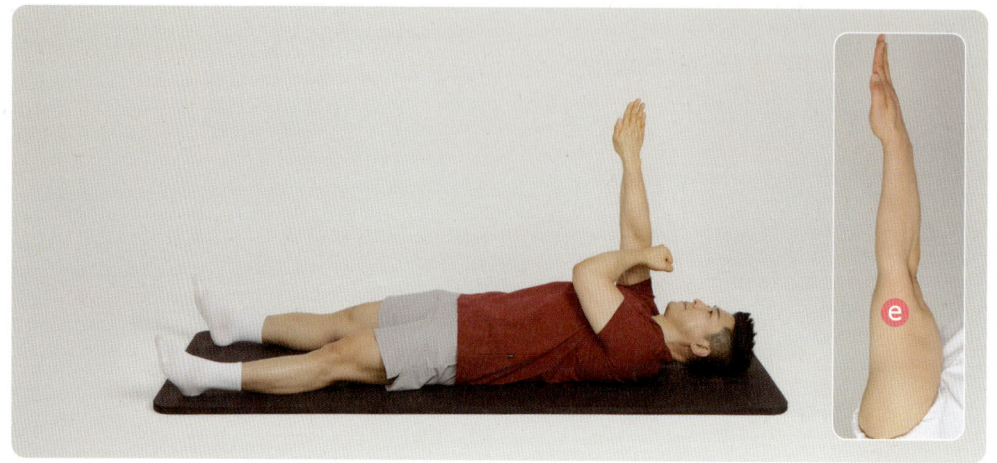

(3) **오른팔 옆면 수타**

오른팔 옆면이 보이도록 돌린 뒤 왼손을 주먹 쥐어 오른팔 **e** 수타 자리를 10회 두드립니다. **e** 수타 자리는 앞서 자극한 **①**번과 **③**번 수타 자리 효과가 증폭되도록 입력하는 기능을 합니다.

(4) 왼팔도 같은 방법으로 먼저 정면 **①**번과 **③**번 수타 자리를 번갈아가며 20회, 다음에 옆면 **e** 수타 자리를 10회 두드립니다.

Tip

상하체 순환이 잘된다는 것은 우리 몸의 상반신과 하반신 사이에서 혈액과 림프액이 막힘없이 흐르는 것을 의미해요. 순환이 원활하면 온몸의 부기가 빠지고 지방 연소 효율이 높아져 몸 전체의 라인이 살아나고 살이 잘 안 찌는 체질로 변하게 됩니다.

기초대사 높이기 & 윗배 체지방 태우기 – ❷번 ❹번

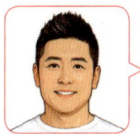

신장과 간, 위장의 기능이 약해지면 수분과 노폐물 배출이 느려지고 복부에 부종과 체지방이 쌓입니다. ❷번과 ❹번 수타 자리를 동시에 자극하면 수분 대사와 해독, 소화 기능이 활발해져 기초대사율이 오르고 칼로리 소모가 촉진돼요. 동시에 윗배 내장지방과 부종이 줄어 복부가 가벼워지고 날씬한 허리 라인이 만들어집니다.

❷번 수타 자리 위치

팔꿈치 접히는 선

❹번 수타 자리 위치

팔꿈치와 손목의 정중앙

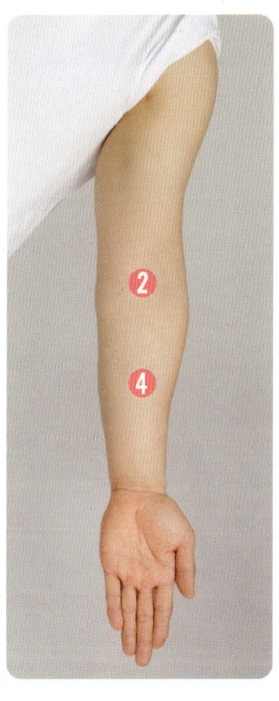

❷번, ❹번 수타 자리 주요 효과

- 기초대사율 향상
- 수분 대사 활성
- 해독 기능 강화
- 칼로리 소모 증가
- 전신 에너지 활성
- 윗배 체지방 감소
- 내장지방 완화
- 복부 부종 감소
- 복부 팽만 완화
- 허리 라인 슬림

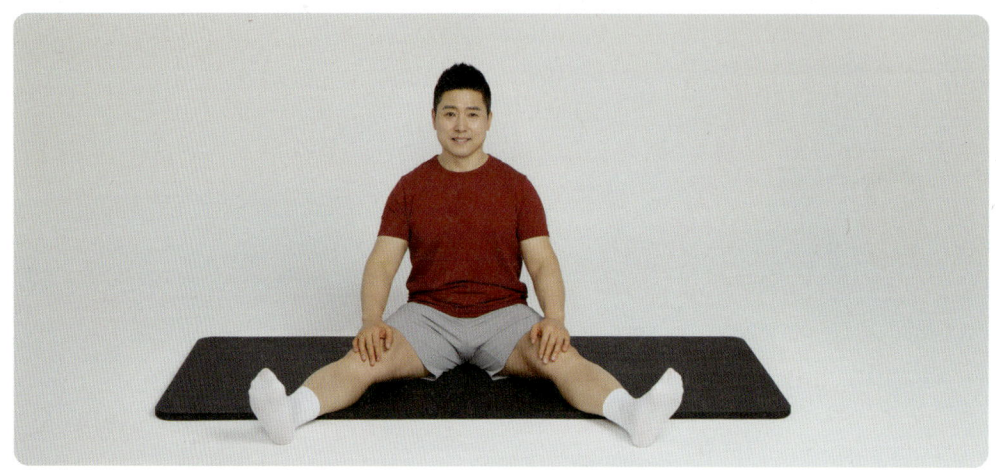

1 기본 자세: 앉아서

자리에 반듯하게 앉아서 벽에 꼬리뼈와 척추, 머리를 최대한 붙이고 양다리를 어깨너비보다 넓게 벌려주세요. 팔은 자연스럽게 내리고, 턱은 가슴 쪽으로 내려 척추를 수직으로 정렬해주세요.

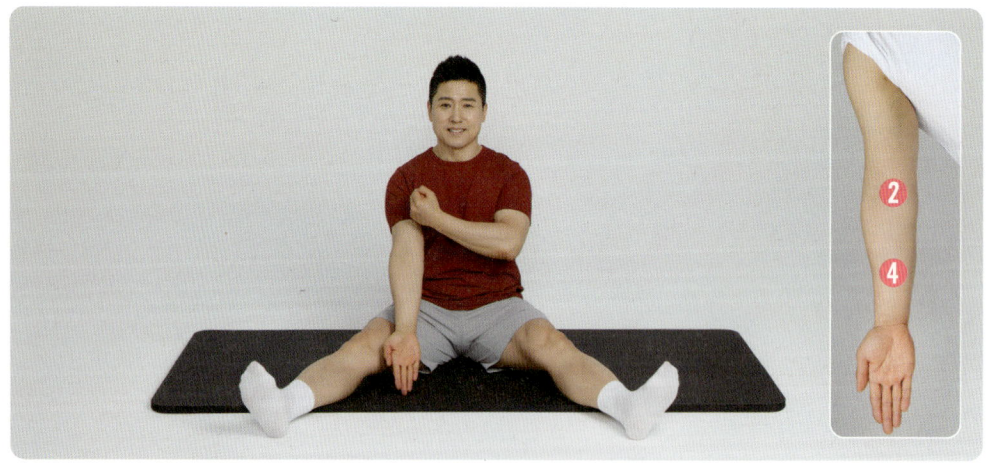

2 오른팔 정면 수타

먼저 팔 안쪽 면이 보이도록 오른팔을 곧게 내려주세요. 왼손을 주먹 쥐어 오른팔 ❷번과 ❹번 수타 자리를 번갈아가며 약간 통증이 느껴질 정도로 부드럽게 20회 두드립니다. ❷번 한 번, ❹번 한 번 치는 식으로 번갈아가며 두드려주세요.

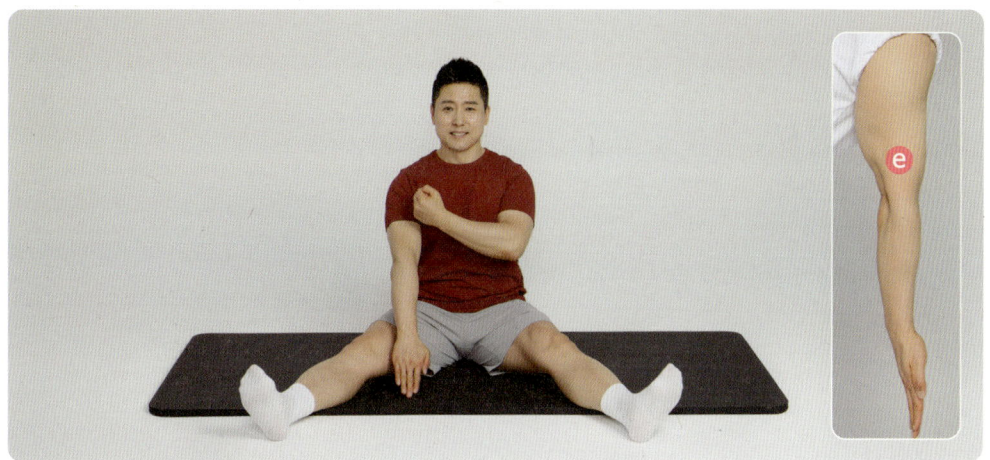

(3) 오른팔 옆면 수타

오른팔 옆면이 보이도록 돌린 뒤 왼손을 주먹 쥐어 오른팔 ⓔ 수타 자리를 10회 두드립니다. ⓔ 수타 자리는 앞서 자극한 ❷번과 ❹번 수타 자리 효과가 증폭되도록 입력하는 기능을 합니다.

(4) 왼팔도 같은 방법으로 먼저 정면 ❷번과 ❹번 수타 자리를 번갈아가며 20회, 다음에 옆면 ⓔ 수타 자리를 10회 두드립니다.

Tip

기초대사량이 높은 사람은 숨만 쉬어도 에너지가 많이 소비되기 때문에 같은 양의 음식을 먹어도 남는 에너지가 많지 않아 지방이 쌓일 확률이 낮아요. 즉 기초대사량을 높이면 가만히 있어도 소비되는 칼로리가 늘어나 살이 잘 찌지 않는 체질로 바뀐다는 말이에요.

지방대사 높이기 & 똥배 다듬기 – ❸번 ❺번

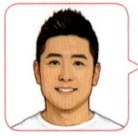 폐와 신장의 기능이 약해지면 림프 순환과 수분 대사, 장 기능이 나빠져 체지방과 똥배가 쌓이기 쉽습니다. ❸번과 ❺번 수타 자리를 동시에 자극하면 림프 순환과 수분 대사가 활발해져 지방 대사가 촉진되고 체지방이 감소합니다. 또한 대장 운동이 개선돼 숙변과 지방이 잘 배출돼요.

❸번 수타 자리 위치

팔꿈치와 아랫팔 중앙선 가운데

❺번 수타 자리 위치

손목의 선 바로 위

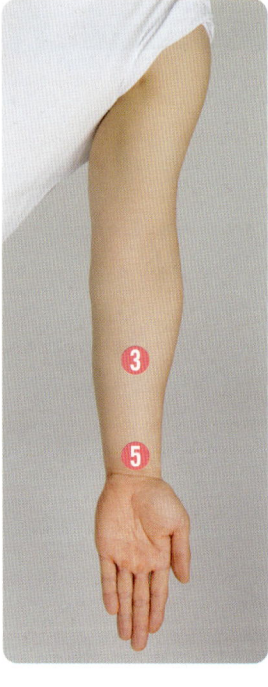

❸번, ❺번 수타 자리 주요 효과

- 지방 대사 활성
- 림프 순환 촉진
- 수분 대사 개선
- 기초대사율 향상
- 전신 체지방 감소
- 전신 슬림
- 다이어트 보조
- 똥배 지방 감소
- 숙변 제거
- 복부 팽만 완화
- 하복부 평탄

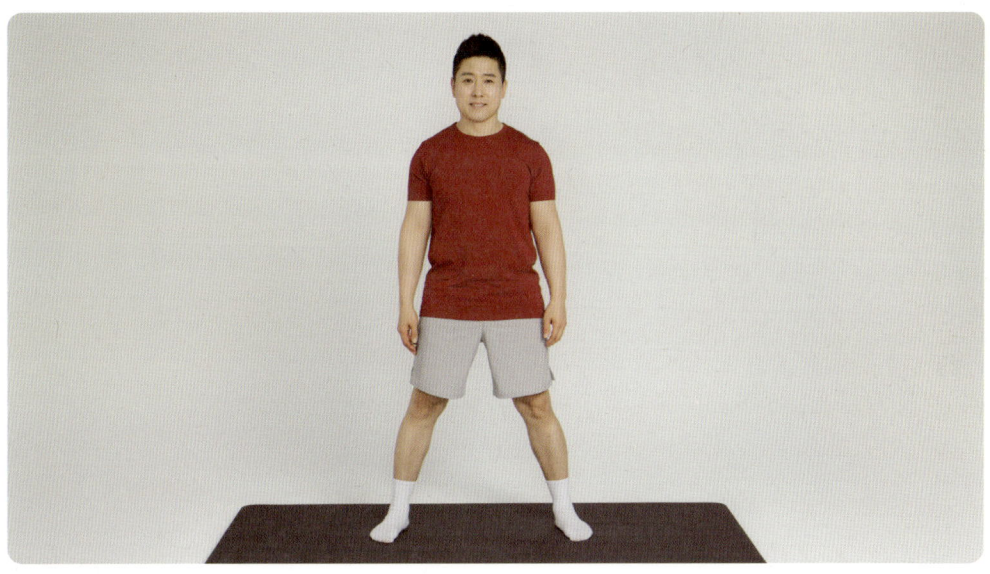

1 기본 자세: 서서

자리에 반듯하게 서서 벽에 발뒤꿈치와 꼬리뼈, 척추, 머리를 최대한 붙이고 양다리를 어깨너비보다 넓게 벌려주세요. 팔은 자연스럽게 내리고, 턱은 가슴 쪽으로 내려 척추를 수직으로 정렬해주세요.

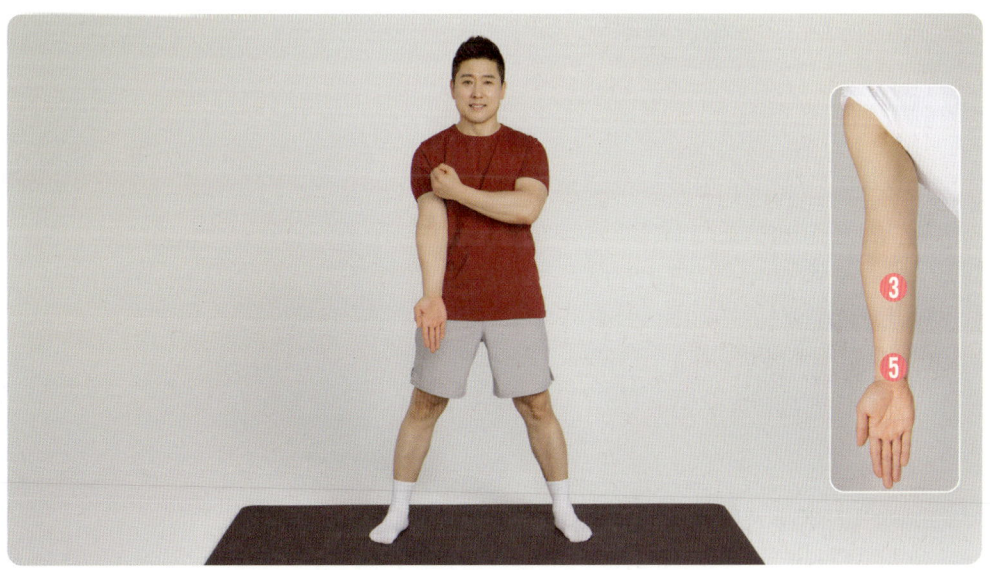

2 오른팔 정면 수타

먼저 팔 안쪽 면이 보이도록 오른팔을 곧게 내려주세요. 왼손을 주먹 쥐어 오른팔 ❸번과 ❺번 수타 자리를 번갈아가며 약간 통증이 느껴질 정도로 부드럽게 20회 두드립니다. ❸번 한 번, ❺번 한 번 치는 식으로 번갈아가며 두드려주세요.

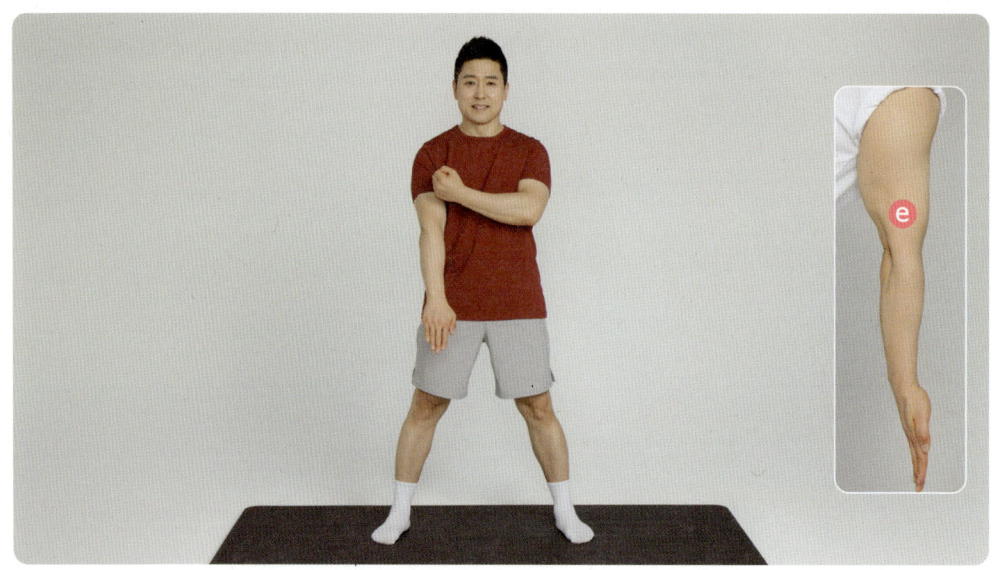

(3) **오른팔 옆면 수타**

오른팔 옆면이 보이도록 돌린 뒤 왼손을 주먹 쥐어 오른팔 **ⓔ** 수타 자리를 10회 두드립니다. **ⓔ** 수타 자리는 앞서 자극한 **❸**번과 **❺**번 수타 자리 효과가 증폭되도록 입력하는 기능을 합니다.

(4) 왼팔도 같은 방법으로 먼저 정면 **❸**번과 **❺**번 수타 자리를 번갈아가며 20회, 다음에 옆면 **ⓔ** 수타 자리를 10회 두드립니다.

Tip

지방 대사가 정체되면 인슐린 저항성이 높아지고, 인슐린 저항성이 높아지면 몸은 지방을 태우기보다 계속 저장하려고만 합니다. 반대로 지방 대사가 활성화되면 음식을 먹어도 지방으로 저장되기보다 에너지로 먼저 소비하기 때문에 살이 덜 찌는 체질로 바뀌어요.

수타 자세 하나로 얻을 수 있는 효과

1 곧게 눕거나 앉거나 서 있는 자세(척추 정렬)

척추를 바르게 정렬하는 것만으로도 몸의 균형이 잡히고, 체형이 더 슬림해 보이는 시각적 개선 효과를 얻을 수 있습니다. 또한 척추를 자연스럽게 정렬하면 디스크에 가해지는 압력이 분산되어 목과 허리 통증 완화에 도움이 됩니다. 나아가 몸의 중심 근육이 활성화되면서 에너지 소모가 증가하고 기초대사율도 높아져 다이어트에 효과적입니다.

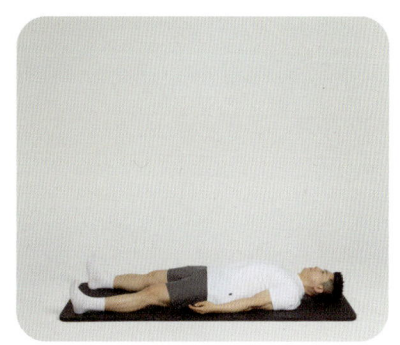

2 다리 벌린 자세(서혜부 열린 자세)

다리를 벌린 자세는 서혜부(사타구니)의 압박을 해소해 림프와 혈액 순환을 촉진하여 하체 부종을 줄이며, 노폐물 배출에도 큰 역할을 합니다. 또한 허벅지 안팎의 근육 균형을 잡아 주어 매끄러운 다리 라인을 만드는 데도 도움을 줍니다.

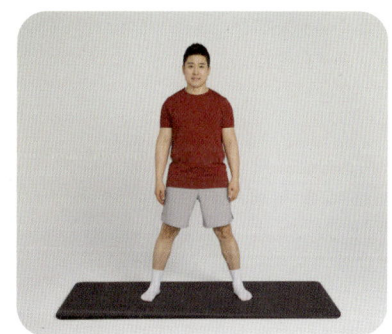

3 스쿼트 자세 등 앉은 자세

스쿼트와 같은 앉은 자세는 엉덩이와 허벅지 등 대근육을 동시에 자극해 에너지 소모와 대사율을 높여줍니다. 또한 하체 근육이 혈액을 심장으로 보내는 펌프 역할을 하여 온몸의 순환을 개선해주며, 배에 가해지는 압력 변화는 장운동을 촉진하고 배변 활동에도 좋은 영향을 미칩니다.

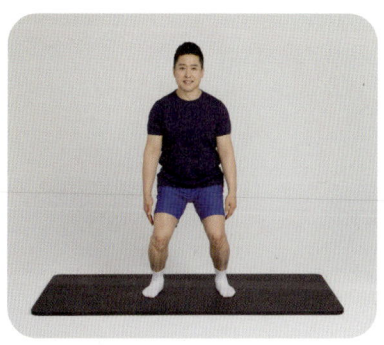

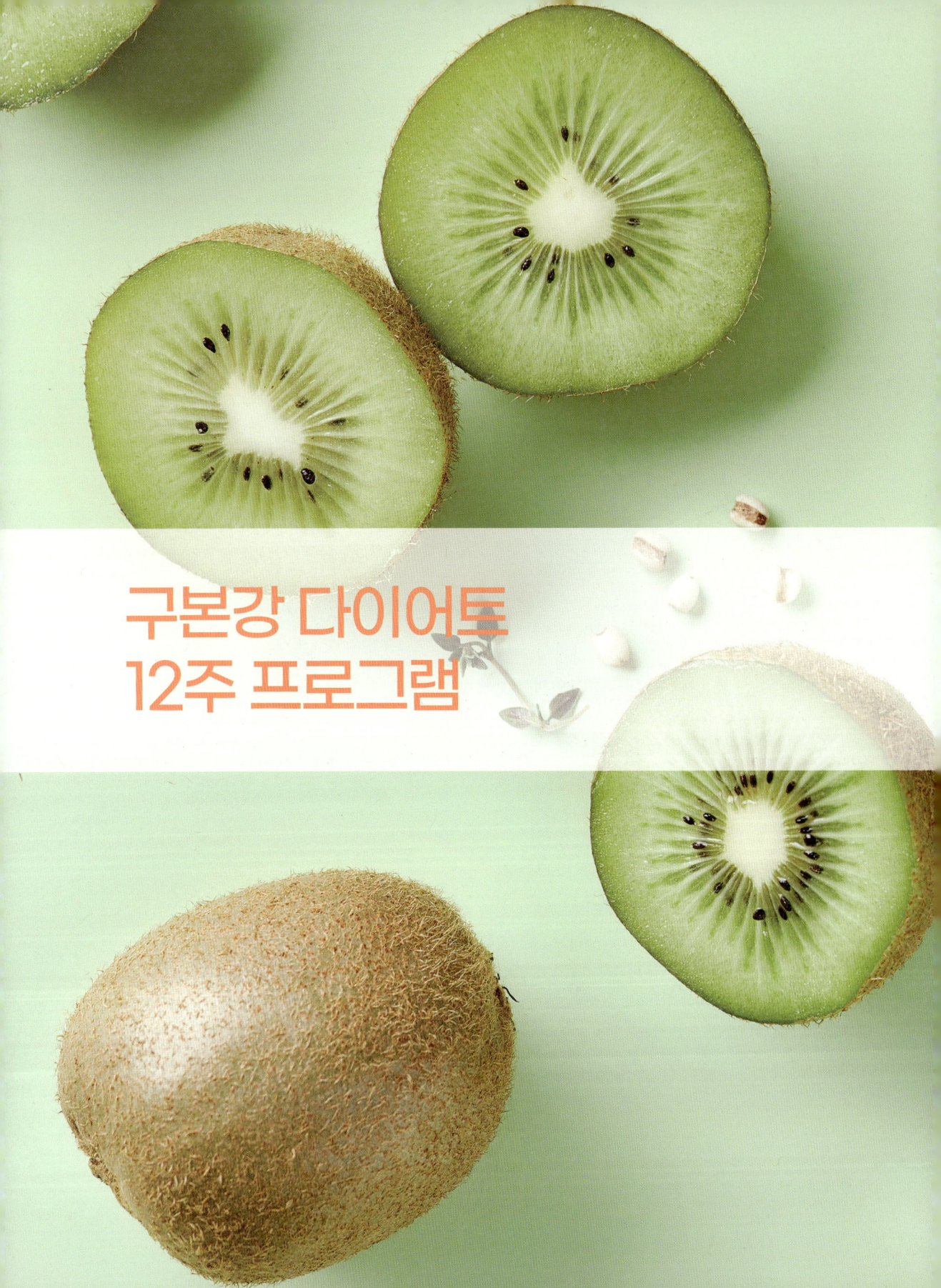

구본강 다이어트
12주 프로그램

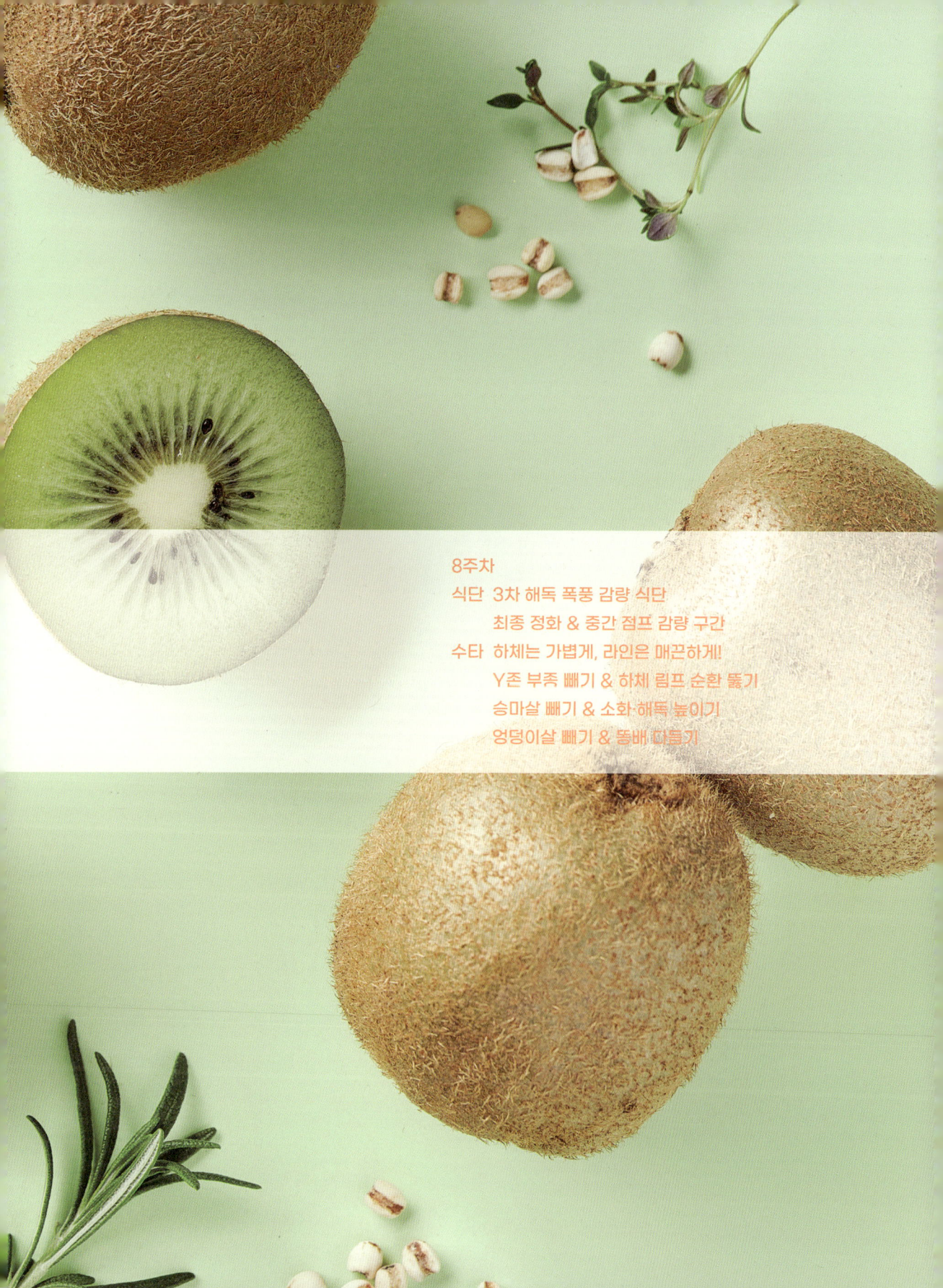

8주차

식단 3차 해독 폭풍 감량 식단
　　　최종 정화 & 중간 점프 감량 구간
수타 하체는 가볍게, 라인은 매끈하게!
　　　Y존 부족 빼기 & 하체 림프 순환 뚫기
　　　승마살 빼기 & 소화·해독 높이기
　　　엉덩이살 빼기 & 똥배 다듬기

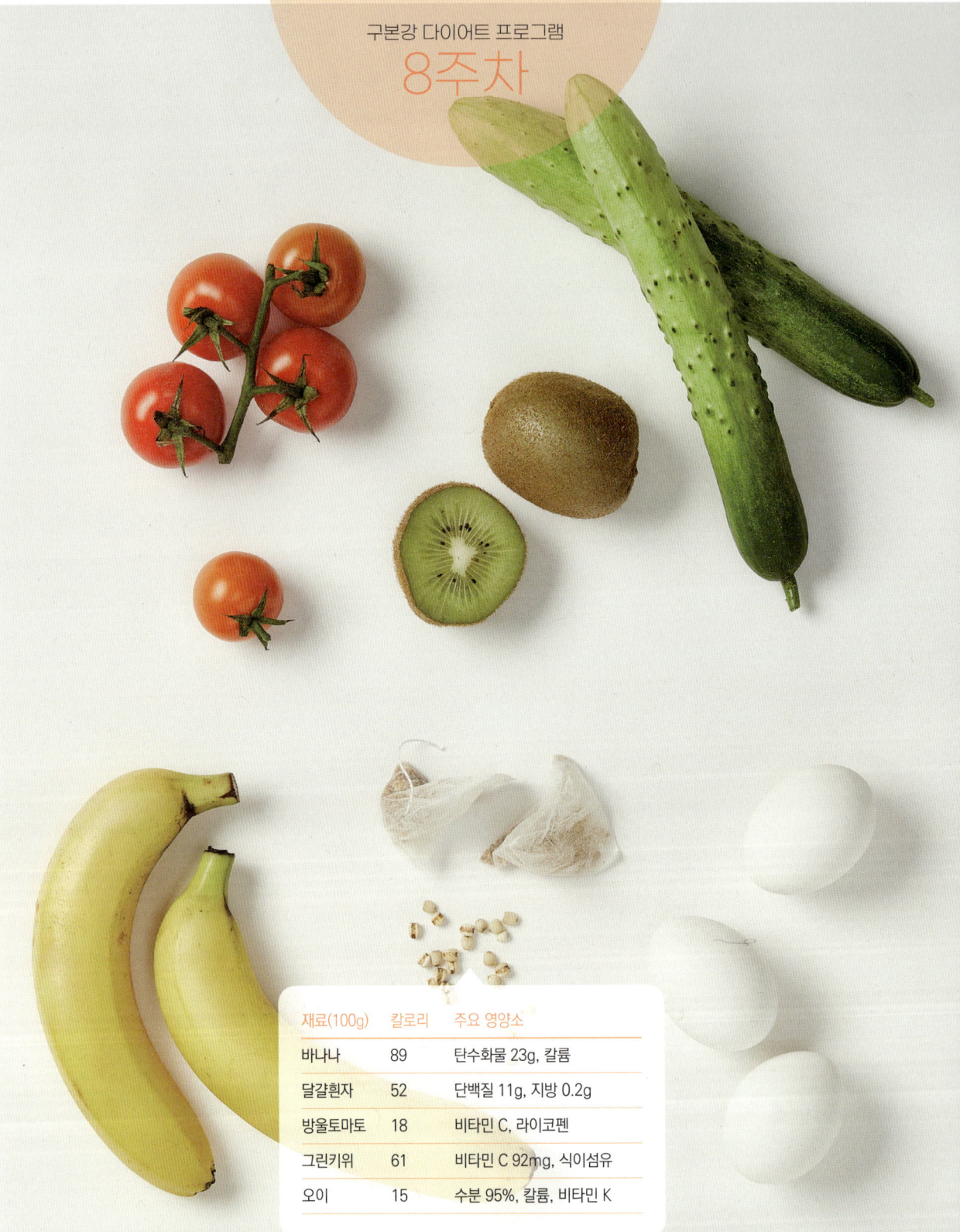

재료(100g)	칼로리	주요 영양소
바나나	89	탄수화물 23g, 칼륨
달걀흰자	52	단백질 11g, 지방 0.2g
방울토마토	18	비타민 C, 라이코펜
그린키위	61	비타민 C 92mg, 식이섬유
오이	15	수분 95%, 칼륨, 비타민 K

최종 정화 & 중간 점프 감량 구간

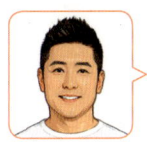

강력한 해독 식단으로 돌아가 다시 한번 체중을 강하게 끌어내리는 핵심 구간이에요. 탄수화물 수량을 바꿔 몸의 적응을 차단하고 체지방 사용을 극대화하여 부진했던 감량이 다시 살아나도록 합니다. 8주차는 체중과 몸매가 다시 크게 정리되는 시기로 군살이 많이 빠진 것을 느낄 수 있습니다.

8주차 전체 재료 체크리스트

☐ 바나나 34개
☐ 그린키위 24개
☐ 달걀흰자 88개

☐ 방울토마토 110개
☐ 오이 200g
☐ 율무물 14L
  (14L X 율무차 티백 2 = 28 티백)

재료별
시너지
효과

바나나 & 삶은 달걀흰자 & 방울토마토
빠른 에너지 공급과 단백질 보완, 항산화 지원이 동시에 이루어져 혈당을 완만하게 변하게 합니다. 근육 손실을 예방하고 피로 관리에 도움이 되는 구성이에요.

그린키위 & 방울토마토
비타민 C와 라이코펜이 시너지를 이루어 항산화 작용을 보완하고, 면역력을 높이고 피로를 완화하는 데 도움을 줍니다.

삶은 달걀흰자 & 오이
단백질과 수분이 함께 공급되어 포만감을 유지해서 허기를 조절하는 데 좋아요.

식단을 시작하기 전에 먼저 7주차에 얼마나 감량되었는지 체중을 확인해주세요.

8주차 월요일 아침 11시	7주차 월요일 아침 11시	감량
월 일 kg	월 일 kg	kg

8주차 식단표

구분	월요일	화요일	수요일	목요일	금요일	토요일	일요일
8시 아침	바나나 2개 삶은 달걀흰자 2개 방울토마토 5개 (월요일 아침 금식)		바나나 2개 삶은 달걀흰자 2개 방울토마토 5개		그린키위 2개 삶은 달걀흰자 3개 방울토마토 5개		그린키위 1개 삶은 달걀흰자 3개 방울토마토 5개 오이 50g
12시 점심	바나나 2개 삶은 달걀흰자 2개 방울토마토 5개		바나나 2개 삶은 달걀흰자 2개 방울토마토 5개		그린키위 2개 삶은 달걀흰자 3개 방울토마토 5개		그린키위 1개 삶은 달걀흰자 3개 방울토마토 5개 오이 50g
3시 간식	바나나 2개 삶은 달걀흰자 2개 방울토마토 5개		바나나 1개 삶은 달걀흰자 3개 방울토마토 5개		그린키위 2개 삶은 달걀흰자 3개 방울토마토 5개		그린키위 1개 삶은 달걀흰자 3개 방울토마토 5개 오이 50g
6시 저녁	바나나 2개 삶은 달걀흰자 2개 방울토마토 5개		바나나 1개 삶은 달걀흰자 3개 방울토마토 5개		그린키위 2개 삶은 달걀흰자 3개 방울토마토 5개		그린키위 1개 삶은 달걀흰자 3개 방울토마토 5개 오이 50g
8시 간식	바나나 2개 삶은 달걀흰자 2개 방울토마토 5개		바나나 1개 삶은 달걀흰자 3개 방울토마토 5개		그린키위 2개 삶은 달걀흰자 3개 방울토마토 5개		금식	
율무물	3L		2.5L		1L		1L

• 그린키위는 껍질째 세척 후 섭취 가능하지만 알레르기에 민감한 분은 껍질 제거 후 섭취하세요.

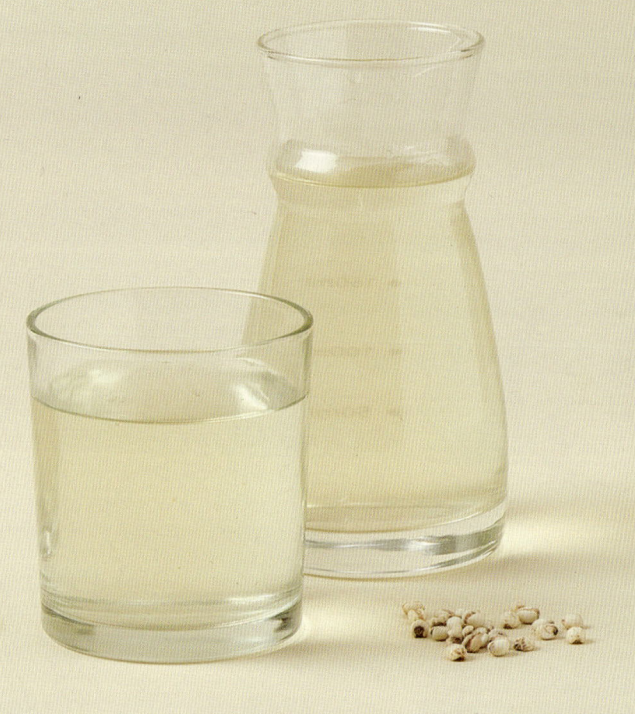

목표 체중에 다가가는 골든타임으로, 바나나 대신 키위를 사용해 당 농도를 정밀하게 조절하면서 다시 한번 집중 감량을 시도하는 시기예요. 율무물과 함께 섬유질 섭취를 늘려 배출 효과를 극대화합니다. 요일별 식단과 수분 섭취량 구성이 다르므로 잘 확인해주세요!

8주차 수분 핵심 '율무물'

하체나 배처럼 잘 붓는 부위를 가볍게 하고, 수분 순환을 원활하게 합니다. 부기와 무거운 느낌을 줄여 주어 몸을 편안하게 해줍니다.

생수 3L에 볶은 율무 100g을 넣고 끓여서 만들어 마시면 좋아요.
직접 볶아 만들어 마시기 어려우면 물 1L에 율무차 티백 2개를 넣고 우려주세요.

1. 8주차에 마셔야 하는 율무물은 총 14L입니다.
2. 월~토요일에 2L, 일요일에 800mL를 마셔 주세요. 9주차 월요일 아침, 체중 검사하는 11시까지는 수분 섭취를 제한합니다.
3. 각 요일에 정해진 율무물을 200~300mL씩 나누어 마셔주세요.
4. 오후 7시까지만 마셔주세요. 7시 이후에는 금식입니다.

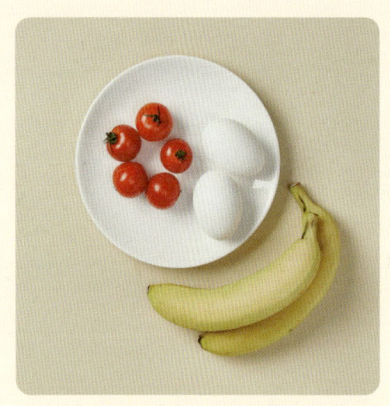

월~화요일　1일 총: 바나나 10개　삶은 달걀흰자 10개　방울토마토 25개

아침　8시　▶　바나나 2개　삶은 달걀흰자 2개　방울토마토 5개
점심 12시　▶　바나나 2개　삶은 달걀흰자 2개　방울토마토 5개
간식　3시　▶　바나나 2개　삶은 달걀흰자 2개　방울토마토 5개
저녁　6시　▶　바나나 2개　삶은 달걀흰자 2개　방울토마토 5개
저녁　8시　▶　바나나 2개　삶은 달걀흰자 2개　방울토마토 5개

율무물 6L

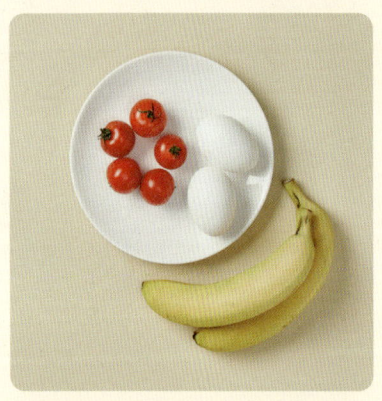

수~목요일　1일 총: 바나나 7개　삶은 달걀흰자 13개　방울토마토 25개

아침　8시　▶　바나나 2개　삶은 달걀흰자 2개　방울토마토 5개
점심 12시　▶　바나나 2개　삶은 달걀흰자 2개　방울토마토 5개
간식　3시　▶　바나나 1개　삶은 달걀흰자 3개　방울토마토 5개
저녁　6시　▶　바나나 1개　삶은 달걀흰자 3개　방울토마토 5개
저녁　8시　▶　바나나 1개　삶은 달걀흰자 3개　방울토마토 5개

율무물 5L

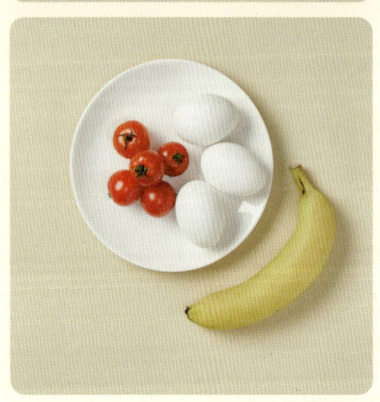

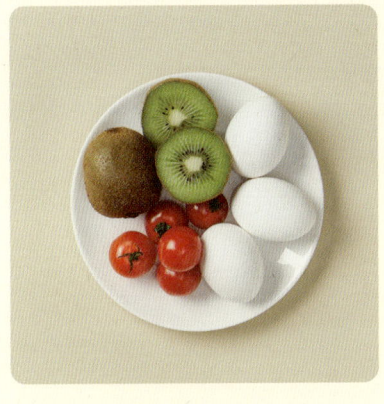

금~토요일　그린키위 10개　삶은 달걀흰자 15개　방울토마토 25개

아침　8시　▶　그린키위 2개　삶은 달걀흰자 3개　방울토마토 5개
점심　12시　▶　그린키위 2개　삶은 달걀흰자 3개　방울토마토 5개
간식　3시　▶　그린키위 2개　삶은 달걀흰자 3개　방울토마토 5개
저녁　6시　▶　그린키위 2개　삶은 달걀흰자 3개　방울토마토 5개
저녁　8시　▶　그린키위 2개　삶은 달걀흰자 3개　방울토마토 5개

율무물 2L

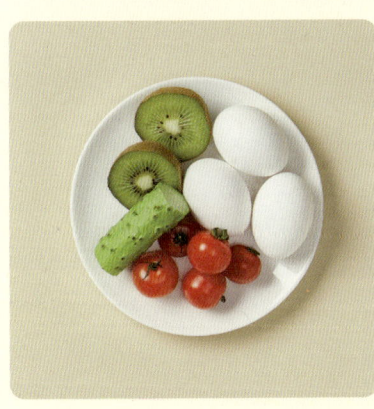

일요일　그린키위 4개　삶은 달걀흰자 12개　방울토마토 20개　오이 200g

아침　8시　▶　그린키위 1개　삶은 달걀흰자 3개　방울토마토 5개　오이 50g
점심　12시　▶　그린키위 1개　삶은 달걀흰자 3개　방울토마토 5개　오이 50g
간식　3시　▶　그린키위 1개　삶은 달걀흰자 3개　방울토마토 5개　오이 50g
저녁　6시　▶　그린키위 1개　삶은 달걀흰사 3개　빙울토마도 5개　오이 50g

율무물 1L

8주차 식단을 잘 지켰는지 체크해주세요.

월요일	화요일	수요일	목요일	금요일	토요일	일요일

하체는 가볍게, 라인은 매끈하게!
Y존 정체 완화와 하체 순환 흐름 개선

주요 수타 부위 **❶**번 **❷**번 **❸**번 **❹**번 **❺**번   8주차 효과 부종 없는 하체, 매끈한 승마살, 들어간 똥배

Y존 부종 빼기 & 하체 림프 순환 뚫기 - **❶**번 **❺**번

심장과 신장의 기능이 약해지면 전신 기혈과 림프 순환, 수분 대사가 원활하지 않아 하체에 부종이 쌓이기 쉬워집니다. **❶**번과 **❺**번 수타 자리를 동시에 자극하면 기혈과 림프 순환이 활성화되어 Y존의 부종과 노폐물이 제거되고 날씬한 하체 라인이 형성되는 데 도움이 됩니다.

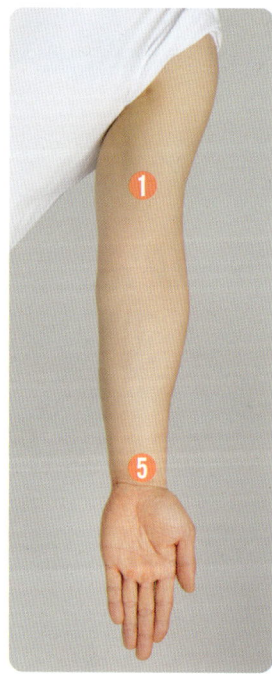

❶번 수타 자리 위치

겨드랑이와 팔꿈치 접히는 가운데

❺번 수타 자리 위치

손목의 선 바로 위

❶번, ❺번 수타 자리 주요 효과

- Y존 부종 감소
- 노폐물 제거
- 하복부 팽만 완화
- 하복부 슬림
- 기혈 순환 촉진
- 림프 순환 활성
- 수분 대사 촉진
- 하체 부종 감소
- 다리 가벼움
- 하체 슬림

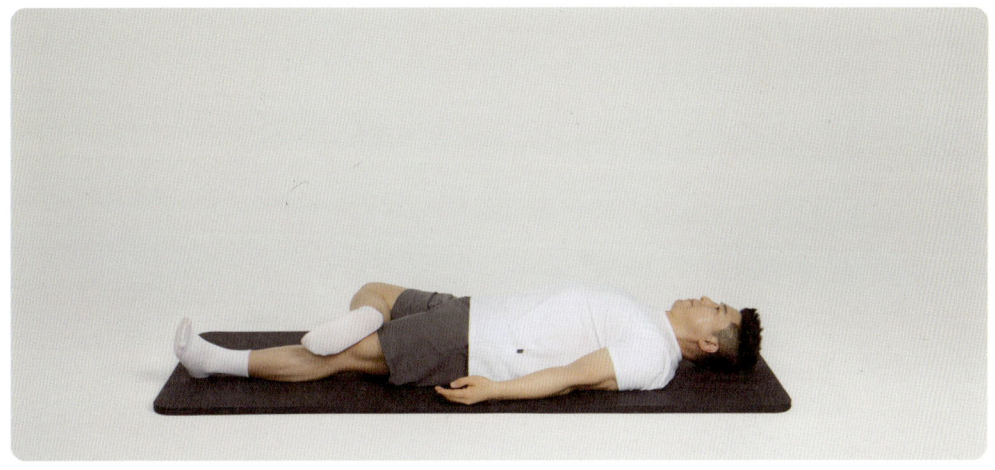

① **기본 자세: 누워서**

자리에 반듯하게 누워서 오른쪽 다리를 접어 왼쪽 무릎 위에 올린 다음 오른쪽 무릎이 바깥쪽에 닿을 수 있도록 가볍게 내려 눌러줍니다. 팔은 자연스럽게 내리고, 턱은 가슴 쪽으로 내려 척추를 수직으로 정렬해 주세요.

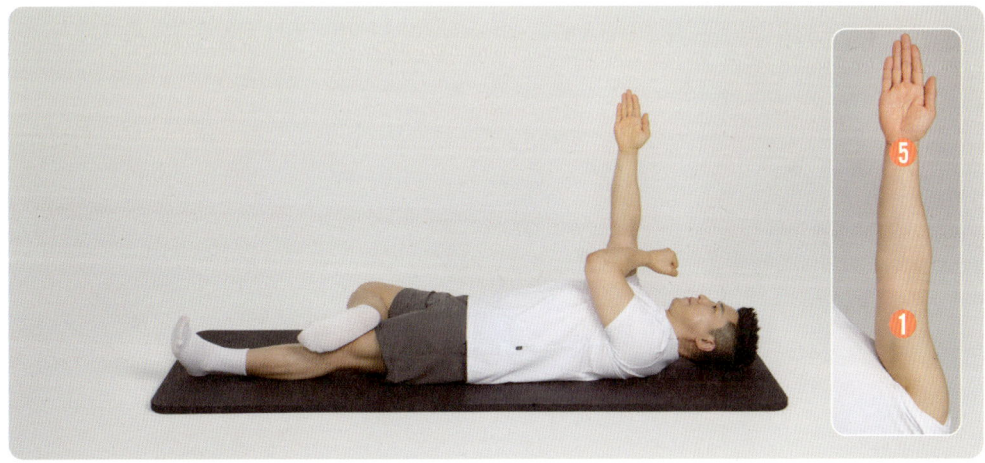

② **오른팔 정면 수타**

먼저 팔 안쪽 면이 보이도록 오른팔을 곧게 세워주세요. 왼손을 주먹 쥐어 오른팔 ❶번과 ❺번 수타 자리를 번갈아가며 약간 통증이 느껴질 정도로 부드럽게 20회 두드립니다. ❶번 한 번, ❺번 한 번 치는 식으로 번갈아가며 두드려주세요.

157

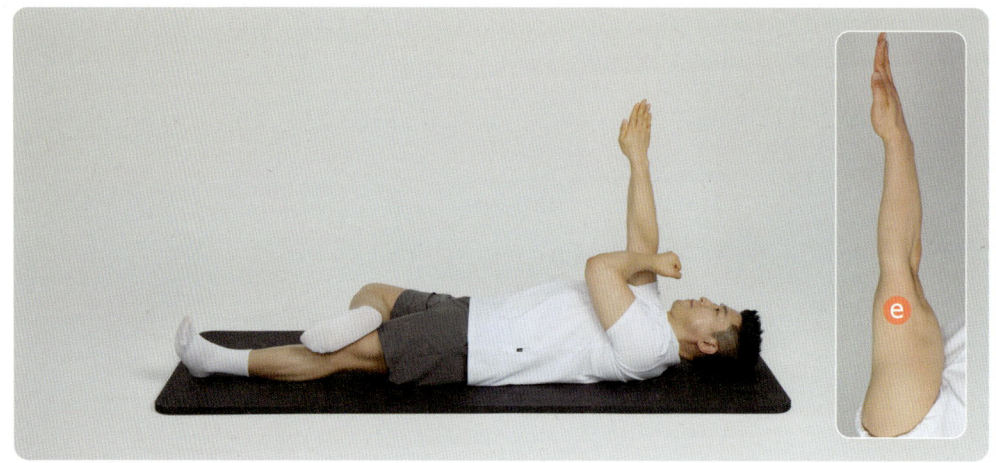

(3) 오른팔 옆면 수타

오른팔 옆면이 보이도록 돌린 뒤 왼손을 주먹 쥐어 오른팔 **ⓔ** 수타 자리를 10회 두드립니다. **ⓔ** 수타 자리는 앞서 자극한 **❶**번과 **❺**번 수타 자리 효과가 증폭되도록 입력하는 기능을 합니다.

(4) 왼팔도 같은 방법으로 먼저 정면 **❶**번과 **❺**번 수타 자리를 번갈아가며 20회, 다음에 옆면 **ⓔ** 수타 자리를 10회 두드립니다.

Tip

부종은 혈관과 림프관을 압박해서 하지정맥류 같은 혈관 질환의 원인이 될 수 있고, 이로 인해 다리가 부어오르면 무릎과 발목 관절에 부담을 줄 수도 있어요. 또한 밤마다 겪는 다리 저림이나 쥐는 숙면을 방해해 다이어트에 필수적인 호르몬 분비까지 저해하므로 부종을 없애는 것은 다이어트할 때 꼭 수행해야 할 과제 중 하나입니다.

승마살 빼기 & 소화와 해독 높이기 – ❷번 ❹번

❷번과 ❹번 수타 자리를 동시에 자극하면 림프 순환과 해독 기능, 소화 기능이 활성화돼 승마살 부종과 체지방이 줄고 허벅지 라인이 정돈돼 날씬한 하체를 만들 수 있습니다. 소화 및 해독 기능이 강화되어 기초대사율이 오르고 체질 개선에도 좋은 영향을 미칩니다.

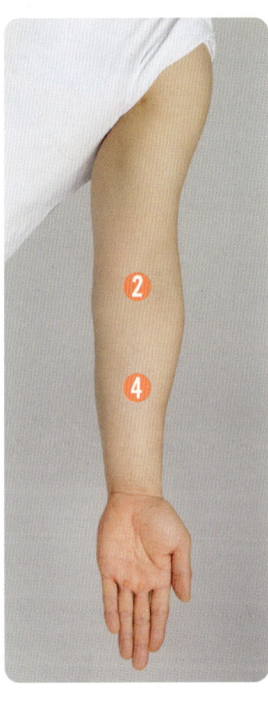

❷번 수타 자리 위치

팔꿈치 접히는 선

❹번 수타 자리 위치

팔꿈치와 손목의 정중앙

❷번, ❹번 수타 자리 주요 효과

• 승마살 부종 감소
• 체지방 감소
• 허벅지 외측 정돈
• 허벅지 슬림
• 하체 라인 정돈
• 림프 순환 촉진
• 해독 기능 강화
• 소화 효율 증가
• 독소 배출
• 기초대사율 향상
• 다이어트 보조
• 체질 개선

159

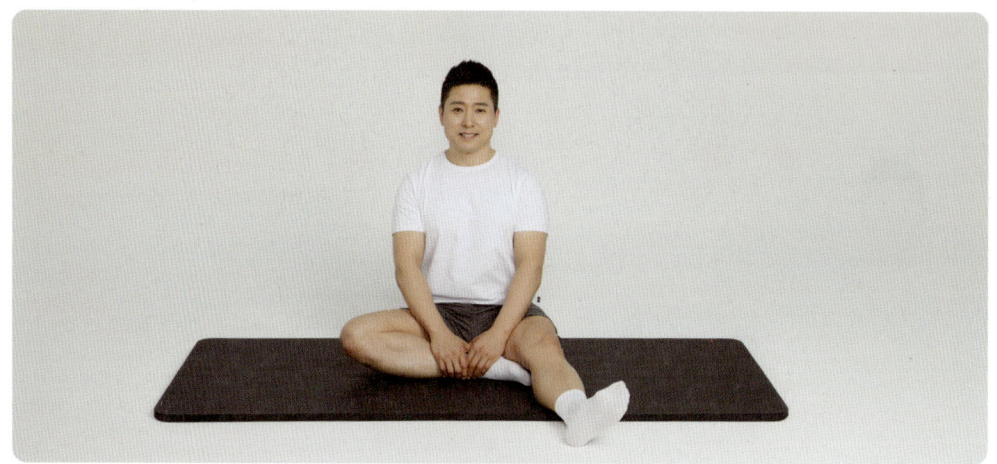

① **기본 자세: 앉아서**

자리에 반듯하게 앉아서 벽에 꼬리뼈와 척추, 머리를 최대한 붙인 다음 오른쪽 다리를 접어 발바닥을 왼쪽 허벅지 안쪽에 붙여주세요. 팔은 자연스럽게 내리고, 턱은 가슴 쪽으로 내려 척추를 수직으로 정렬해주세요.

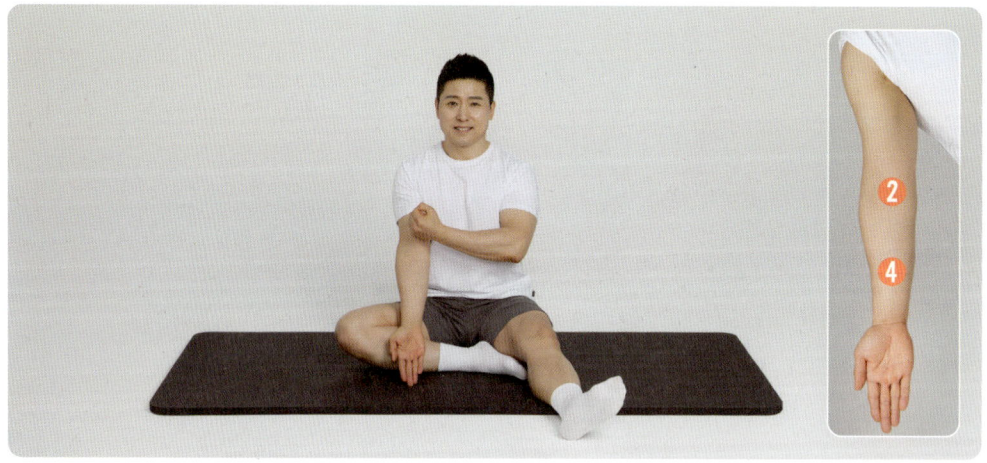

② **오른팔 정면 수타**

먼저 팔 안쪽 면이 보이도록 오른팔을 곧게 내려주세요. 왼손을 주먹 쥐어 오른팔 ❷번과 ❹번 수타 자리를 번갈아가며 약간 통증이 느껴질 정도로 부드럽게 20회 두드립니다. ❷번 한 번, ❹번 한 번 치는 식으로 번갈아가며 두드려주세요.

160

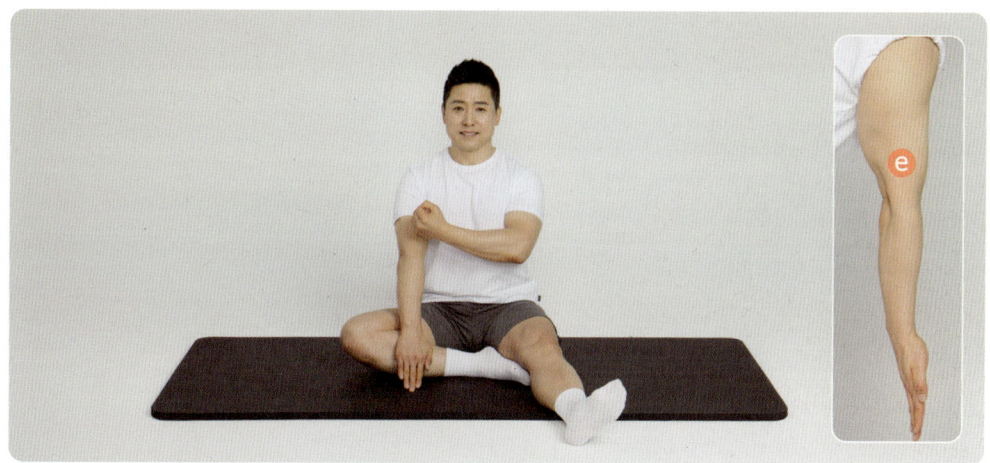

③ 오른팔 옆면 수타

오른팔 옆면이 보이도록 돌린 뒤 왼손을 주먹 쥐어 오른팔 ⓔ 수타 자리를 10회 두드립니다. ⓔ 수타 자리는 앞서 자극한 ❷번과 ❹번 수타 자리 효과가 증폭되도록 입력하는 기능을 합니다.

④ 왼팔도 같은 방법으로 먼저 정면 ❷번과 ❹번 수타 자리를 번갈아가며 20회, 다음에 옆면 ⓔ 수타 자리를 10회 두드립니다.

Tip

허벅지 바깥쪽은 림프 순환이 정체되기 쉬운 곳이에요. 승마살 부위에 지방이 쌓여 림프관을 압박하면 독소와 노폐물이 배출되지 못하고 정체되면서 하체 부종을 악화시킵니다. 이 현상이 계속되면 피부가 울퉁불퉁해지는 셀룰라이트가 형성될 수 있어요.

엉덩이살 빼기 & 똥배 다듬기 - ❸번 ❺번

 ❸번과 ❺번 수타 자리를 동시에 자극하면 림프 순환과 수분 대사가 활발해져 엉덩이 살과 체지방이 줄고, 탄탄하고 날씬한 하체를 만들 수 있습니다. 대장 운동과 수분 대사를 좋게 하고 숙변과 지방을 배출시켜 똥배 없는 하복부를 만드는 데도 도움이 됩니다.

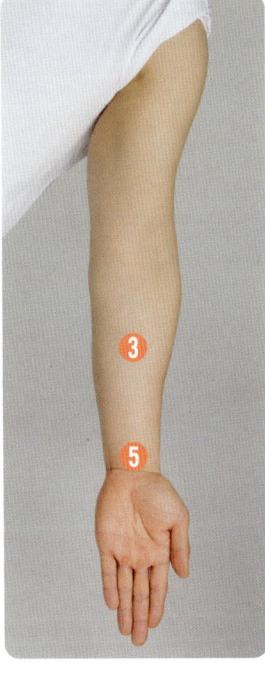

❸번 수타 자리 위치

팔꿈치와 아랫팔 중앙선 가운데

❺번 수타 자리 위치

손목의 선 바로 위

❸번, ❺번 수타 자리 주요 효과

• 엉덩이 부종 감소
• 엉덩이 체지방 감소
• 하체 탄탄
• 하체 슬림
• 림프 순환 촉진
• 수분 대사 활성
• 똥배 정돈
• 숙변 제거
• 복부 팽만 완화
• 하복부 평탄

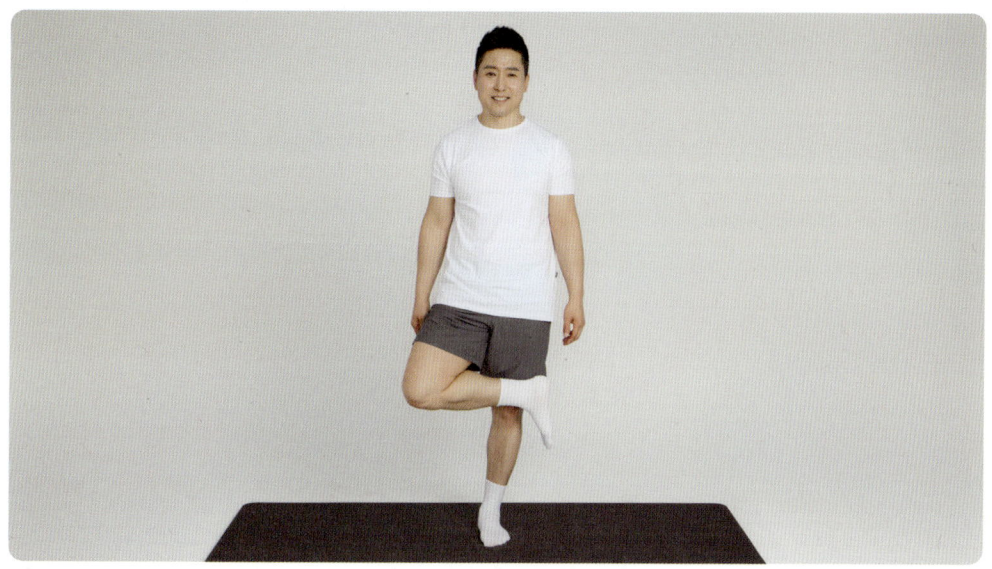

① 기본 자세: 서서

자리에 반듯하게 서서 벽에 엉덩이와 척추, 머리를 최대한 붙인 다음 오른쪽 발을 들어 왼쪽 무릎 위에 올려주세요. 팔은 자연스럽게 내리고, 턱은 가슴 쪽으로 내려 척추를 수직으로 정렬해주세요.

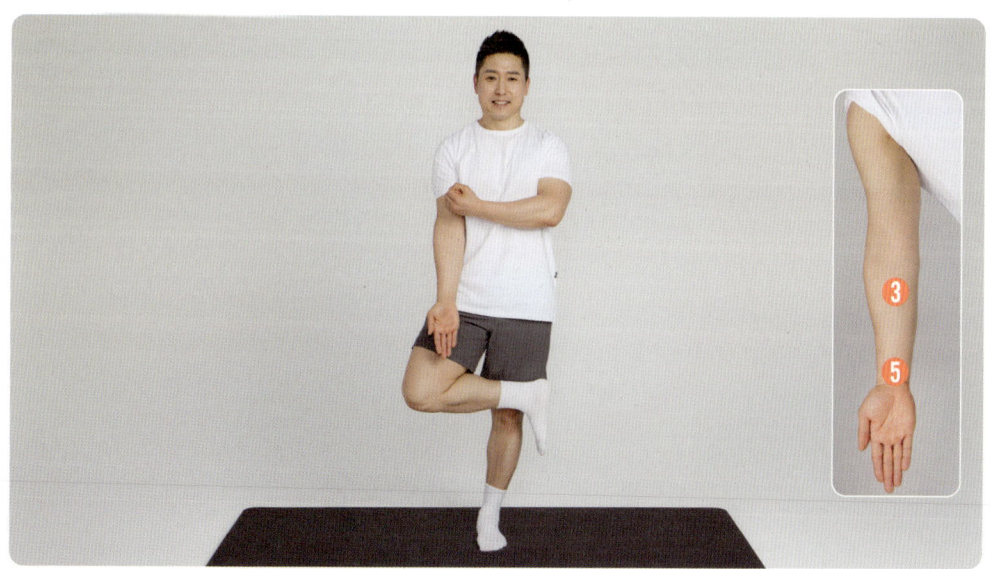

② 오른팔 정면 수타

먼저 팔 안쪽 면이 보이도록 오른팔을 곧게 내려주세요. 왼손을 주먹 쥐어 오른팔 ❸번과 ❺번 수타 자리를 번갈아가며 약간 통증이 느껴질 정도로 부드럽게 20회 두드립니다. ❸번 한 번, ❺번 한 번 치는 식으로 번갈아가며 두드려주세요.

163

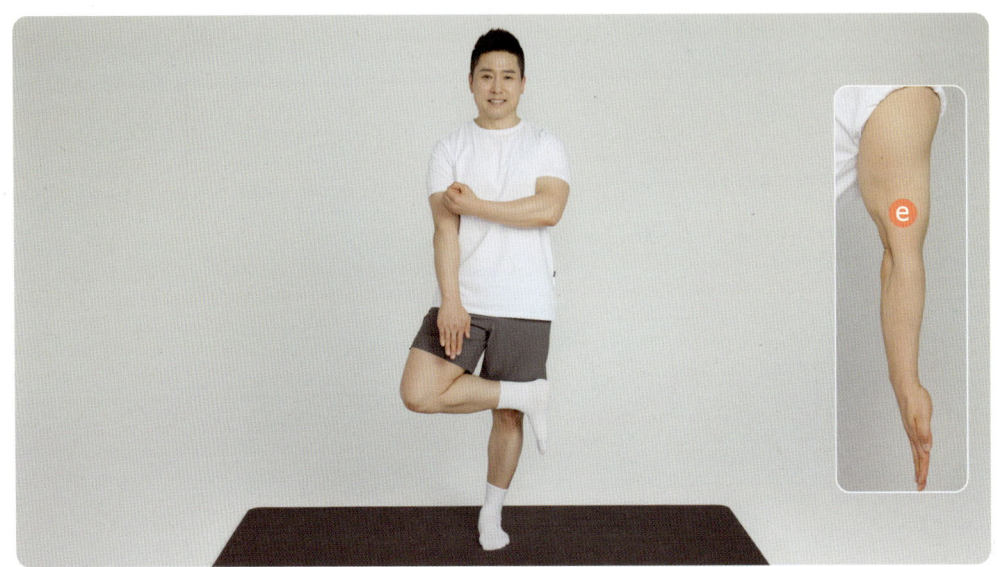

③ **오른팔 옆면 수타**

오른팔 옆면이 보이도록 돌린 뒤 왼손을 주먹 쥐어 오른팔 ⓔ 수타 자리를 10회 두드립니다. ⓔ 수타 자리는 앞서 자극한 ❸번과 ❺번 수타 자리 효과가 증폭되도록 입력하는 기능을 합니다.

④ 왼팔도 같은 방법으로 먼저 정면 ❸번과 ❺번 수타 자리를 번갈아가며 20회, 다음에 옆면 ⓔ 수타 자리를 10회 두드립니다.

Tip

엉덩이와 허벅지 등 하체 비만은 몸의 신진대사가 정체되어 있다는 증거예요. 방치하면 혈액 순환이 나빠지고 고혈압이나 당뇨 등 대사 질환으로 이어질 위험이 있어서 순환 체계를 회복하고 하체 라인을 슬림하게 가꿔야 합니다.

해독·회복·성장, 세 개의 파도

"몸을 바꾸는 건, 단 한 번의 폭풍이 아니라
작고 정직한 파도를 반복해서 타는 일입니다."

구본강 약선식은 단순히 음식을 바꾸는 것이 아닙니다. 몸 안의 흐름과 리듬을 되살리는 자연치유 프로세스입니다. 그 핵심은 48시간 주기로 순환하는 '해독·회복·성장'의 3단계 파도에 있습니다.

1단계
해독
빼고

처음 시작은 '정리'입니다. 5색 해독주스로 몸속 염분, 당, 독소, 붓기를 빠르게 배출합니다. 체내 림프 순환이 열리고, 복부·얼굴 부기가 눈에 띄게 줄어듭니다. 몸이 가벼워지고, 속이 맑아지는 것을 단 이틀 만에 체감하게 됩니다.

2단계
회복
달래고

해독으로 자극받은 몸을 진정시키는 단계입니다. 체질별 미네랄·아미노산을 보충해 장기 기능과 림프 흐름을 안정화 곡물·뿌리채소 중심의 위장 회복식으로 속 편안함과 식욕 조절을 동시에 유도합니다. 몸이 다시 중심을 잡고, 면역과 기분까지 안정되는 회복이 시작됩니다.

3단계
성장
다시 빼고

이제 회복된 몸은 에너지를 잘 쓰는 몸으로 바뀝니다. '체질 맞춤 단백질 상승식·고효율 탄수화물 조합, 근육 합성, 기초대사량 촉진' 그리고 수타요법과 병행 시 '순환·근육·대사 3박자 개선 효과'가 나타납니다.

몸은 '지방을 저장'하던 구조에서 '스스로 태우는 체질'로 전환됩니다. 이 파도는 단 한 번으로 끝나지 않습니다. 12주 동안 4회 반복하는 동안, 결과적으로 근육량 증가, 기초대사 향상이라는 건강한 변화가 시작됩니다.

체중만 줄어드는 것이 아닙니다. 염증 수치·혈당·장내 유익균 비율도 함께 좋아졌고, 무엇보다 요요 없이 유지되는 체질로 바뀝니다. 이제부터 당신도 이 파도를 타고 무너진 몸의 균형을 바로 세우는 항해를 시작할 수 있습니다.

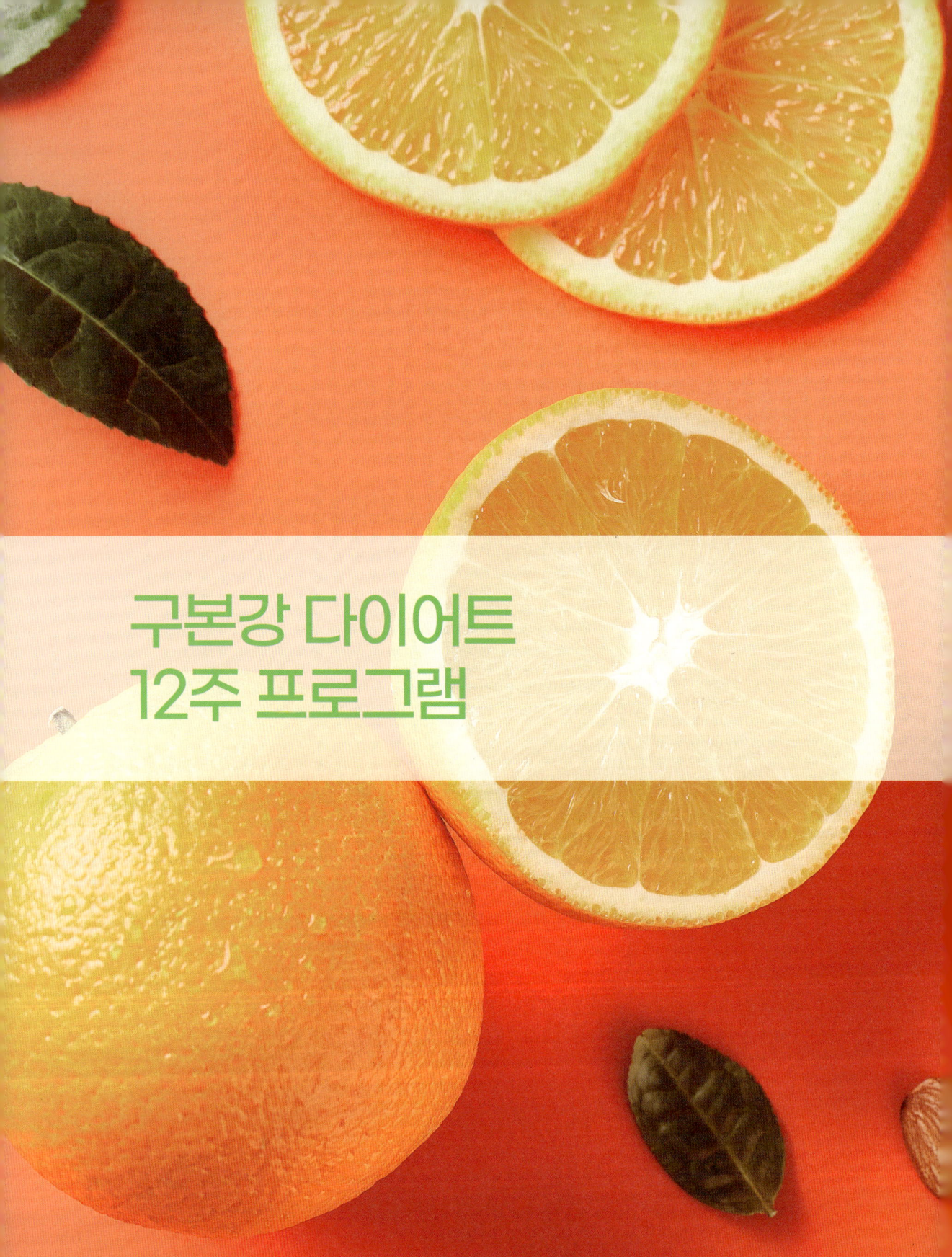

구본강 다이어트
12주 프로그램

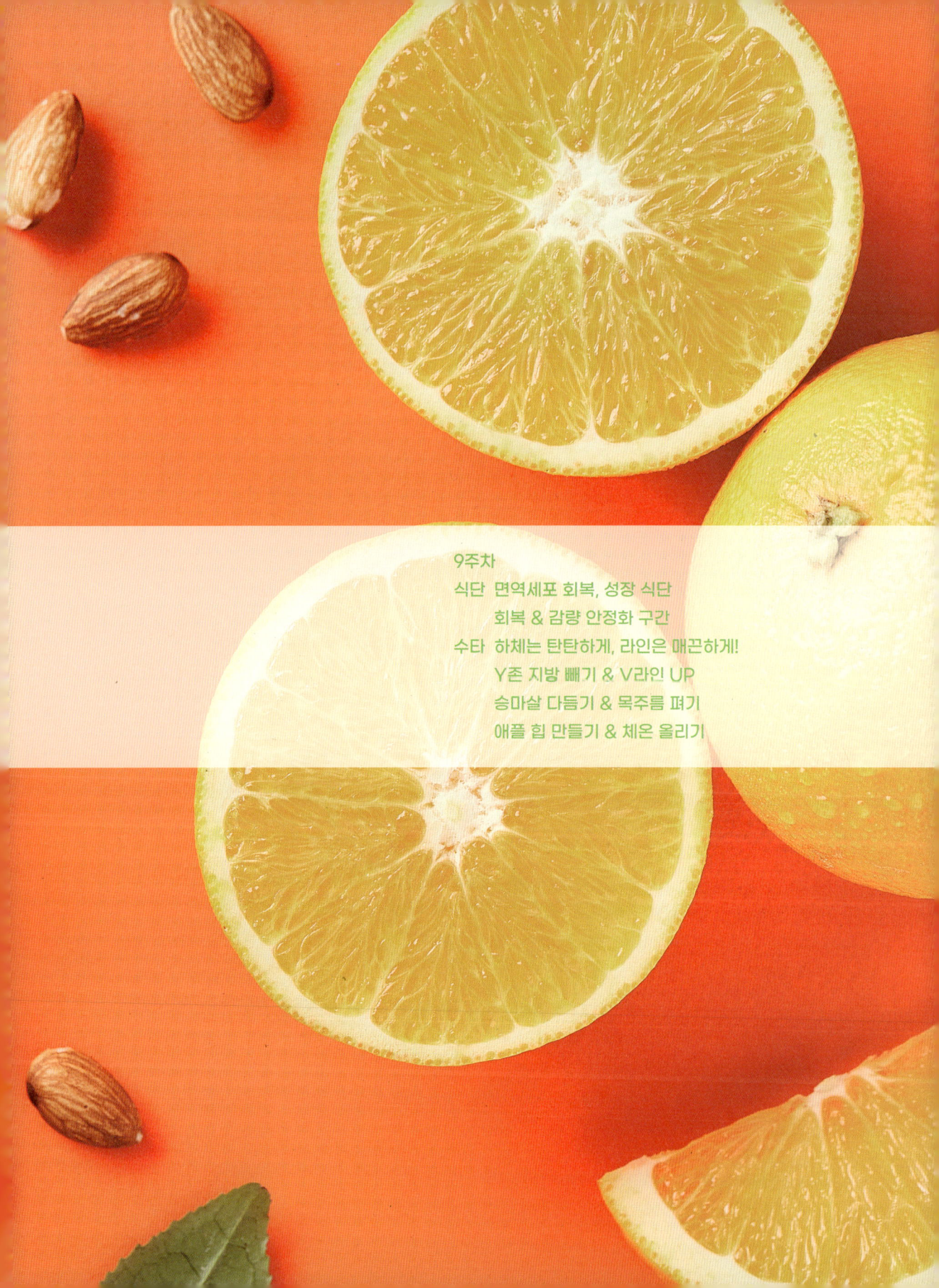

9주차
식단 면역세포 회복, 성장 식단
회복 & 감량 안정화 구간
수타 하체는 탄탄하게, 라인은 매끈하게!
Y존 지방 빼기 & V라인 UP
승마살 다듬기 & 목주름 펴기
애플 힙 만들기 & 체온 올리기

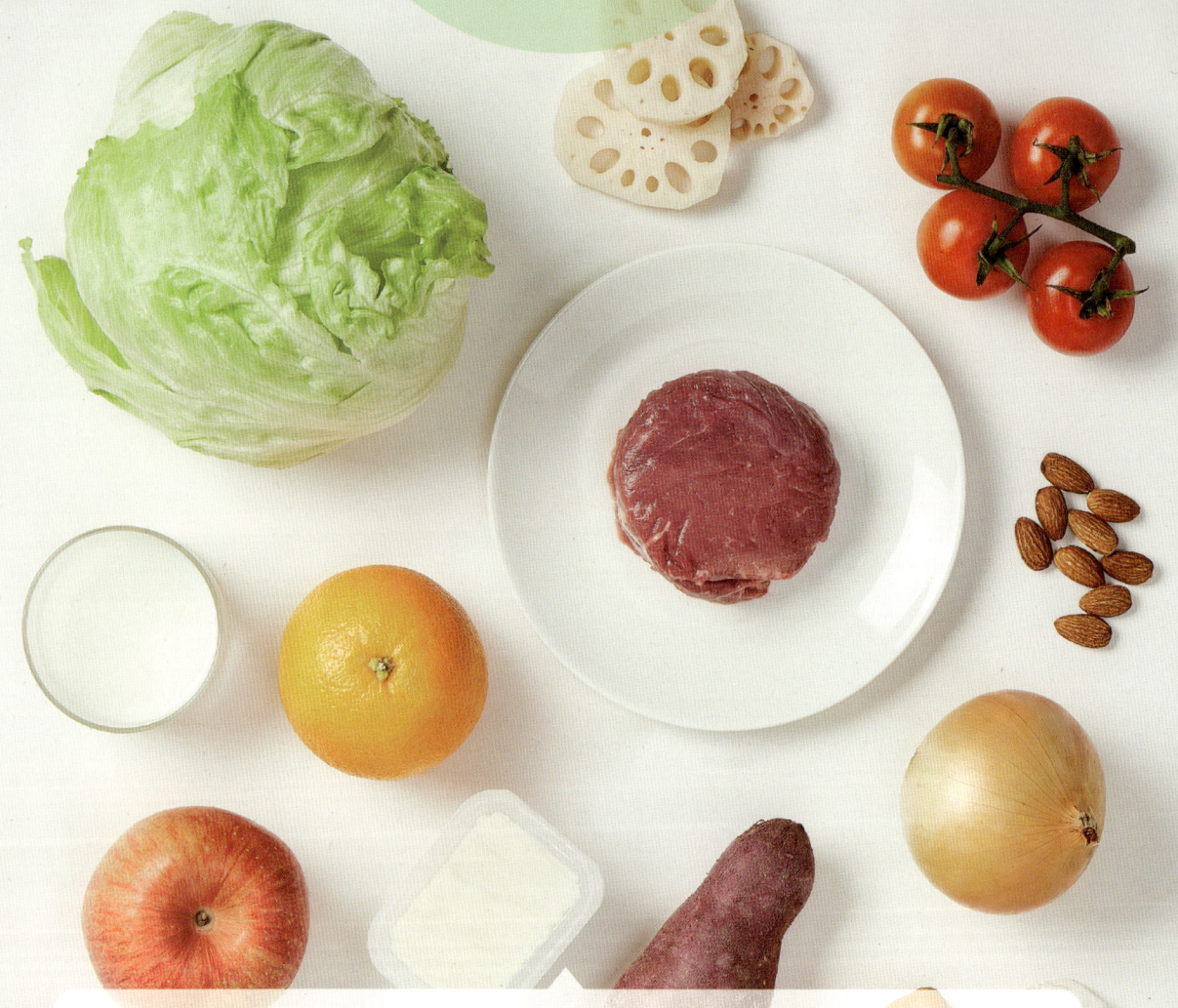

재료(100g)	칼로리	주요 영양소	재료(100g)	칼로리	주요 영양소
시금치	23	철분, 엽산, 마그네슘	양상추	15	수분 95%, 식이섬유, 엽산
방울토마토	18	비타민 C, 라이코펜	사과	52	수분 86%, 비타민 C, 식이섬유
당근	41	베타카로틴, 비타민 A	고구마	135	복합탄수화물, 베타카로틴
연근	74	식이섬유, 철분, 칼륨	양파	40	퀘르세틴, 황화합물
아몬드 (10g, 8알)	58	단백질 2g, 불포화지방	연두부	55	단백질 5g, 이소플라본
호박씨 (10g)	55	아연, 단백질 3g	저지방 우유 (100ml)	42	단백질 3.4g, 칼슘
소 안심살	150	단백질 21g, 철분	오렌지	47	비타민 C 53mg

회복 & 감량 안정화 구간

다시 회복 식단으로 전환해 손실된 수분과 기력을 보완하고 재정비하여 추가 감량을 준비하는 단계입니다. 해독 이후 빠진 체중을 유지하면서 감량 흐름을 이어갈 수 있도록 도와줍니다. 9주차는 감량과 회복의 균형을 맞추면서 몸이 무너지지 않도록 지켜주는 구간이에요. 단순한 감량을 넘어 몸이 다시 힘을 되찾는 걸 직접 느낄 수 있습니다.

9주차 전체 재료 체크리스트

- □ 시금치 420g
- □ 방울토마토 140개
- □ 당근 420g
- □ 연근 280g
- □ 아몬드 112개
- □ 호박씨 140개
- □ 소 안심살 1,120g
- □ 양상추 700g

- □ 사과 350g
- □ 고구마 1,120g
- □ 양파초절임 420g
- □ 연두부 700g
- □ 저지방 우유 2.1L
- □ 오렌지 350g
- □ 녹차물 13L
  (13L X 녹차 티백 2 = 26 티백)

재료별 시너지 효과

연근 & 시금치
식이섬유와 폴리페놀 성분이 함께 작용해 장 활동을 보조하고, 소화가 잘 되게 하여 속이 더부룩하지 않게 도와줘요.

구운 소 안심살 & 찐 고구마
단백질과 탄수화물이 함께 공급되어 에너지를 보충하고 근육 손실을 예방해줍니다. 기초대사 유지에 유리한 조합이에요.

식단을 시작하기 전에 먼저 8주차에 얼마나 감량되었는지 체중을 확인해주세요.

9주차 월요일 아침 11시	8주차 월요일 아침 11시	감량
월 일 kg	월 일 kg	kg

9주차 식단표

구분	월요일	화요일	수요일	목요일	금요일	토요일	일요일
8시 아침	해독 주스 연두부 50g (드레싱 ×) **(월요일은 아침 금식)**						
12시 점심	구운 소 안심살 80g (드레싱 ×) 방울토마토 5개 양상추 50g 사과 50g 찐 고구마 80g 양파초절임 30g 아몬드 5개 호박씨 5개						
3시 간식	구운 소 안심살 80g (드레싱 ×) 방울토마토 5개 양상추 50g 오렌지 50g 찐 고구마 80g 양파초절임 30g 아몬드 5개 호박씨 5개						
7시 저녁	해독 주스 연두부 50g (드레싱 ×)						
녹차물	월~토요일 각 2L 일요일 1L						

• 호박씨는 불순물 제거 후 가볍게 로스팅해서 섭취해주세요.

감량된 체중을 완전히 내 것으로 안정시키는 시기로, 소 안심살을 통으로 섭취하여 포만감을 높이고 고형 음식에 대한 적응력을 높입니다. 녹차물로 몸속 노폐물을 지속적으로 정화하며 가장 건강한 본연의 몸 상태로 회복되도록 합니다.

(※ 9주차 수분 핵심 '녹차물' 만드는 법과 마시는 법은 79페이지를 참고하세요.)

황금 비율 다이어트 레시피
구운 소 안심살

재료
소고기 안심살 80g
1. 눈에 보이는 지방과 힘줄은 제거한 후 조리하세요.
2. 무염·저나트륨 기준 레시피이므로 소금은 추가하지 않습니다.

조리 순서
1. 안심은 두께 2.5~3cm로 썰어야 육즙이 보존됩니다. 너무 얇으면 수분이 빠져 퍽퍽해집니다. 키친타월로 표면 수분을 완전히 제거하세요.
2. 프라이펜은 무코팅 스테인리스 또는 무쇠 팬을 권장합니다. 열 보존력이 좋아 짧은 시간에 겉면 시어링이 가능합니다. 코팅팬은 고온에서 풍미 형성이 떨어집니다.
3. 직화 방법은 먼저 팬을 충분히 예열한 뒤 오일 없이 고기를 올립니다. 한 면을 1분 30초~2분 굽고 뒤집어 같은 시간 구운 후 약불로 40~50초 더 익힙니다.
4. 불을 끈 뒤 30초 레스팅하면 육즙이 안정됩니다. 자르기 전 레스팅은 필수입니다.
5. 구운 소 안심살은 식단에 구성된 채소·곡물·해독식과 함께 섭취를 권장합니다. 단독 고기 섭취는 피하고, 탄수·염분 추가 없이 구성하세요.

직화 시 주의사항
1. 기름 추가 금지: 지방 연소 목적의 레시피로 불필요한 열량을 더하지 않습니다.
2. 과도한 고온 지속 금지: 겉면 탄화는 염증 반응을 유발할 수 있습니다.
3. 잦은 뒤집기 금지: 육즙 손실의 원인이 됩니다. 면당 1회만 뒤집으세요.
4. 양념·소스 사용 금지: 나트륨 과다로 부종을 유발합니다.

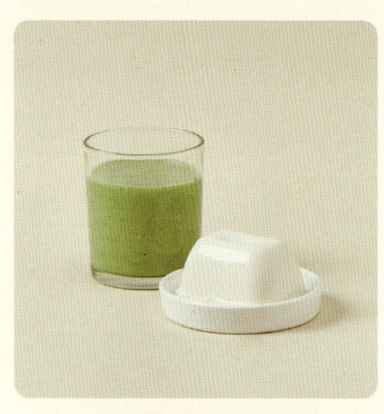

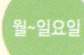
월~일요일

아침 8시

▶ **해독 주스** | 시금치 30g 방울토마토 5개 당근 30g 연근 20g
아몬드 3개 호박씨 5개를 저지방 우유 150mL에 넣고 갈아서
마십니다.

▶ 연두부 50g은 별도로 섭취해주세요. 이때 소스 등 드레싱은 절대 금지예요!

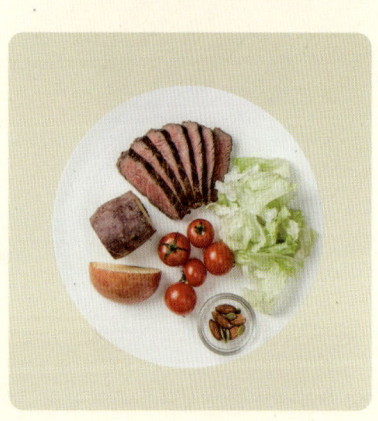

월~일요일

점심 12시
▶ 구운 소 안심살 80g 방울토마토 5개 양상추 50g 사과 50g
찐 고구마 80g 양파초절임 30g 아몬드 5개 호박씨 5개

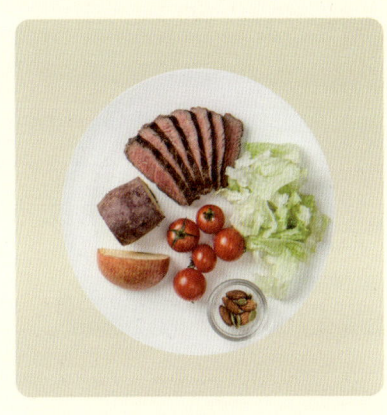

월~일요일

간식 3시

▶ 구운 소 안심살 80g 방울토마토 5개 양상추 50g 찐 고구마 80g
   양파초절임 30g 오렌지 50g 아몬드 5개 호박씨 5개

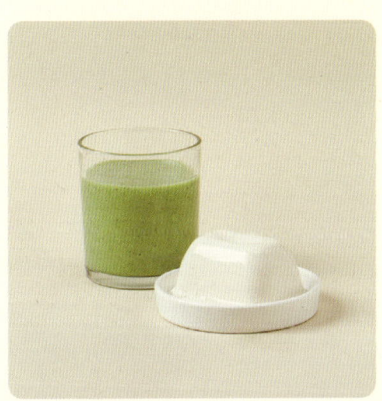

월~일요일

저녁 7시

▶ 해독 주스 | 시금치 30g 방울토마토 5개 당근 30g 연근 20g
   아몬드 3개 호박씨 5개를 저지방 우유 150mL에 넣고 갈아서
   마십니다.

▶ 연두부 50g은 별도로 섭취해주세요. 이때 소스 등 드레싱은 절대 금지예요!

9주차에 식단을 잘 지켰는지 체크해주세요.

월요일	화요일	수요일	목요일	금요일	토요일	일요일

하체는 탄탄하게, 라인은 매끈하게!
허벅지 정돈과 얼굴선·목선 주름 완화

주요 수타 부위 **1**번 **2**번 **3**번 **5**번   9주차 효과 탄탄한 하체, 매끈한 턱선, 체온 상승

Y존 지방 빼기 & V라인 UP – **1**번 **5**번

상체와 하체에 부종과 노폐물이 쌓이면 다이어트 효율이 떨어지고 몸이 무겁게 느껴집니다. **1**번과 **5**번 수타 자리를 동시에 자극하면 신장과 심장의 기운이 활성화되어 온몸의 수분 대사와 기혈 순환이 개선되고 노폐물이 배출됩니다. 얼굴과 상체 부종이 완화되어 윤곽이 선명해지고, 하체는 체지방이 줄어 전체적인 체형이 슬림하게 정리돼요.

1번 수타 자리 위치

겨드랑이와 팔꿈치 접히는 가운데

5번 수타 자리 위치

손목의 선 바로 위

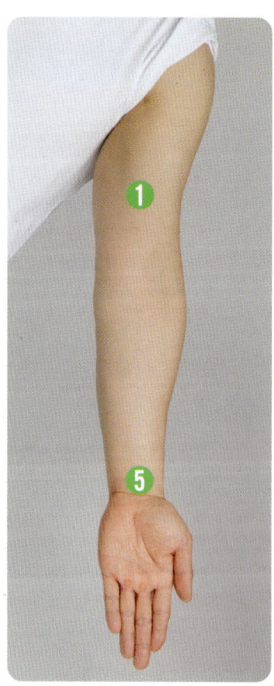

1번, **5**번 수타 자리 주요 효과

- 엉덩이 부종 감소
- 체지방 감소
- 하체 탄탄
- 하체 슬림
- 수분 대사 활성
- 기혈 순환 촉진
- 똥배 정돈
- 숙변 제거
- 복부 팽만 완화
- 하복부 평탄

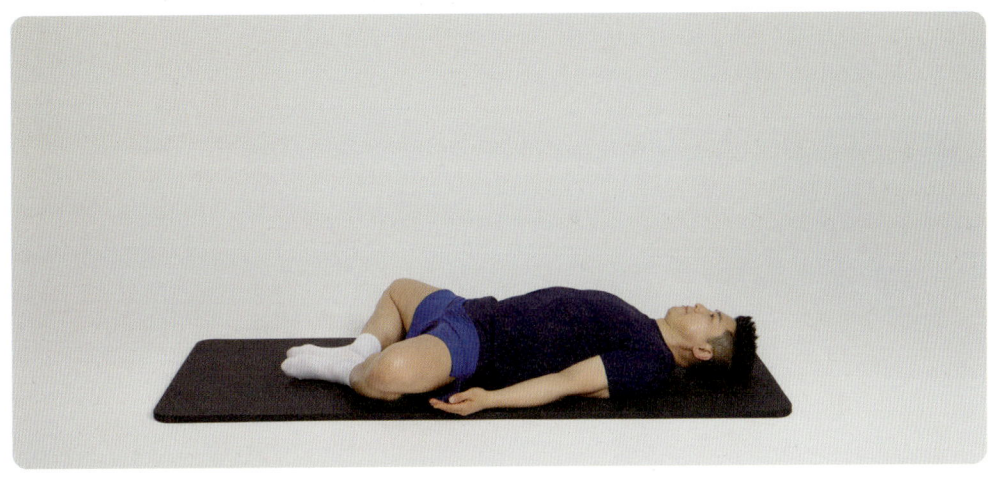

① **기본 자세: 누워서**

자리에 반듯하게 누워서 양쪽 무릎을 접어 발바닥을 마주 보게 붙여주세요. 팔은 자연스럽게 내리고, 턱은 가슴 쪽으로 내려 척추를 수직으로 정렬해주세요.

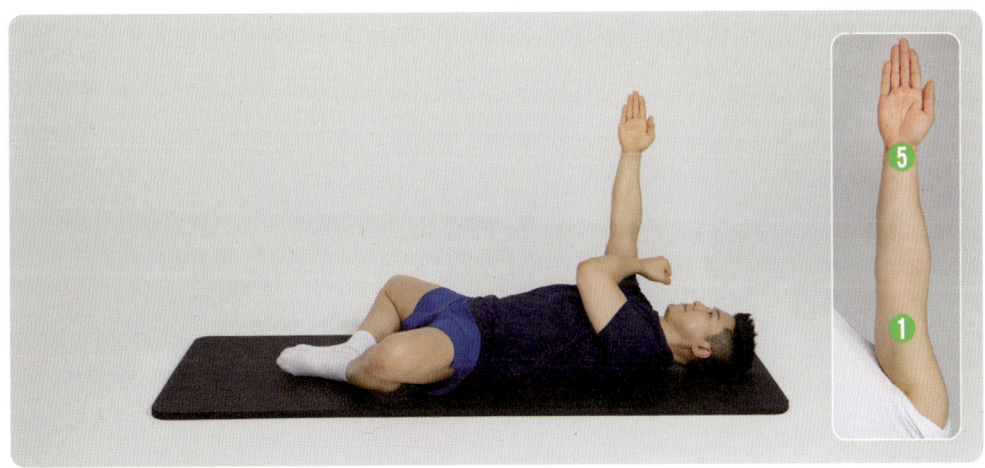

② **오른팔 정면 수타**

먼저 팔 안쪽 면이 보이도록 오른팔을 곧게 세워주세요. 왼손을 주먹 쥐어 오른팔 ⑤번 수타 자리를 약간 통증이 느껴질 정도로 부드럽게 10회 두드립니다. 같은 방법으로 ①번 수타 자리를 10회 두드립니다. 꼭 ⑤번에서 ①번으로 순서에 맞게 두드려주세요.

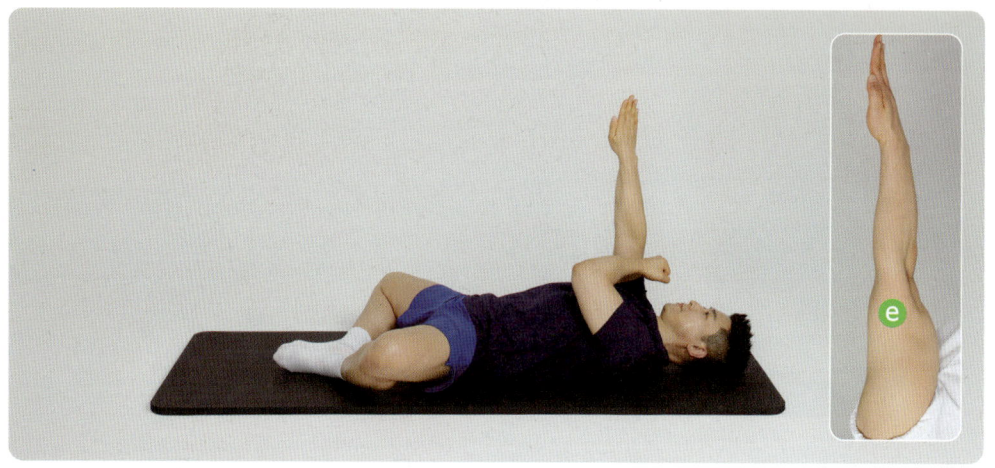

3 **오른팔 옆면 수타**

오른팔 옆면이 보이도록 돌린 뒤 왼손을 주먹 쥐어 오른팔 **e** 수타 자리를 10회 두드립니다. **e** 수타 자리는 앞서 자극한 **5**번과 **1**번 수타 자리 효과가 증폭되도록 입력하는 기능을 합니다.

4 왼팔도 같은 방법으로 먼저 정면 **5**번, **1**번 수타 자리를 각각 10회씩, 다음에 옆면 **e** 수타 자리를 10회 두드립니다.

Tip

Y존이라고도 불리는 서혜부(사타구니)는 우리 몸의 상체와 하체를 잇는 핵심 통로이자 가장 큰 림프절이 모여 있는 곳이에요. 이곳이 압박되면 혈류와 림프 순환이 차단되면서 노폐물과 지방이 이 부위에 쉽게 쌓입니다. 이곳에 지방이 가득 차 순환을 막으면 다리 저림, 만성 하체 부종 등이 유발되므로 늘 신경 써야 합니다.

승마살 다듬기 & 목주름 펴기 – ❺번 ❷번

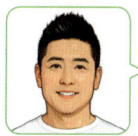

하체에 부종이 쌓이면 허벅지 라인이 둔해지고, 목과 상체에 부종이 생기면 살이 더 쪄 보입니다. ❺번과 ❷번 수타 자리를 동시에 자극하면 수분 대사와 림프 순환이 개선돼 하복부와 승마살 부종이 줄어 허벅지 라인이 정돈됩니다. 동시에 목 주변 부종이 완화되고 피부 탄력이 높아져 목주름이 줄며 목선도 슬림해져요.

❷번 수타 자리 위치

팔꿈치 접히는 선

❺번 수타 자리 위치

손목의 선 바로 위

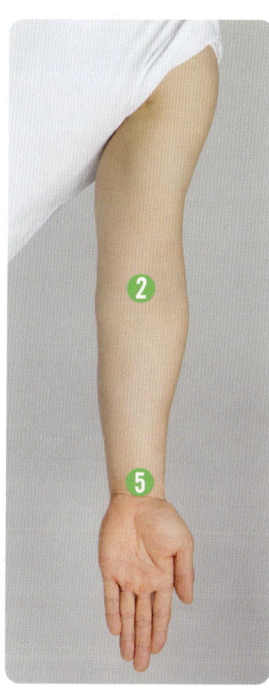

❷번, ❺번 수타 자리 주요 효과

- 승마살 부종 감소
- 체지방 감소
- 허벅지 외측 정돈
- 허벅지 슬림
- 하체 라인 정돈
- 수분 대사 촉진
- 림프 순환 활성
- 목 부종 감소
- 목 긴장 완화
- 피부 탄력 증가
- 목 주름 완화
- 우아한 목선

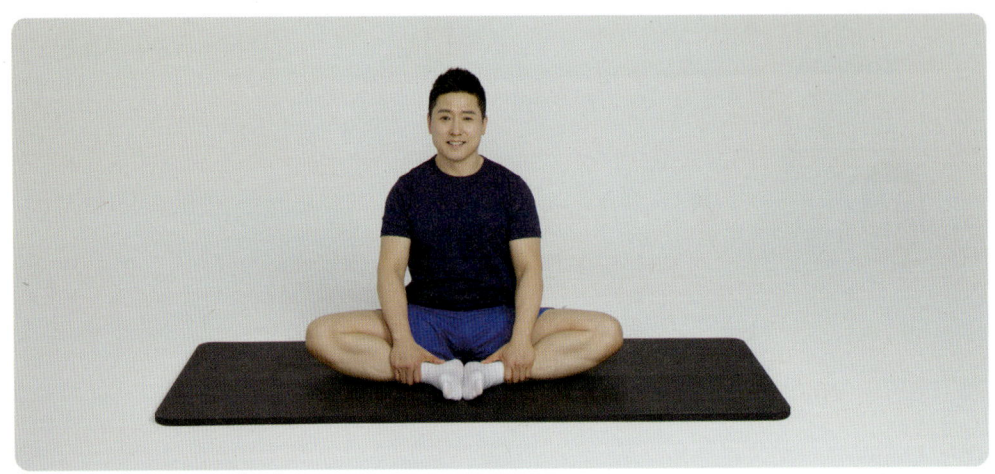

① **기본 자세: 앉아서**

자리에 반듯하게 앉아서 벽에 꼬리뼈와 척추, 머리를 최대한 붙인 다음 양쪽 무릎을 접어 발바닥을 마주
보게 붙여주세요. 팔은 자연스럽게 내리고, 턱은 가슴 쪽으로 내려 척추를 수직으로 정렬해주세요.

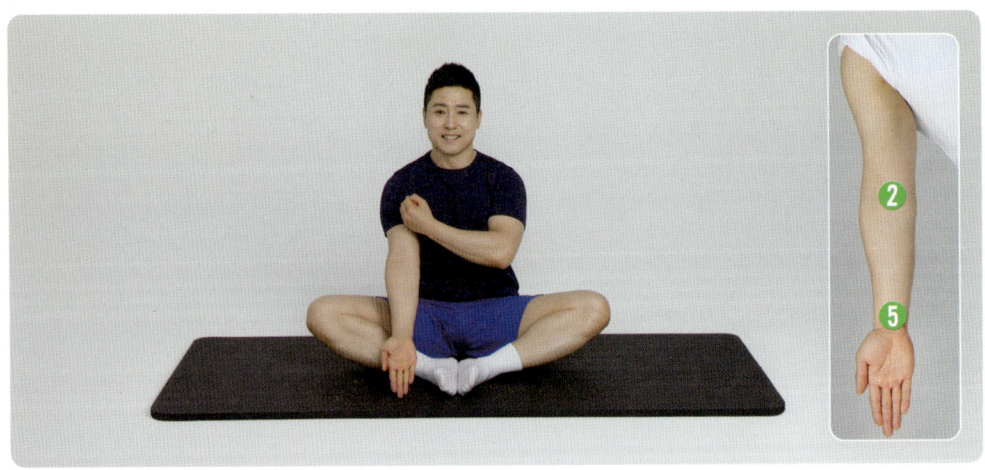

② **오른팔 정면 수타**

먼저 팔 안쪽 면이 보이도록 오른팔을 곧게 세워주세요. 왼손을 주먹 쥐어 오른팔 **⑤**번 수타 자리를 약간
통증이 느껴질 정도로 부드럽게 10회 두드립니다. 같은 방법으로 **②**번 수타 자리를 10회 두드립니다. 꼭
⑤번에서 **②**번으로 순서에 맞게 두드려주세요.

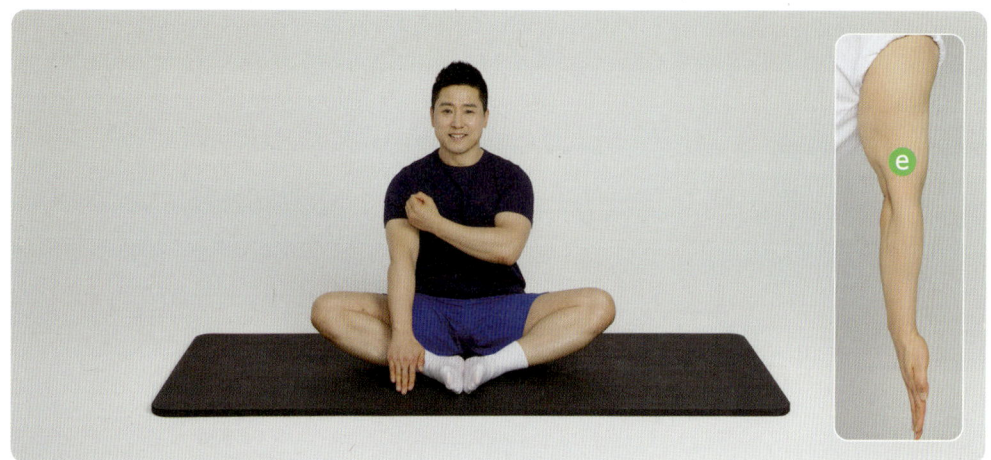

③ 오른팔 옆면 수타

오른팔 옆면이 보이도록 돌린 뒤 왼손을 주먹 쥐어 오른팔 ⓔ 수타 자리를 10회 두드립니다. ⓔ 수타 자리는 앞서 자극한 ❺번과 ❷번 수타 자리 효과가 증폭되도록 입력하는 기능을 합니다.

④ 왼팔도 같은 방법으로 먼저 정면 ❺번, ❷번 수타 자리를 각각 10회씩, 다음에 옆면 ⓔ 수타 자리를 10회 두드립니다.

Tip

승마살은 골반이 앞이나 뒤로 틀어지거나, 허벅지 뼈가 안쪽으로 틀어져 특정 부위에 지방이 쌓일 때 도드라지는 경우가 많아요. 게다가 혈류량이 적고 온도가 낮은 경향이 있어 지방 연소가 더디게 일어나는 부위예요. 그래서 그대로 방치하면 하체 대사율을 떨어져 살이 잘 빠지지 않는 체질로 바뀌게 되니 주의해야 합니다.

하복부와 엉덩이에 부종이 쌓이면 하체 라인이 둔해지고 체온과 대사 효율도 떨어집니다. ❸번과 ❺번 수타 자리를 동시에 자극하면 수분 대사와 림프 순환이 개선되고, 엉덩이 부종과 체지방이 줄어 탄탄하고 동그란 애플힙이 만들어집니다. 또한 체온과 기초대사율이 올라 지방이 잘 소모됩니다.

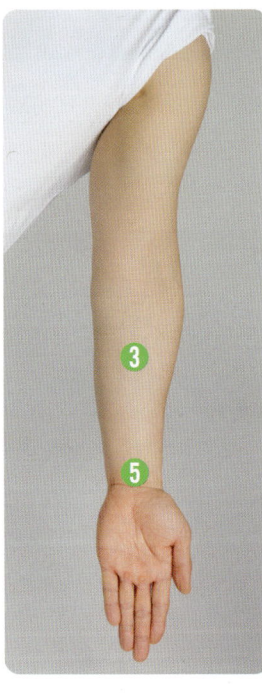

❸번 수타 자리 위치

팔꿈치와 아랫팔 중앙선 가운데

❺번 수타 자리 위치

손목의 선 바로 위

❸번, ❺번 수타 자리 주요 효과

- 엉덩이 부종 감소
- 체지방 감소
- 애플힙 형성
- 하체 탄탄
- 수분 대사 활성
- 림프 순환 촉진
- 체온 상승
- 기초대사율 향상
- 전신 대사 활성
- 전신 다이어트 보조
- 체질 개선

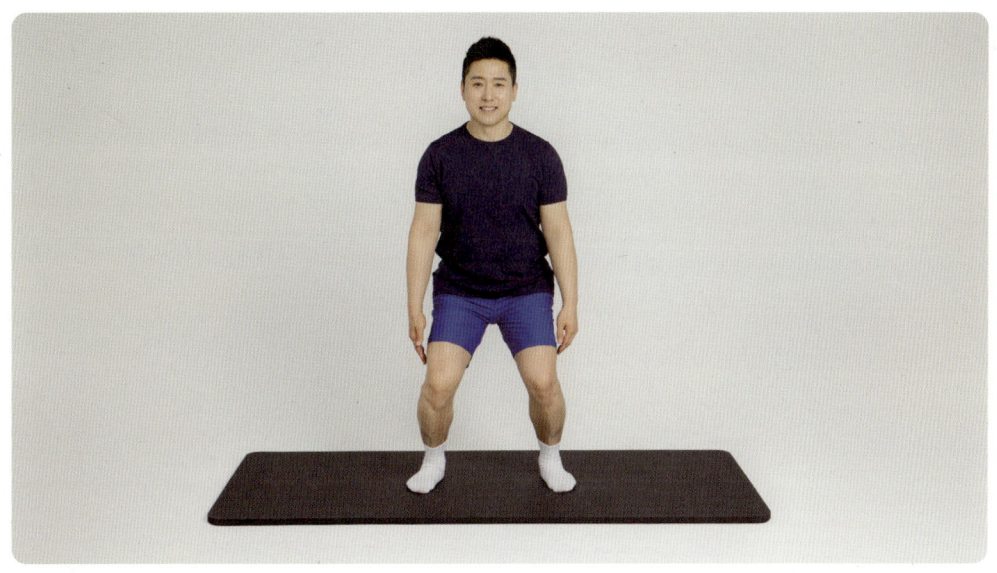

① 기본 자세: 서서

자리에 반듯하게 서서 벽에 엉덩이와 척추, 머리를 최대한 붙인 다음 양다리를 어깨너비만큼 벌리고 의자에 반쯤 걸터앉듯 앉아주세요. 팔은 자연스럽게 내리고, 턱은 가슴 쪽으로 내려 척추를 수직으로 정렬해주세요.

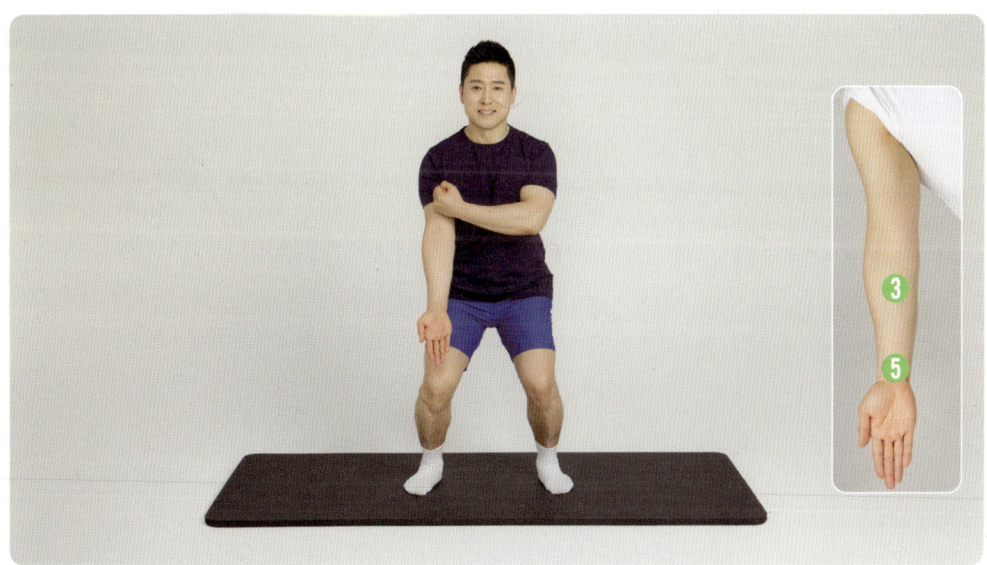

② 오른팔 정면 수타

먼저 팔 안쪽 면이 보이도록 오른팔을 곧게 내려주세요. 왼손을 주먹 쥐어 오른팔 ❺번 수타 자리를 약간 통증이 느껴질 정도로 부드럽게 10회 두드립니다. 같은 방법으로 ❸번 수타 자리를 10회 두드립니다. 꼭 ❺번에서 ❸번으로 순서에 맞게 두드려주세요.

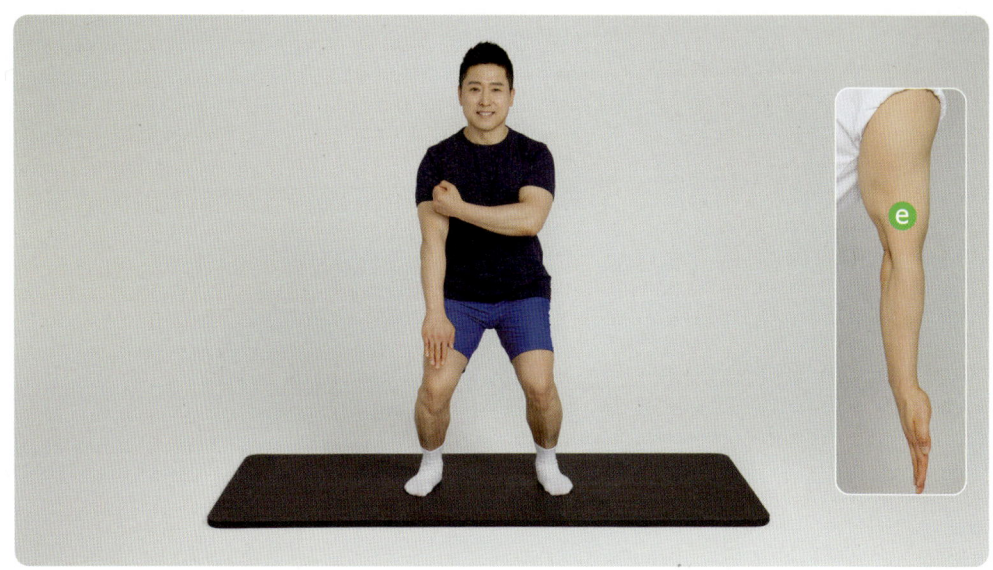

(3) **오른팔 옆면 수타**

오른팔 옆면이 보이도록 돌린 뒤 왼손을 주먹 쥐어 오른팔 **ⓔ** 수타 자리를 10회 두드립니다. **ⓔ** 수타 자리는 앞서 자극한 **❺**번과 **❸**번 수타 자리 효과가 증폭되도록 입력하는 기능을 합니다.

(4) 왼팔도 같은 방법으로 먼저 정면 **❺**번, **❸**번 수타 자리를 각각 10회씩, 다음에 옆면 **ⓔ** 수타 자리를 10회 두드립니다.

Tip

오래 앉아서 생활하다 보면 엉덩이 근육이 약해지고 지방이 쌓이기 쉬워집니다. 근육이 힘을 잃으면 그 자리를 지방이 대신 채우기 때문에 틀어진 골반을 바로잡아 림프 통로를 열어 줘야 해요. 골반 주변의 순환을 도와 지방 연소를 촉진해 주세요.

식단과 수타가 만드는 시너지 효과

"음식이 흐르고, 손이 흐르게 한다.
이 둘이 만나면 몸은 자연히 바뀝니다."

많은 다이어트 프로그램이 '무엇을 먹지 말 것인가'를 강조합니다. 하지만 구본강 다이어트는 다릅니다. 무엇을 넣고, 무엇을 빼며, 그 과정을 어떻게 흐르게 할 것인지까지 설계합니다. 그 핵심은 두 가지 약, 즉 약선식과 수타요법이 만드는 강력한 시너지입니다.

> **해독 단계**　해독 주스+수타 두드리기
> 몸속 염분·당·노폐물 제거 림프를 자극해 붓기와 정체 해소
> ◉ 체중이 줄고, 복부·얼굴의 붓기가 즉각적으로 내려갑니다.

> **회복 단계**　장벽 회복 음식 + 지긋한 수타 지압
> 위장과 림프계를 달래고 해독 후 나타나는 피로·식욕 폭발 방지
> ◉ 몸이 가라앉고 안정되며, 에너지 균형이 회복됩니다.

> **성장 단계**　단백질 상승식 + 척추·호흡 수타 자세
> 근육 합성 촉진 기초대사 + 호흡 순환 최적화
> ◉ 몸이 지방을 저장하는 구조에서 스스로 태우고 순환하는 구조로 전환됩니다.

이러한 세 단계를 12주 동안 체계적으로 반복했을 때 3년 이상 요요 없이 체중을 유지할 수 있습니다. 이 변화의 비밀은 단 하나, 약선식이 '무엇을 넣고 뺄지'를 알려주고, 수타요법이 그 작용을 '가속하고 안정'시키기 때문입니다.

칼로리와 싸우는 다이어트는 언젠가 끝나지만, 몸과 협상하는 다이어트는 스스로를 치유하는 평생의 기술이 됩니다. 그것이 바로 구본강 다이어트의 가장 큰 원리, 그리고 두 개의 약이 함께 만드는 자연치유의 힘입니다.

구본강 다이어트
12주 프로그램

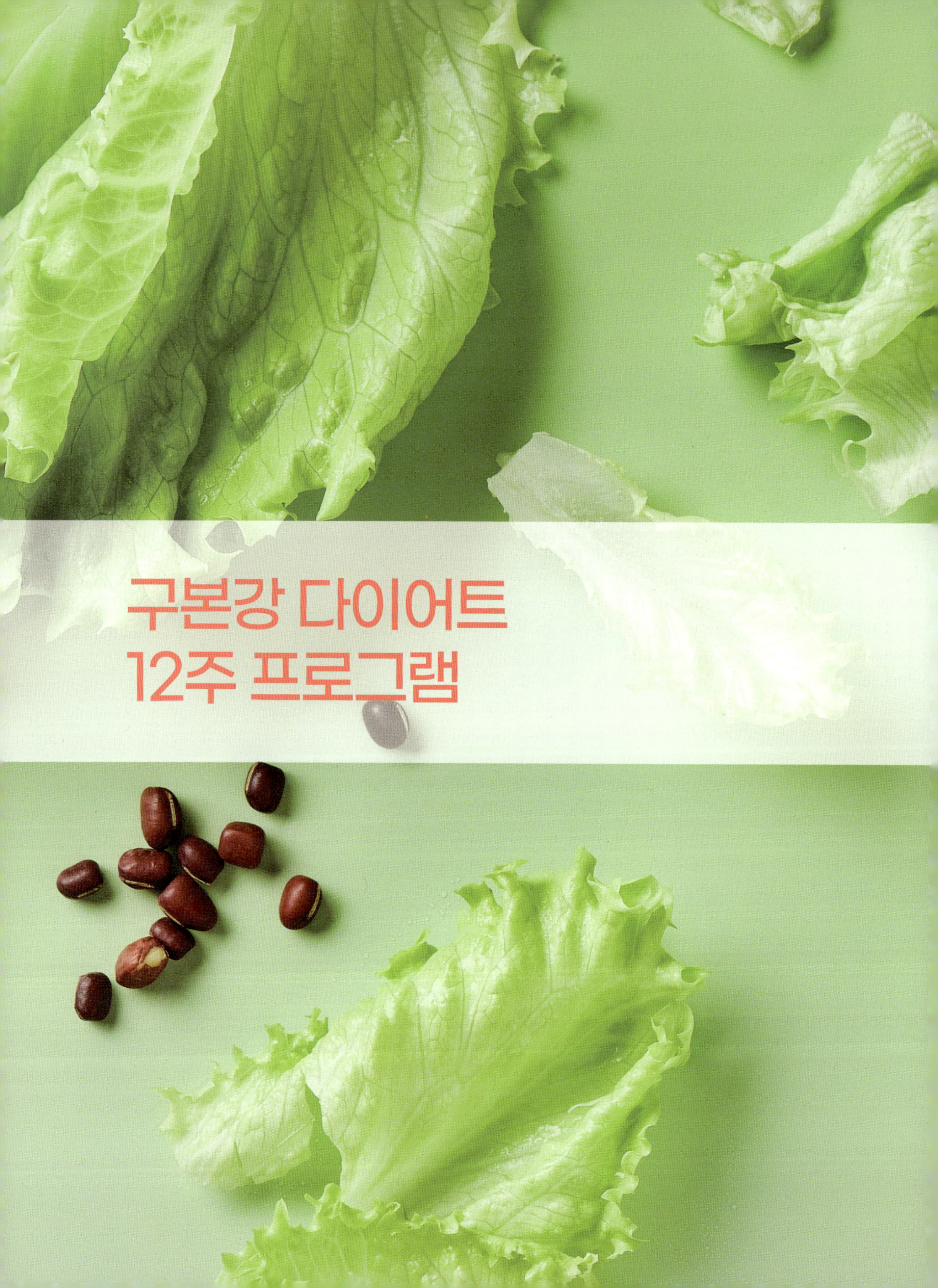

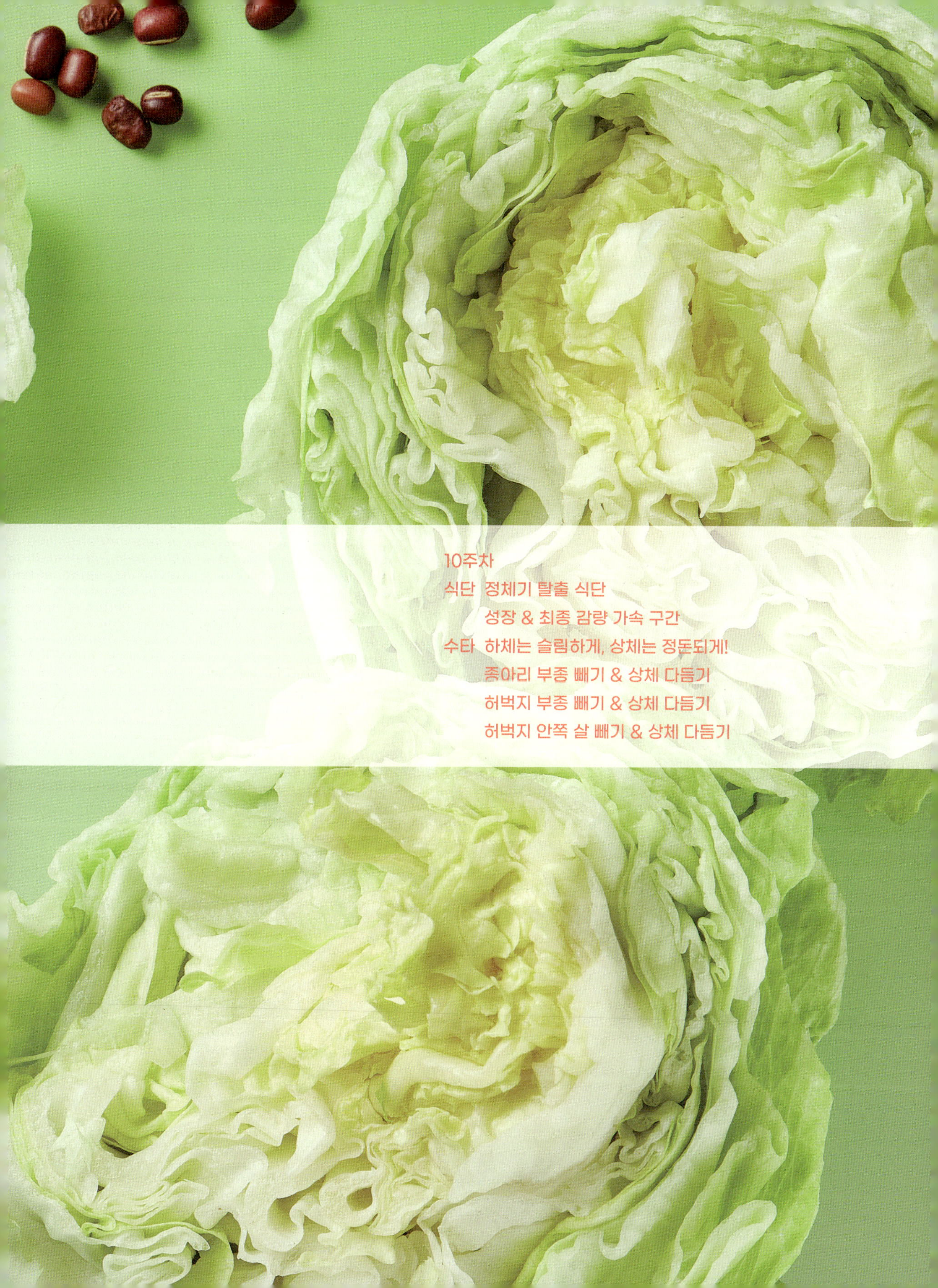

10주차
식단 정체기 탈출 식단
　　성장 & 최종 감량 가속 구간
수타 하체는 슬림하게, 상체는 정돈되게!
　　종아리 부종 빼기 & 상체 다듬기
　　허벅지 부종 빼기 & 상체 다듬기
　　허벅지 안쪽 살 빼기 & 상체 다듬기

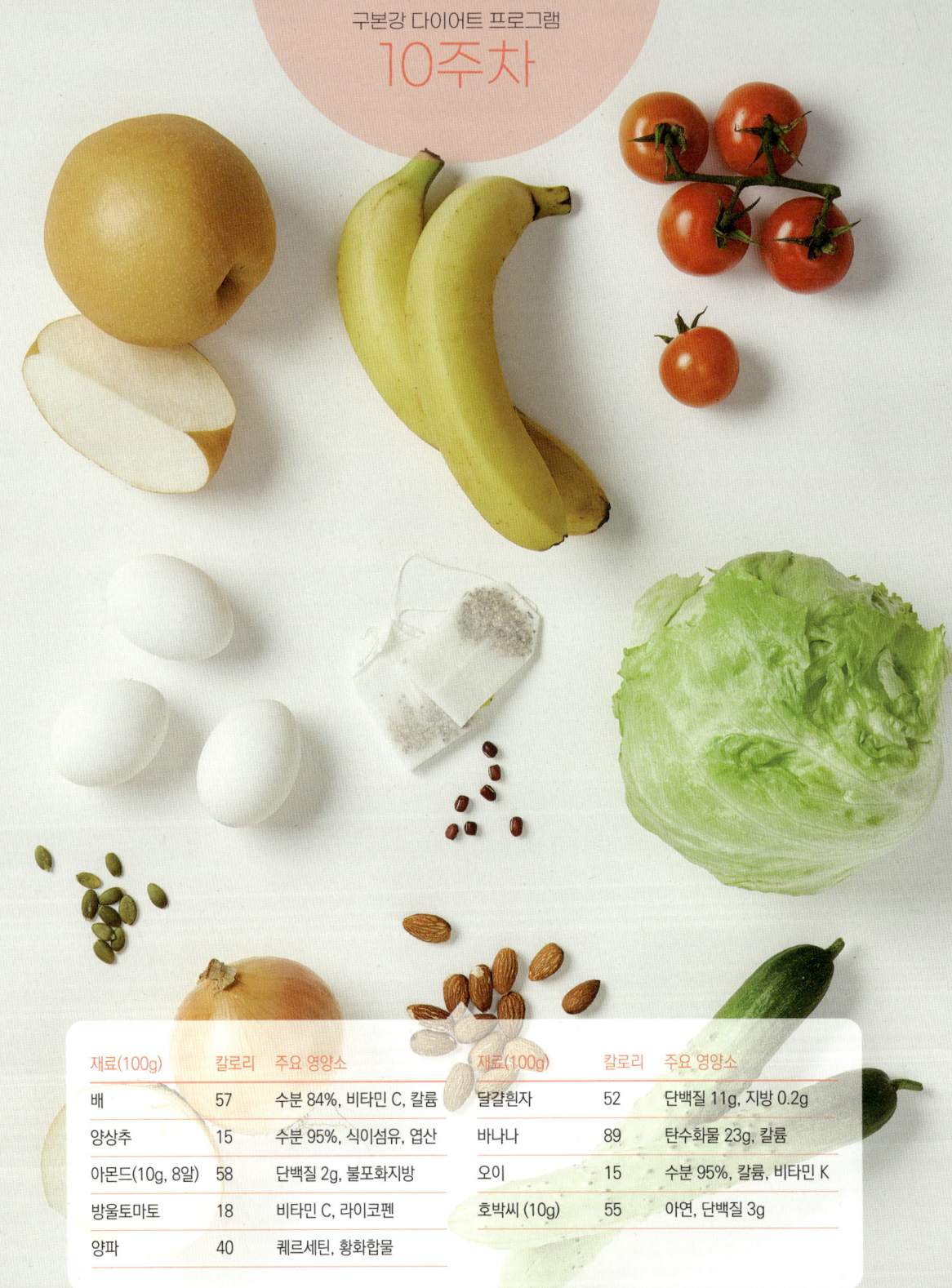

재료(100g)	칼로리	주요 영양소	재료(100g)	칼로리	주요 영양소
배	57	수분 84%, 비타민 C, 칼륨	달걀흰자	52	단백질 11g, 지방 0.2g
양상추	15	수분 95%, 식이섬유, 엽산	바나나	89	탄수화물 23g, 칼륨
아몬드(10g, 8알)	58	단백질 2g, 불포화지방	오이	15	수분 95%, 칼륨, 비타민 K
방울토마토	18	비타민 C, 라이코펜	호박씨 (10g)	55	아연, 단백질 3g
양파	40	퀘르세틴, 황화합물			

성장 & 최종 감량 가속 구간

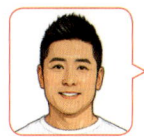

마지막 감량을 강하게 밀어주는, 다시 근육과 세포가 살아나는 성장 단계입니다. 탄수화물과 단백질 수량 조절로 지방 연소를 다시 한번 끌어올려줄 거예요. 10주차는 체중이 다시 한번 눈에 띄게 빠지는 사람들이 많은 구간이므로 분발해주세요. 몸이 많이 회복되어 온몸에 에너지가 재충전된 느낌을 경험할 수 있습니다.

10주차 전체 재료 체크리스트

- ☐ 배 1,680g
- ☐ 양상추 1050g
- ☐ 아몬드 60개
- ☐ 방울토마토 140개
- ☐ 양파초절임 540g

- ☐ 삶은 달걀흰자 53개
- ☐ 바나나 7개
- ☐ 오이 330g
- ☐ 호박씨 15개
- ☐ 팥물 13L
  (13L X 팥차 티백 2 = 26 티백)

재료별 시너지 효과

배 & 양상추

수분과 식이섬유가 함께 작용해 장 활동을 보조하고, 속이 답답한 것을 완화하며, 포만감 유지에 도움을 줍니다.

삶은 달걀흰자 & 호박씨

고품질 단백질과 건강한 지방, 미네랄이 함께 공급되어 포만감을 높여줘요. 근육 손실을 예방하고 유지될 수 있게 해줍니다.

식단을 시작하기 전에 먼저 9주차에 얼마나 감량되었는지 체중을 확인해주세요.

10주차 월요일 아침 11시	9주차 월요일 아침 11시	감량
월 일 kg	월 일 kg	kg

10주차 식단표

구분	월요일	화요일	수요일	목요일	금요일	토요일	일요일
8시 아침	배 150g 양상추 50g 아몬드 5개 방울토마토 5개 양파초절임 30g (월요일 아침 금식)		배 80g 삶은 달걀흰자 2개 양상추 50g 아몬드 5개 방울토마토 5개 양파초절임 30g		배 50g 삶은 달걀흰자 3개 양상추 50g 오이 30g 방울토마토 5개 양파초절임 30g		삶은 달걀흰자 3개 양상추 50g 오이 50g 방울토마토 5개 호박씨 5개
12시 점심	배 150g 양상추 50g 아몬드 5개 방울토마토 5개 양파초절임 30g		배 80g 삶은 달걀흰자 2개 양상추 50g 아몬드 5개 방울토마토 5개 양파초절임 30g		배 50g 삶은 달걀흰자 3개 양상추 50g 오이 30g 방울토마토 5개 양파초절임 30g		삶은 달걀흰자 3개 양상추 50g 오이 50g 방울토마토 5개 호박씨 5개
3시 간식	바나나 1개 삶은 달걀흰자 2개 방울토마토 5개						
7시 저녁	배 150g 양상추 50g 아몬드 5개 방울토마토 5개 양파초절임 30g		배 80g 삶은 달걀흰자 2개 양상추 50g 아몬드 5개 방울토마토 5개 양파초절임 30g		배 50g 삶은 달걀흰자 3개 양상추 50g 오이 30g 방울토마토 5개 양파초절임 30g		삶은 달걀흰자 3개 양상추 50g 오이 50g 방울토마토 5개 호박씨 5개
팥물	2L		3L		1L		1L

• 양상추는 겉잎을 떼어 흐르는 물에 세척 후 물기를 제거하고 섭취해주세요.

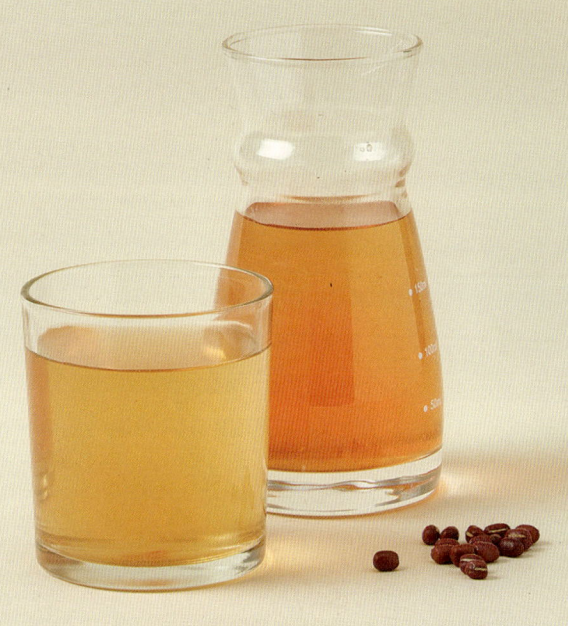

 다이어트가 정체되지 않도록 탄수화물 양을 세밀하게 조절하여 지방 연소를 폭발시키는 식단입니다. 이뇨 작용을 돕는 팥물은 부종 제거와 여성호르몬 균형에 딕월해 몸을 기볍게 만들어줍니다. 요일별 식단과 수분 섭취량 구성이 달라요.

10주차 수분 핵심 '팥물'

몸속 남아 있는 수분과 부기를 빼 주어 온몸의 라인을 정리해줍니다. 안토시아닌 성분은 강력한 항산화 작용으로 몸속 노폐물과 활성산소를 줄여 면역력 강화에도 기여합니다.

 만드는 법

볶은 팥 100g을 물에 불린 뒤 생수 3L에 넣고 끓여서 만들어주세요.
직접 볶아 만들어 마시기 어려우면 물 1L에 팥차 티백 2개를 넣고 우려주세요.

 마시는 법

1. 10주차에 마셔야 하는 팥물은 총 13L입니다.
2. 각 요일에 정해진 팥물을 200~300mL씩 나누어 마셔주세요. 11주차 월요일 아침, 체중 검사하는 11시까지는 수분 섭취를 제한합니다.
4. 오후 7시까지만 마셔주세요. 7시 이후에는 금식입니다.

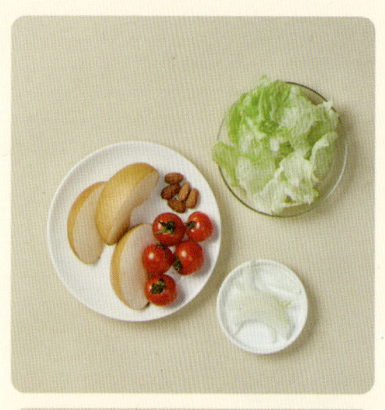

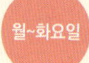 월~화요일

아침 8시 점심 12시 저녁 7시
▶ 배 150g 양상추 50g 아몬드 5개 방울토마토 5개 양파초절임 30g

간식 3시
▶ 바나나 1개 삶은 달걀흰자 2개 방울토마토 5개

팥물 2L

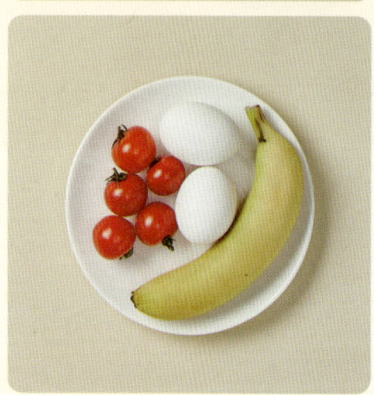

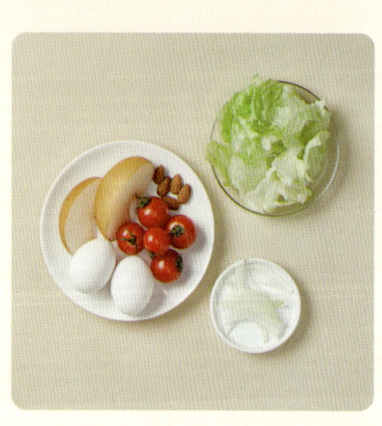

 수~목요일

아침 8시 점심 12시 저녁 7시
▶ 배 80g 삶은 달걀흰자 2개 양상추 50g 아몬드 5개
　방울토마토 5개 양파초절임 30g

간식 3시
▶ 바나나 1개 삶은 달걀흰자 2개 방울토마토 5개

팥물 3L

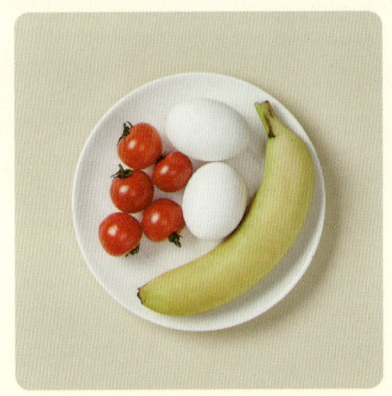

아침 8시 점심 12시 저녁 7시
▶ 배 50g 삶은 달걀흰자 3개 양상추 50g 오이 30g
   방울토마토 5개 양파초절임 30g

간식 3시
▶ 바나나 1개 삶은 달걀흰자 2개 방울토마토 5개

팥물 1L

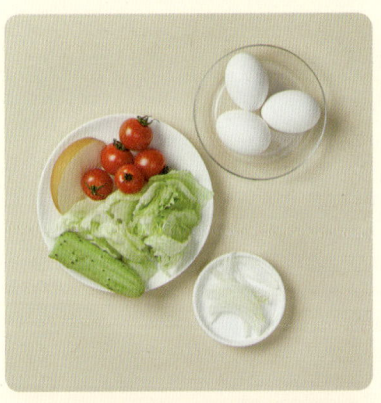

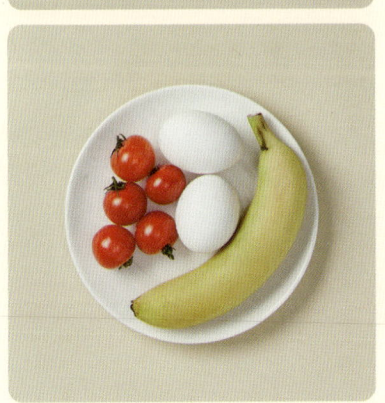

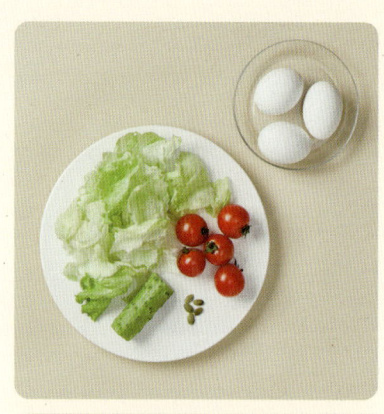

일요일

아침 8시 점심 12시 저녁 7시
▶ 삶은 달걀흰자 3개 양상추 50g 오이 50g
　 방울토마토 5개 호박씨 5개

간식 3시
▶ 바나나 1개 삶은 달걀흰자 2개 방울토마토 5개

팥물 1L

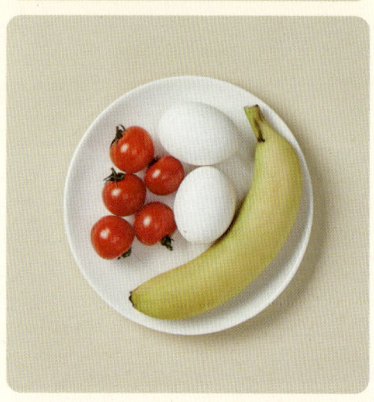

10주차 식단을 잘 지켰는지 체크해주세요.

월요일	화요일	수요일	목요일	금요일	토요일	일요일

식재료 구성과 수량이 조금씩 바뀌는 이유

먼저 대표적인 탄수화물 재료를 예를 들어볼까요? 요일별 식사에서 월요일에는 바나나 2개를 끼니별로 먹었는데 화요일에는 오전에는 바나나를 2개, 오후에는 바나나를 1개 이런 식으로 수량이 달라지는 경우들이 있어요. 또 하루는 바나나가 들어있는데 다음 날엔 딸기로 바뀌는 등 비슷해 보이지만 조금씩 재료의 구성과 수량이 바뀌는 부분들이 있습니다. 이것이 바로 이 다이어트의 핵심이라고 할 수 있으니 꼭 기억하고 해당 요일과 끼니에 정해진 재료와 수량을 먹어야 합니다!

우리 몸은 정해진 것에 익숙해지는 경향이 있습니다. 바나나를 2개씩 먹다보면 뇌는 당연히 앞으로 2개를 먹을 것이라고 생각합니다. 그런데 이 예상을 깨고 바나나를 1개만 먹으면 몸은 줄어든 에너지를 보충하기 위해 저장된 것을 사용하는데, 그것이 바로 지방입니다. 즉 부족한 만큼 지방을 연소시키기 때문에 이렇게 수량을 줄였다 늘렸다 조절해서 먹으면 이에 맞춰 영양을 보충하고, 또 부족하면 다른 것을 태우는 등 몸이 자동으로 살을 빼게 됩니다.

바나나에서 딸기 등으로 탄수화물군의 종류를 바꾸는 것도 같은 이치입니다. 딸기는 바나나와 탄수화물량은 비슷하지만 에너지 자체는 부족하기 때문에 부족한 분량만큼 몸은 지방을 분해해서 사용하게 됩니다.

다음으로 단백질 재료도 마찬가지입니다. 바나나 2개와 삶은 달걀흰자 1개를 먹다가 바나나를 1개로 줄이면서 삶은 달걀흰자를 2개로 늘리는 경우를 볼까요? 탄수화물을 줄여 몸이 에너지가 부족하다고 착각하게 만들어 체지방을 주요 에너지원으로 쓰게 한다고 했는데, 이때 탄수화물량이 변하는 동안 단백질이 부족하지 않게 유지하여 근육이 분해되는 것을 막습니다. 즉 '체지방을 빼면서도 근육을 유지'하는 과학적인 다이어트 식단이라고 할 수 있습니다.

하체는 슬림하게, 상체는 정돈되게!
허벅지 안쪽 군살 관리와 상체 라인 정돈

주요 수타 부위 **①**번 **②**번 **③**번 **⑤**번 10주차 효과 부종 없이 날씬한 상체와 하체

종아리 부종 빼기 & 상체 다듬기 – **①**번 **⑤**번

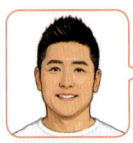

상체와 하체에 부종이 쌓이면 몸이 무거워지고 움직임이 둔해지며, 전체적으로 체형이 흐트러집니다. **①**번과 **⑤**번 수타 자리를 동시에 자극하면 하체의 부종과 체지방이 줄어 날씬한 다리 라인이 만들어집니다. 또한 상체 순환도 촉진되어 군살 없는 세련된 상체 라인을 완성할 수 있어요.

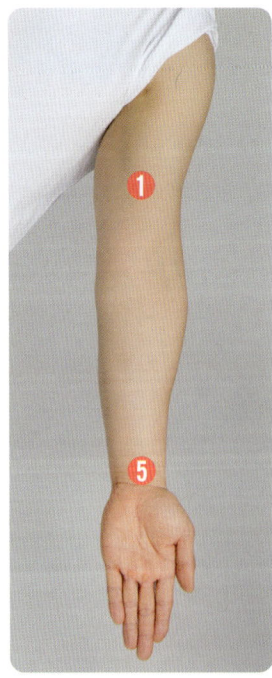

①번 수타 자리 위치

겨드랑이와 팔꿈치 접히는 가운데

⑤번 수타 자리 위치

손목의 선 바로 위

①번, **⑤**번 수타 자리 주요 효과

- 종아리 부종 감소
- 체지방 감소
- 다리 라인 슬림
- 다리 가벼움
- 수분 대사 활성
- 림프 순환 촉진
- 상체 부종 감소
- 군살 정돈
- 상체 라인 정돈
- 기혈 순환 촉진

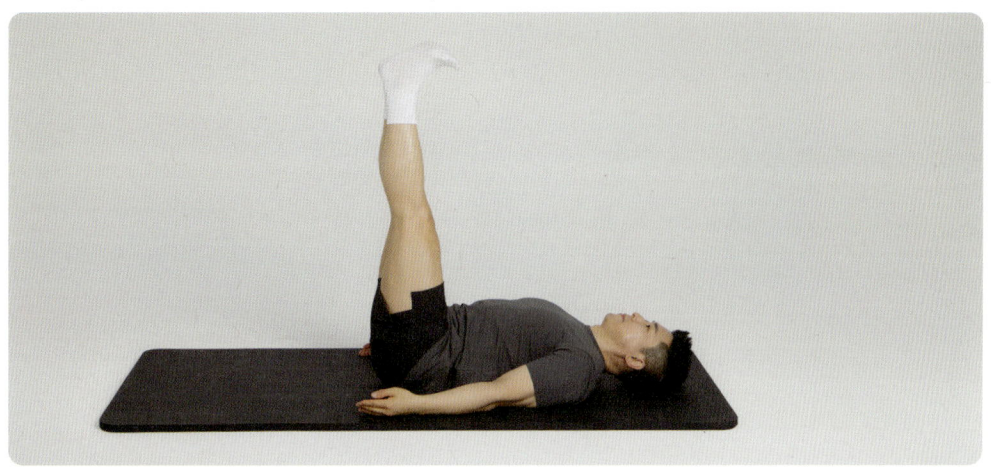

① **기본 자세: 누워서**

자리에 반듯하게 누워서 양쪽 발을 모은 다음 다리를 90도로 들어올리고 발끝도 세워주세요. 무릎을 곧게 펴기 어려운 사람은 최대한 올릴 수 있을 정도로만 올려도 됩니다. 팔은 자연스럽게 내리고, 턱은 가슴 쪽으로 내려 척추를 수직으로 정렬해주세요.

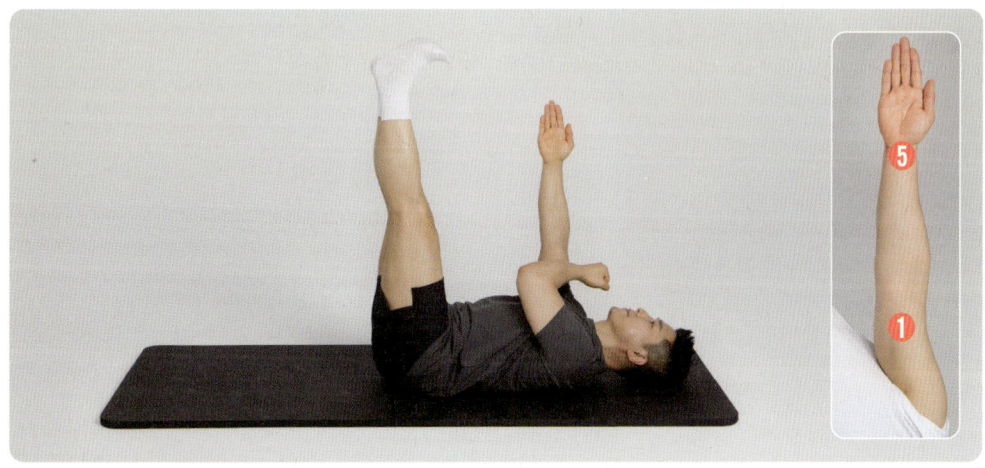

② **오른팔 정면 수타**

먼저 팔 안쪽 면이 보이도록 오른팔을 곧게 세워주세요. 왼손을 주먹 쥐어 오른팔 **⑤**번과 **①**번 수타 자리를 번갈아가며 약간 통증이 느껴질 정도로 부드럽게 20회 두드립니다. **⑤**번 한 번, **①**번 한 번 치는 식으로 번갈아가며 두드려주세요.

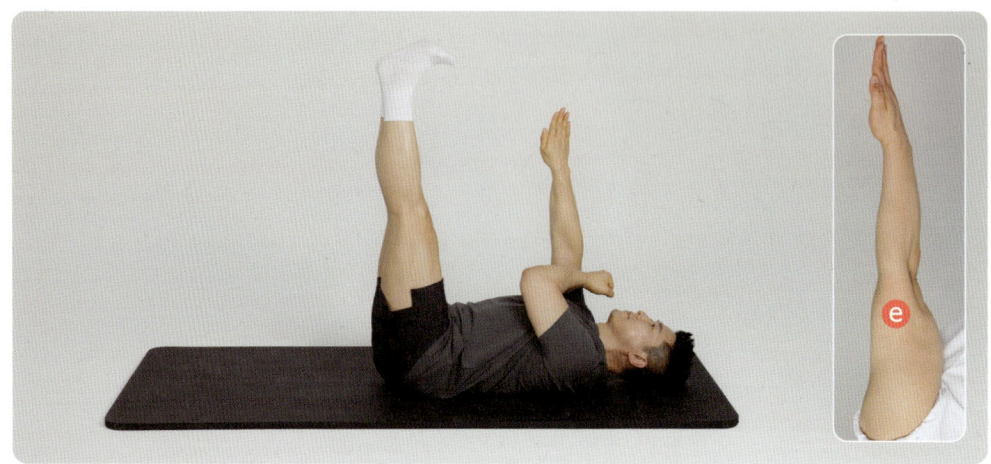

③ **오른팔 옆면 수타**

오른팔 옆면이 보이도록 돌린 뒤 왼손을 주먹 쥐어 오른팔 ⓔ 수타 자리를 10회 두드립니다. ⓔ 수타 자리는 앞서 자극한 ❺번과 ❶번 수타 자리 효과가 증폭되도록 입력하는 기능을 합니다.

④ 왼팔도 같은 방법으로 먼저 정면 ❺번과 ❶번 수타 자리를 번갈아가며 20회, 다음에 옆면 ⓔ 수타 자리를 10회 두드립니다.

Tip

오래 서 있거나 앉아 있으면 종아리 근육이 수축·이완되지 않아 순환이 정체되고 체액이 고이게 됩니다. 정체된 부종은 지방 세포와 결합해 쉽게 잘 빠지지 않는 셀룰라이트가 되기도 해요. 다리를 심장보다 높게 들고 있으면 중력의 도움을 받아 정체된 체액이 순환되도록 도움을 줄 수 있습니다.

허벅지 부종 빼기 & 상체 다듬기 – ❷번 ❺번

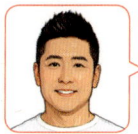

❷번과 ❺번 수타 자리를 동시에 자극하면 신장의 기운이 활성화돼 수분 대사와 림프 흐름이 원활해지고, 허벅지 부종과 체지방이 줄어 하체 라인이 가볍고 매끄러워집니다. 동시에 상체 림프 순환이 개선되어 부종과 군살이 정리되며, 상체 라인도 날씬하게 다듬어져요.

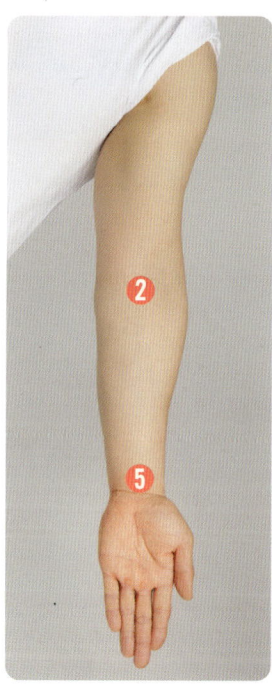

❷번 수타 자리 위치

팔꿈치 접히는 선

❺번 수타 자리 위치

손목의 선 바로 위

❷번, ❺번 수타 자리 주요 효과

• 허벅지 부종 감소
• 체지방 감소
• 하체 라인 슬림
• 하체 가벼움
• 수분 대사 활성
• 림프 순환 촉진
• 상체 부종 감소
• 군살 정돈
• 상체 라인 슬림
• 세련된 외관

197

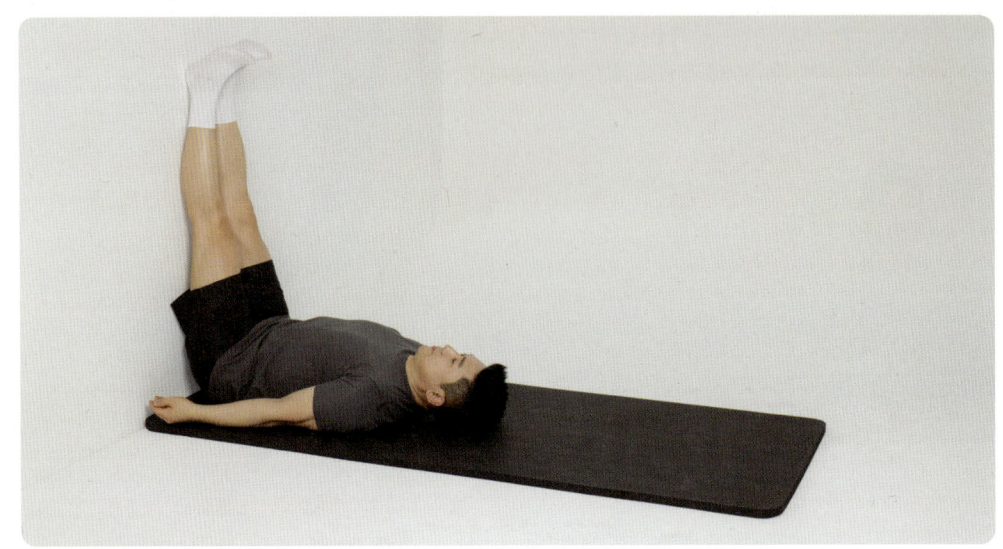

① **기본 자세: 누워서**

자리에 반듯하게 누워서 벽에 꼬리뼈를 최대한 붙인 다음 양다리를 모아 들어올리고 발끝을 배꼽 쪽으로 당겨주세요. 팔은 자연스럽게 내리고, 턱은 가슴 쪽으로 내려 척추를 수직으로 정렬해주세요.

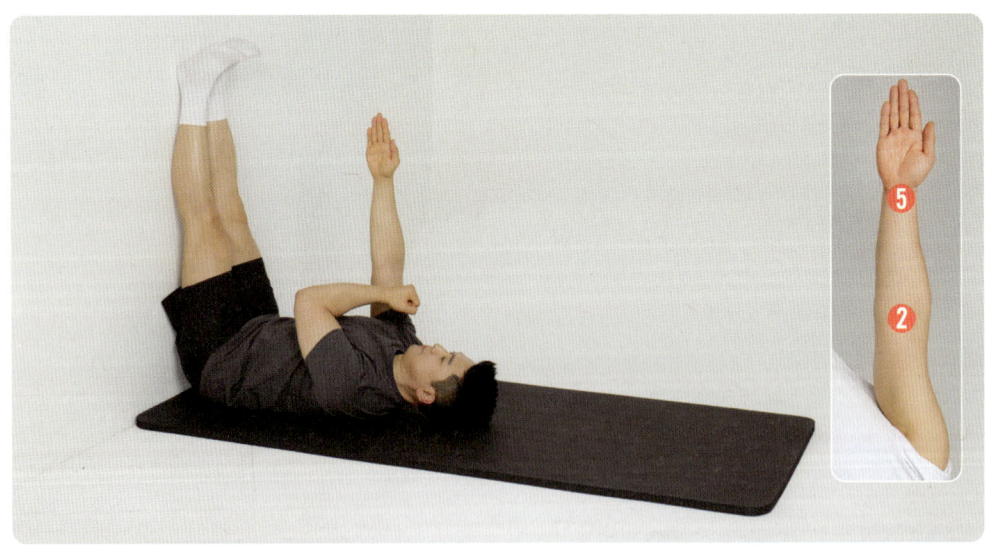

② **오른팔 정면 수타**

먼저 팔 안쪽 면이 보이도록 오른팔을 곧게 세워주세요. 왼손을 주먹 쥐어 오른팔 **⑤**번과 **②**번 수타 자리를 번갈아가며 약간 통증이 느껴질 정도로 부드럽게 20회 두드립니다. **⑤**번 한 번, **②**번 한 번 치는 식으로 번갈아가며 두드려주세요.

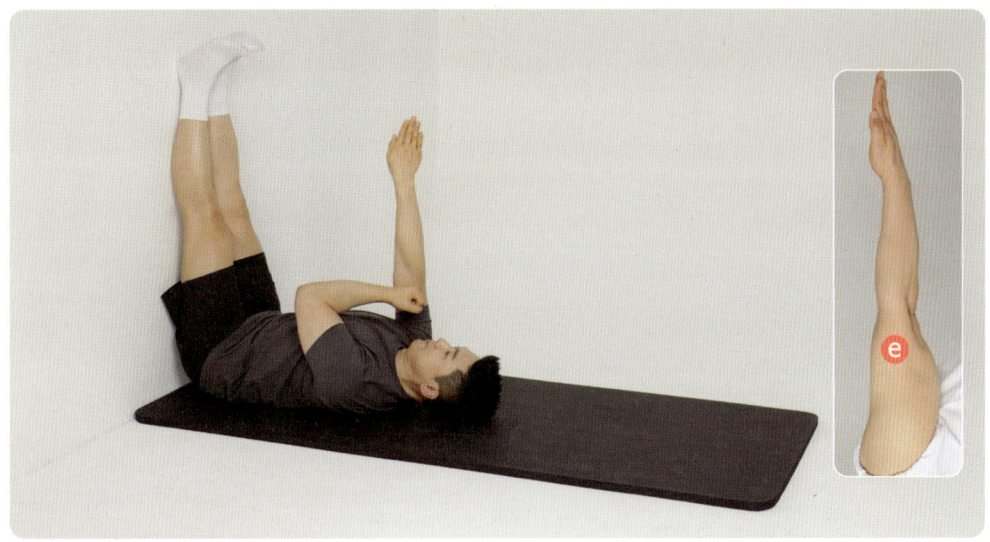

③ **오른팔 옆면 수타**

오른팔 옆면이 보이도록 돌린 뒤 왼손을 주먹 쥐어 오른팔 ⓔ 수타 자리를 10회 두드립니다. ⓔ 수타 자리는 앞서 자극한 ➎번과 ➋번 수타 자리 효과가 증폭되도록 입력하는 기능을 합니다.

④ 왼팔도 같은 방법으로 먼저 정면 ➎번과 ➋번 수타 자리를 번갈아가며 20회, 다음에 옆면 ⓔ 수타 자리를 10회 두드립니다.

Tip

엉덩이 살은 단순히 지방이 축적된 것을 넘어 골반이 틀어지고 혈관과 림프 순환이 정체된 결과물이라고 할 수 있어요. 방치하면 허리와 관절 건강에 위험하므로 순환 체계를 회복하고 하체 라인을 슬림하게 가꿔야 합니다.

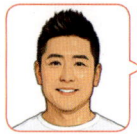

허벅지 안쪽 살 빼기 & 상체 다듬기 – ❸번 ❺번

❸번과 ❺번 수타 자리를 동시에 자극하면 온몸의 수분 대사와 림프 순환이 원활해집니다. 허벅지 안쪽 살이 빠지고 체지방이 줄어 매끄러운 하체 라인이 만들어집니다. 동시에 상체의 순환도 개선되어 어깨, 팔, 가슴의 군살이 정리되며 상체 라인이 슬림하게 다듬어져요.

❸번 수타 자리 위치

팔꿈치와 아랫팔 중앙선 가운데

❺번 수타 자리 위치

손목의 선 바로 위

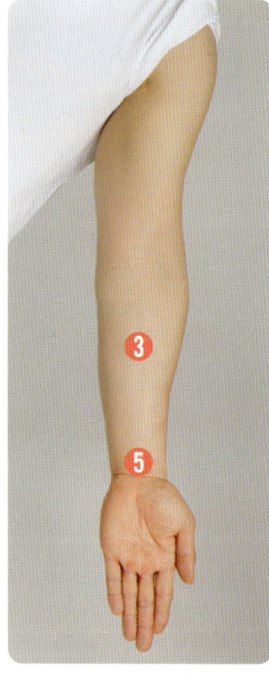

❸번, ❺번 수타 자리 주요 효과

- 허벅지 안쪽 부종 감소
- 체지방 감소
- 하체 라인 슬림
- 하체 가벼움
- 수분 대사 활성
- 림프 순환 촉진
- 상체 부종 감소
- 군살 정돈
- 상체 라인 슬림
- 세련된 외관

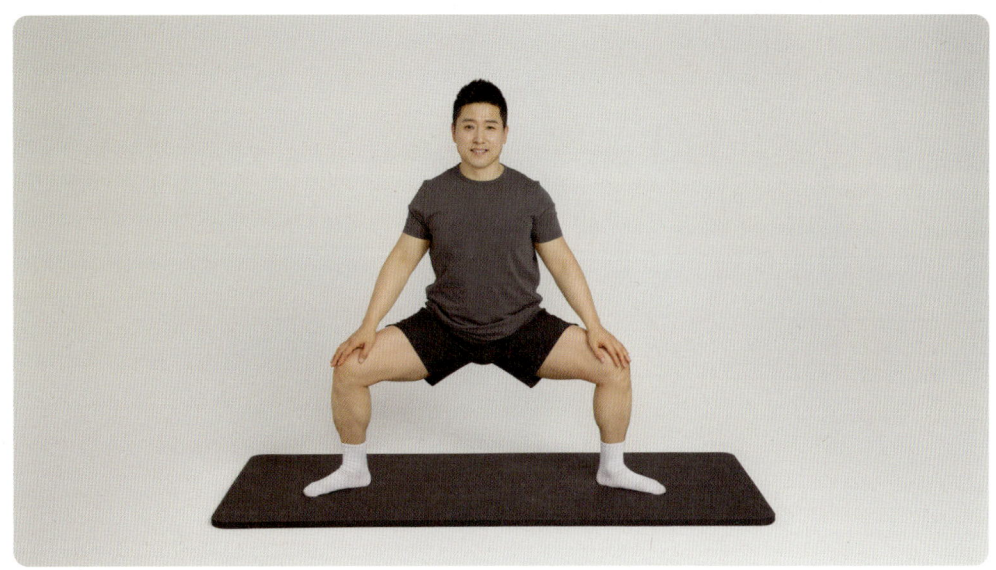

① **기본 자세: 서서**

자리에 반듯하게 서서 벽에 붙지 않고 서서 양다리를 어깨너비보다 넓게 벌리고 스쿼트 자세를 취해주세요.
팔은 자연스럽게 내리고, 턱은 가슴 쪽으로 내려 척추를 수직으로 정렬해주세요.

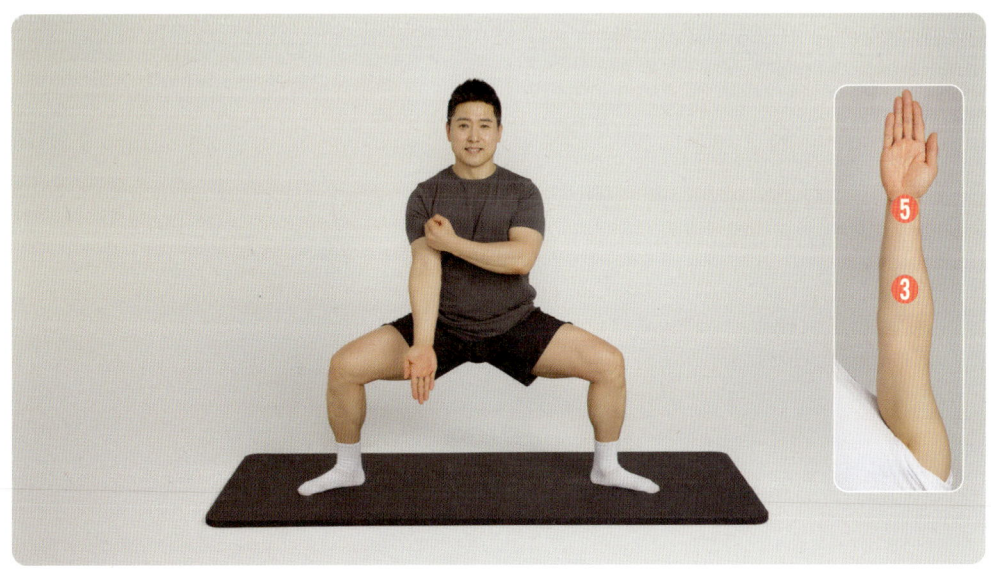

② **오른팔 정면 수타**

먼저 팔 안쪽 면이 보이도록 오른팔을 곧게 내려주세요. 왼손을 주먹 쥐어 오른팔 **⑤**번과 **③**번 수타 자리를
번갈아가며 약간 통증이 느껴질 정도로 부드럽게 20회 두드립니다. **⑤**번 한 번, **③**번 한 번 치는 식으로
번갈아가며 두드려주세요.

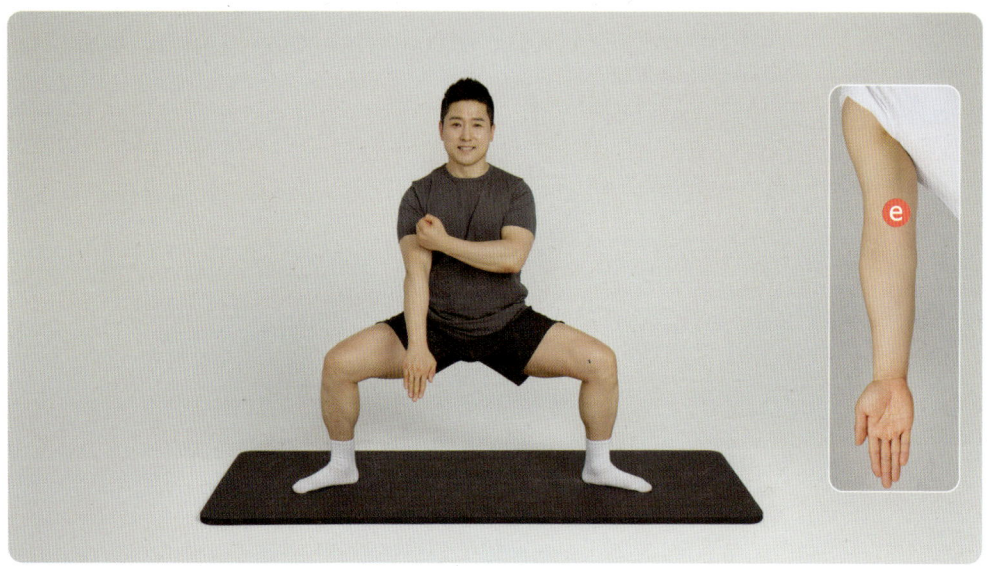

③ **오른팔 옆면 수타**

오른팔 옆면이 보이도록 돌린 뒤 왼손을 주먹 쥐어 오른팔 **ⓔ** 수타 자리를 10회 두드립니다. **ⓔ** 수타 자리는 앞서 자극한 **❺**번과 **❸**번 수타 자리 효과가 증폭되도록 입력하는 기능을 합니다.

④ 왼팔도 같은 방법으로 먼저 정면 **❺**번과 **❸**번 수타 자리를 번갈아가며 20회, 다음에 옆면 **ⓔ** 수타 자리를 10회 두드립니다.

Tip

골반이 앞이나 뒤로 틀어지면 주변 혈관과 림프관이 압박을 받습니다. 이로 인해 순환이 저하되면서 노폐물과 지방이 엉덩이와 허벅지 주변에 집중적으로 축적됩니다. 몸의 순환은 늘 원활하게 유지되어야 한다는 것을 기억해주세요.

1분 수타요법: 손이 만드는 기혈 순환

"기혈이 막히면 병이 오고, 흐르면 몸이 다시 살아납니다."

몸이 가벼워지지 않는 이유는 지방이 아니라 기혈이 막혔기 때문입니다. 순환이 멈추면 붓고, 기(氣)가 흐르지 않으면 통증이 생깁니다. 그래서 구본강 다이어트는 칼로리보다 먼저 '기혈 순환'을 열어주는 법을 알려줍니다. 그 핵심이 바로 단 1분으로 끝나는 '수타요법'입니다.

1 35초 주먹 두드리기

쇄골, 겨드랑이, 서혜부 : 몸속 림프절을 부드럽게 두드려 순환을 열고 열기를 공급합니다. 이 동작 하나만으로도 아침의 부은 얼굴과 답답한 복부가 즉각 가벼워지는 경험을 하게 됩니다.

2 35초 손끝 지압

간담혈, 심포혈 등 체질별 막힘 포인트 : 손끝으로 눌러 기(氣)의 통로를 확장합니다. 혈자리를 자극하면 신경 전달과 림프 흐름이 동시에 반응하며 막힌 부위가 따뜻해지고 풀리는 느낌을 받게 됩니다.

3 35초 수타 자세

척추를 정렬하고 복식호흡을 유도하는 내장 정렬 동작 : 혈류, 신경, 내장 위치, 기혈 균형이 한 번에 정리됩니다. 수많은 수강생이 이 동작을 꾸준히 반복한 결과 허리 통증 완화, 생리통 감소, 자세 교정이라는 효과를 보고했습니다.

아침과 저녁, 단 1분 1세트만 실천해보세요. 체온이 0.5℃ 상승하면 기초대사는 7% 증가하고, 해독 효소 UGT·GST는 최대 30% 더 활성화된다는 연구 결과도 있습니다.

손끝의 힘, 내 몸을 다스리는 '치유의 기술'이 됩니다. 이제 기혈을 깨우는 시간, 당신의 손으로 당신의 몸을 다시 흐르게 해보세요.

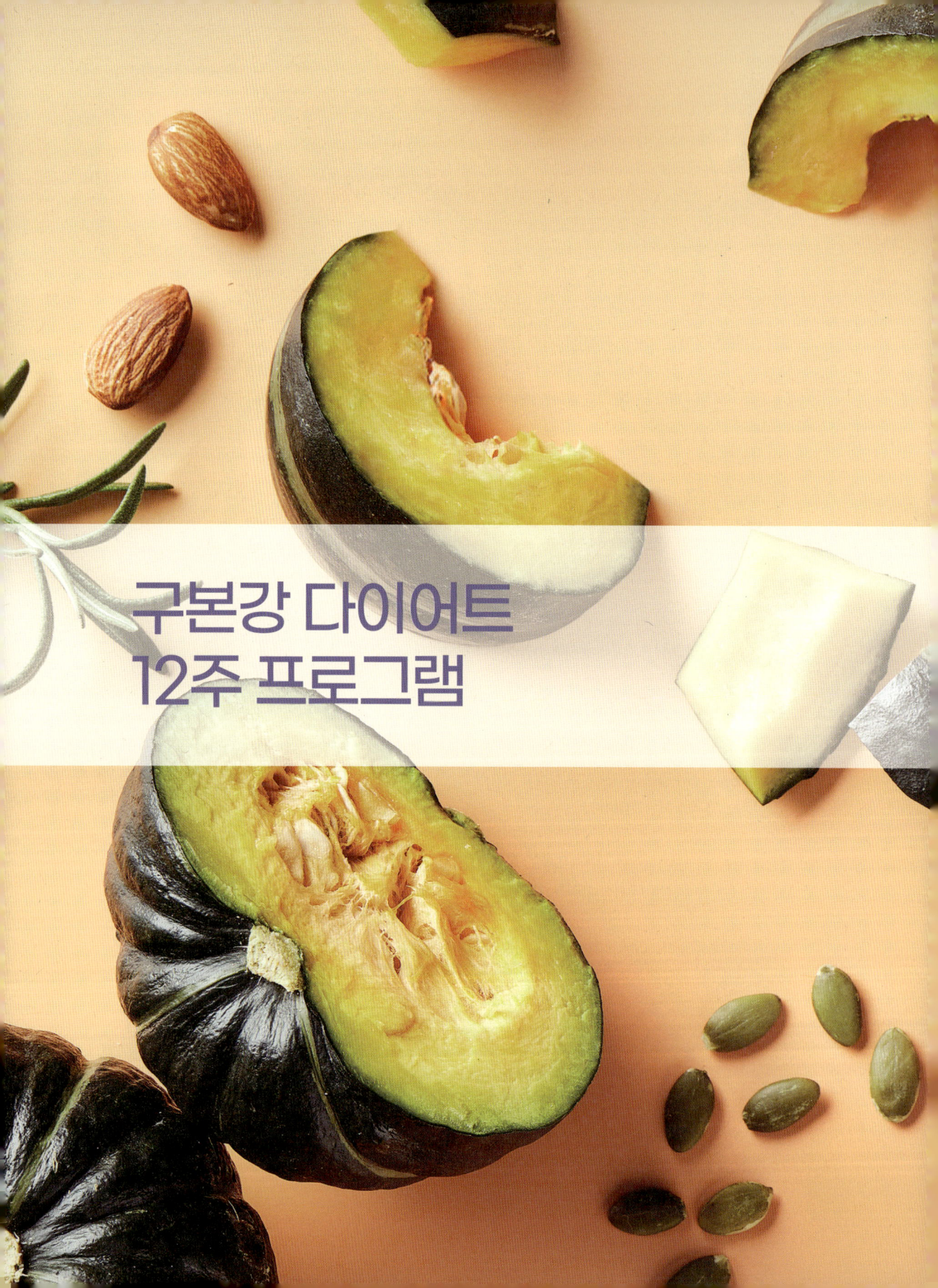

구본강 다이어트
12주 프로그램

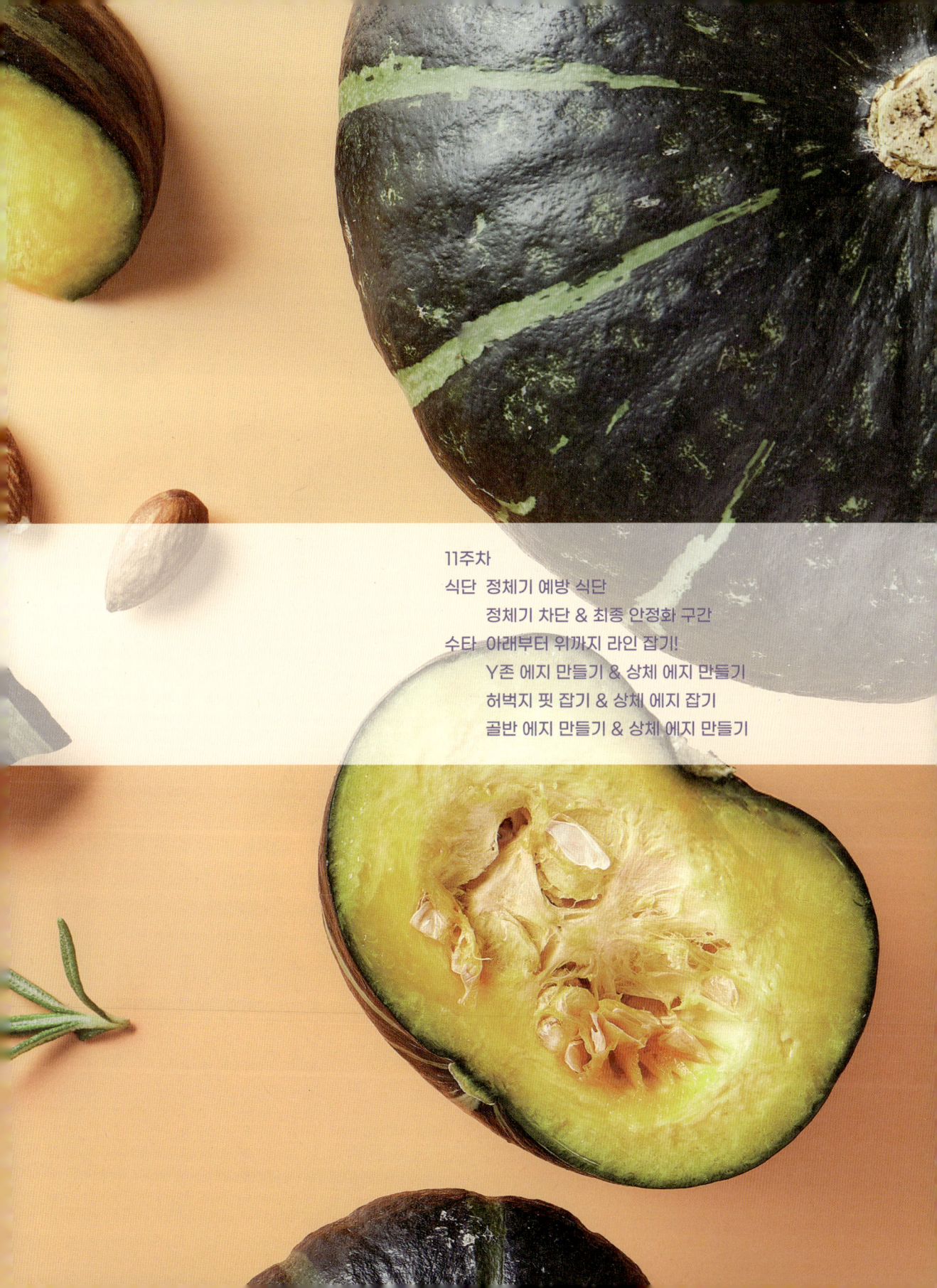

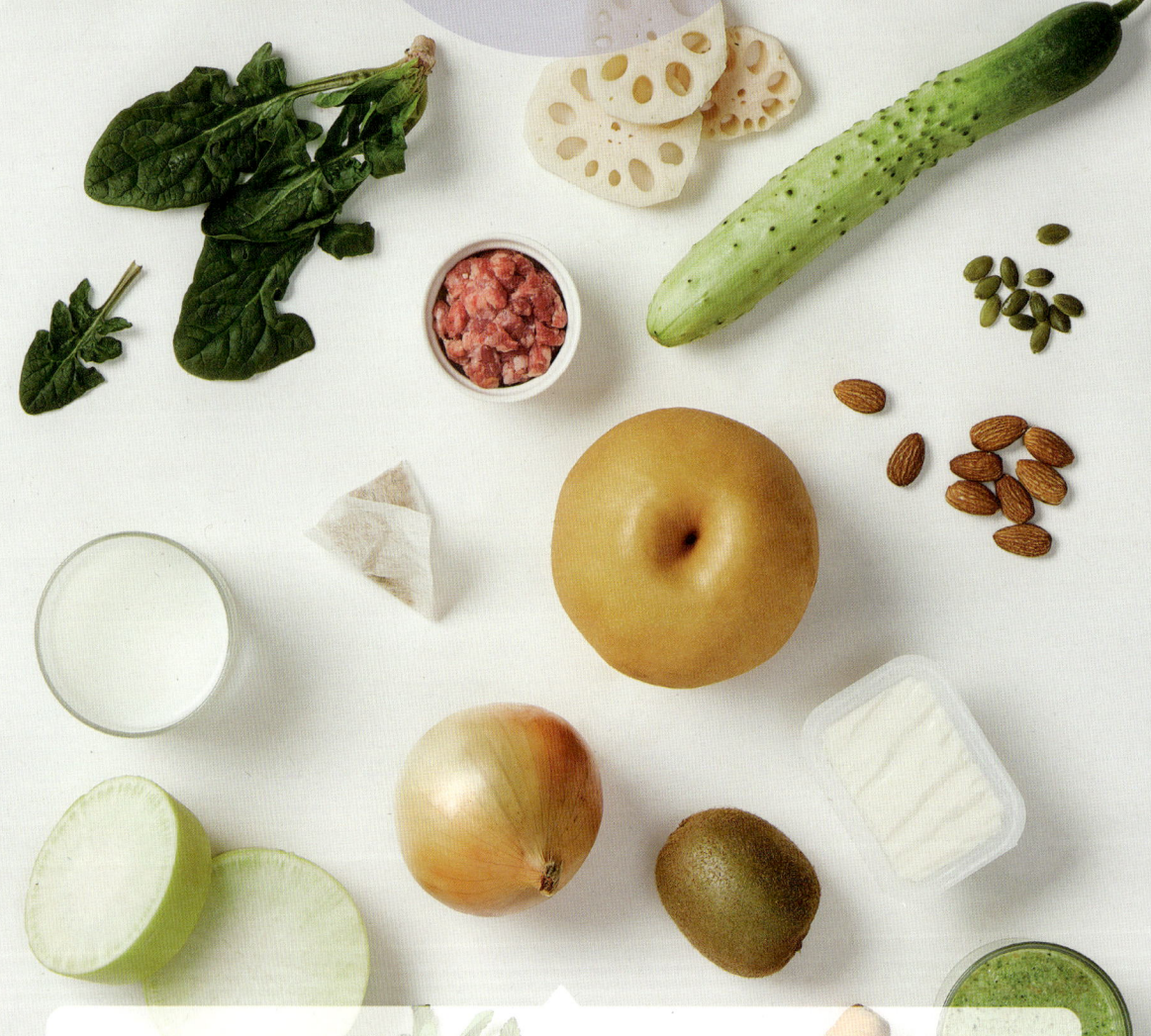

재료(100g)	칼로리	주요 영양소	재료(100g)	칼로리	주요 영양소
배	57	비타민 C, 수분 84%, 칼륨	미나리	20	수분 90%, 비타민 C
당근	41	베타카로틴, 식이섬유	오이	15	수분 95%, 칼륨, 비타민 K
연근	74	식이섬유, 철분, 칼륨	골드키위	61	비타민 C 92mg, 식이섬유
시금치	23	철분, 엽산, 마그네슘	단호박	57	베타카로틴, 식이섬유
아몬드(10g, 8알)	58	단백질 2g, 불포화지방	양파	40	퀘르세틴, 황화합물
호박씨(10g)	55	아연, 단백질 3g	연두부	55	단백질 5g, 이소플라본
소 안심살	150	단백질 21g, 철분	저지방 우유 (100ml)	42	단백질 3.4g, 칼슘

정체기 차단 & 최종 안정화 구간

체중 정체기를 막아주는 돌파 단계로, 몸이 다시 적응하지 않도록 식재료 변화를 유지하는 식단입니다. 감량이 멈춘 듯할 때 이 식단으로 다시 한번 대사를 깨워 계속 변화를 이어 갑니다. 11주차는 감량을 '끝까지 끌고 가는 힘'을 만들어 주는 구간이에요. 조금만 더 힘내 주세요.

11주차 전체 재료 체크리스트

☐ 배 700g
☐ 당근 420g
☐ 연근 420g
☐ 시금치 840g
☐ 미나리 420g
☐ 아몬드 112개
☐ 호박씨 140개
☐ 소안심살완자 700g

☐ 방울토마토 70개
☐ 오이 700g
☐ 골드키위 14개
☐ 단호박 700g
☐ 양파무초절임 420g
☐ 연두부 1,400g
☐ 저지방 우유 2.1L
☐ 보리물 13L
  (13L X 보리차 티백 2 = 26 티백)

재료별 시너지 효과

시금치 & 연두부
엽산과 식물성 단백질이 함께 공급되어 혈액 생성과 피로 완화에 도움을 줍니다. 다이어트 중 체력 유지와 컨디션 관리에 유리한 조합이에요.

연두부 & 찐 단호박
식물성 단백질과 탄수화물이 함께 공급되어 포만감을 유지해 주면서 동시에 에너지를 보충해줍니다. 근육 손실 예방과 대사 유지에도 도움이 됩니다.

식단을 시작하기 전에 먼저 10주차에 얼마나 감량되었는지 체중을 확인해주세요.

11주차 월요일 아침 11시	10주차 월요일 아침 11시	감량
월 일 kg	월 일 kg	kg

구분	월요일	화요일	수요일	목요일	금요일	토요일	일요일
8시 아침	해독 주스 연두부 50g (드레싱 ×) **(월요일은 아침 금식)**						
12시 점심	소안심살완자찜 100g 시금치 30g + 미나리 30g (발사믹드레싱 조금) 방울토마토 5개 오이 50g 골드키위 1개 찐 단호박 50g 양파무초절임 30g 아몬드 5개 호박씨 5개						
3시 간식	연두부 100g 시금치 30g + 미나리 30g (발시믹드레싱 조금) 방울토마토 5개 오이 50g 골드키위 1개 찐 단호박 50g 양파무초절임 30g 아몬드 5개 호박씨 5개						
7시 저녁	해독 주스 연두부 50g (드레싱 ×)						
보리물	월~토요일 2L 일요일 1L						

• 연두부는 개봉 후 1일 이내에 별도 조리 없이 섭취해주세요.

목표 체중을 달성하기 직전의 마지막 고비입니다. 동물성과 식물성 단백질의 황금 비율을 통해 영양 균형을 맞추고 몸의 대사 균형이 잘 이루어지도록 최종적으로 조율하는 식단이에요. 식재료 변화가 큰 결과를 만드는 시기이므로 꼭 정해진 식단을 지켜주세요.

(※ 11주차 수분 핵심 '보리물' 만드는 법과 마시는 법은 43페이지를 참고하세요.)

황금 비율 다이어트 레시피

소안심살완자찜

재료

소고기 분쇄육 80g(우둔·설도·홍두깨·앞다리살)

1. 부재료: 대파 5g, 양파 6g, 부추 3g, 마늘 2g, 쪽파 2g, 생강 1g, 후추 0.2g, 맛술 0.8g
2. 눈에 보이는 지방과 힘줄은 제거한 후 사용해주세요.
3. 무염·저나트륨 기준 레시피이므로 소금은 추가하지 않습니다.

조리 순서

1. 대파·양파·부추·쪽파는 곱게 다지고, 마늘·생강은 즙이 살짝 배어나도록 다집니다.
2. 분쇄육은 찬물에 빠르게 헹군 뒤 체에 밭쳐 물기를 빼고 키친타월로 물기를 제거합니다.
3. 볼에 돼지고기 분쇄육, 손질한 채소 및 양념을 넣습니다. 소금은 넣지 마세요.
4. 볼에 담은 재료들을 시계 방향으로(한 방향으로만) 3분 이상 힘있게 치대 찰기를 만듭니다. 반죽 표면에 윤기가 돌고 손에 덜 달라붙으면 완성이에요.
5. 랩을 씌워 20분 냉장고에서 숙성시킵니다.
6. 숙성이 다 되면 1회 섭취량 100g을 떼어 둥글게 완자를 만들어 중간 불에서 찜니다.
   (100g 큰 완자: 12~14분, 50g 미니 완자: 9~10분)
7. 젓가락으로 완자 가운데를 찔렀을 때 맑은 육즙이 나오면 완성이에요.
8. 불을 끄고 30초 정도 뜸을 들인 뒤 꺼내 바로 먹거나 완전히 식혀 보관하세요.

보관 방법

1. 반죽 상태로 보관할 때는 얇게 펴 소분한 후 급냉하고, 먹을 때는 해동 없이 바로 쪄주세요.
2. 완자찜 상태로 보관할 때는 완전히 식힌 후 포장해서 급냉하고, 먹을 때는 찜기에 5분 찌거나 전자레인지에 1분 30초~2분 정도 돌려주세요.

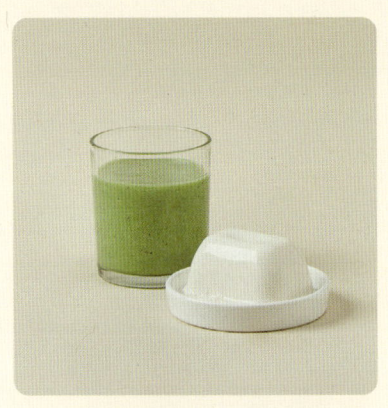

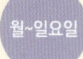
월~일요일

아침 8시

▶ 해독 주스 | 배 50g 당근 30g 연근 30g 시금치 30g 아몬드 3개
호박씨 5개를 저지방 우유 150mL에 넣고 갈아서 마십니다.

▶ 연두부 50g은 별도로 섭취해주세요. 이때 소스 등 드레싱은 절대 금지예요!

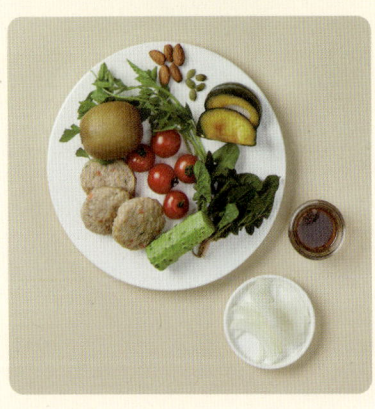

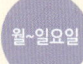
월~일요일

점심 12시

▶ 소고기완자찜 100g 시금치 30g + 미나리 30g (발사믹드레싱 조금)
방울토마토 5개 오이 50g 골드키위 1개 찐 단호박 50g
양파무초절임 30g 아몬드 5개 호박씨 5개

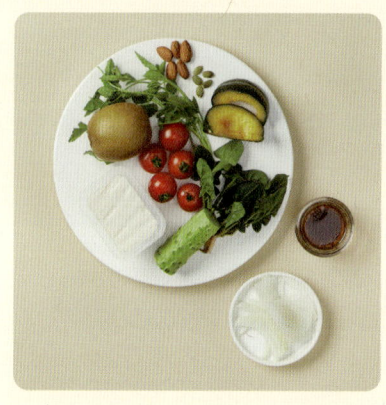

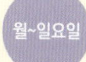

월~일요일

간식 3시

▶ 연두부 100g 시금치 30g + 미나리 30g (발사믹드레싱 조금)
  방울토마토 5개 오이 50g 골드키위 1개 찐 단호박 50g
  양파무초절임 30g 아몬드 5개 호박씨 5개

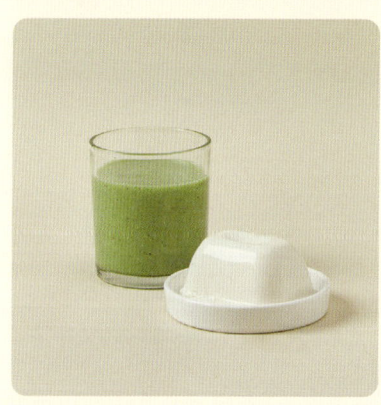

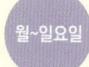

월~일요일

저녁 7시

▶ 해독 주스 | 배 50g 당근 30g 연근 30g 시금치 30g 아몬드 3개
  호빅씨 5개를 지지방 우유 150mL에 넣고 갈아서 마십니다.

▶ 연두부 50g은 별도로 섭취해주세요. 이때 소스 등 드레싱은 절대 금지예요!

11주차 식단을 잘 지켰는지 체크해주세요.

월요일	화요일	수요일	목요일	금요일	토요일	일요일

아래부터 위까지 라인 잡기!
허벅지 라인 교정과 상체 윤곽 정돈

주요 수타 부위 ❸번 ❹번 ❺번　　**11주차 효과** 뚜렷한 골반선, 탄력 있는 허벅지, 다듬어진 상체

Y존 에지 만들기 & 상체 에지 만들기 – ❸번 ❹번 ❺번

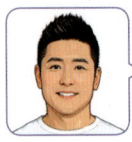

Y존과 상체에 부종이 쌓이면 골반과 상체 라인이 흐트러지고 체형 균형이 깨집니다. ❸번, ❹번, ❺번 수타 자리를 동시에 자극하면 폐, 간, 위장, 신장의 기운이 활성화되어 림프 순환, 수분 대사, 소화와 해독, 온몸의 순환이 개선됩니다. Y존 부종과 체지방이 줄어 하체 라인이 정돈되고, 상체 림프와 해독이 활발해져 상체 라인도 슬림해져요.

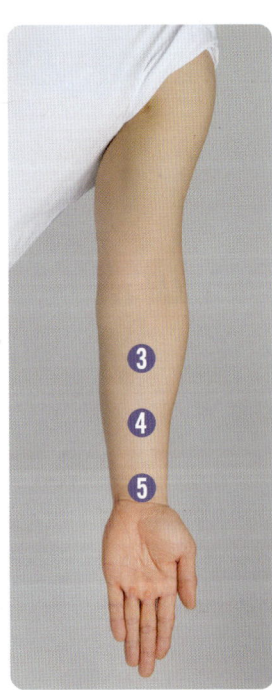

❸번 수타 자리 위치

팔꿈치와 아랫팔 중앙선 가운데

❹번 수타 자리 위치

팔꿈치와 손목의 정중앙

❺번 수타 자리 위치

손목의 선 바로 위

❸번, ❹번, ❺번 수타 자리 주요 효과

- Y존 부종 감소
- 체지방 감소
- 골반 라인 선명
- Y존 에지 강조
- 림프 순환 촉진
- 해독 기능 활성
- 수분 대사 활성
- 상체 부종 감소
- 군살 정돈
- 상체 라인 슬림
- 세련된 외관

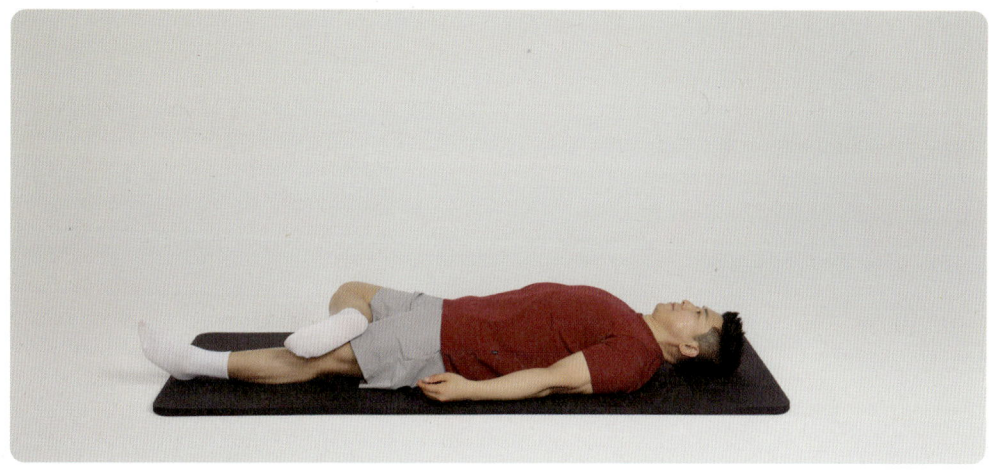

(1) 기본 자세: 누워서

자리에 반듯하게 누워서 오른쪽 다리를 접어 왼쪽 무릎 위에 올린 다음 오른쪽 무릎이 바깥쪽에 닿을 수 있도록 가볍게 내려 눌러줍니다. 팔은 자연스럽게 내리고, 턱은 가슴 쪽으로 내려 척추를 수직으로 정렬해 주세요.

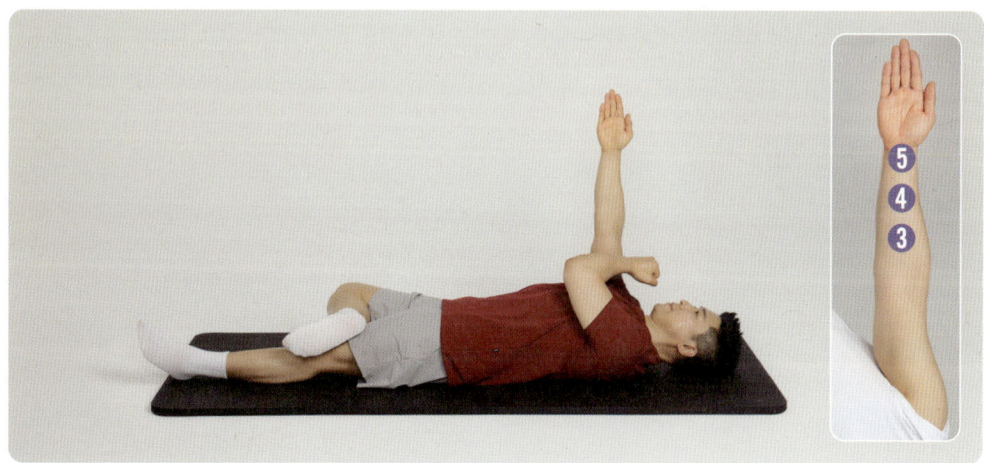

(2) 오른팔 정면 수타

먼저 팔 안쪽 면이 보이도록 오른팔을 곧게 세워주세요. 왼손을 주먹 쥐어 오른팔 ❸번, ❹번, ❺번 수타 자리를 번갈아가며 약간 통증이 느껴질 정도로 부드럽게 20회 두드립니다. ❸번 한 번, ❹번 한 번, ❺번 한 번 치는 식으로 번갈아가며 두드려주세요.

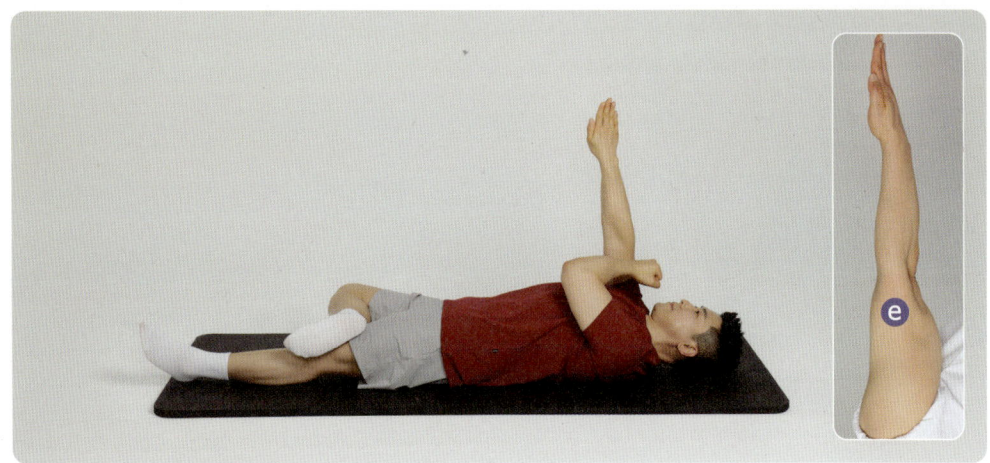

3 오른팔 옆면 수타

오른팔 옆면이 보이도록 돌린 뒤 왼손을 주먹 쥐어 오른팔 **ⓔ** 수타 자리를 10회 두드립니다. **ⓔ** 수타 자리는 앞서 자극한 **❸**번, **❹**번, **❺**번 수타 자리 효과가 증폭되도록 입력하는 기능을 합니다.

4 왼팔도 같은 방법으로 먼저 정면 **❸**번, **❹**번, **❺**번 수타 자리를 번갈아가며 20회, 다음에 옆면 **ⓔ** 수타 자리를 10회 두드립니다.

Tip

세포 사이에 노폐물과 독소가 고여 부종이 생기면 주변 조직에 염증이 생기고, 세포에 산소 공급이 잘 안 돼서 대사 기능이 떨어집니다. 그리고 부종으로 체액이 팽창하면 관절의 가동 범위가 줄어들고 근육이 경직되기 때문에 단순히 살이 쪄 보이기 때문이 아니라 건강을 위해서라도 부종은 꼭 제거해야 합니다.

허벅지 핏 잡기 & 상체 에지 잡기 – ❸번 ❹번 ❺번

허벅지와 상체에 부종이 쌓이면 하체 라인이 둔해지고 상체 윤곽도 흐트러집니다. ❸번, ❹번, ❺번 수타 자리를 동시에 자극하면 림프 순환, 수분 대사, 소화와 해독, 온몸의 순환이 촉진되어 하체 핏이 날씬하게 정리되고, 상체 림프와 해독 기능이 개선되어 상체 라인의 윤곽도 살아납니다.

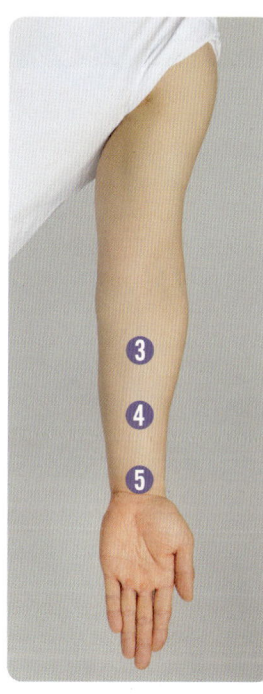

❸번 수타 자리 위치

팔꿈치와 아랫팔 중앙선 가운데

❹번 수타 자리 위치

팔꿈치와 손목의 정중앙

❺번 수타 자리 위치

손목의 선 바로 위

❸번, ❹번, ❺번 수타 자리 주요 효과

- 허벅지 부종 감소
- 체지방 감소
- 하체 핏 개선
- 하체 탄탄
- 하체 슬림
- 림프 순환 촉진
- 해독 기능 활성
- 수분 대사 활성
- 상체 부종 감소
- 군살 정돈
- 상체 라인 에지

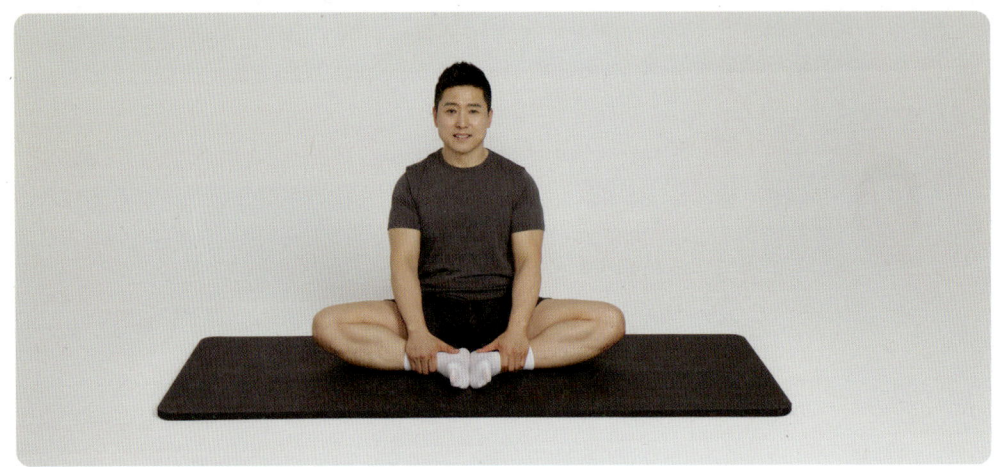

(1) **기본 자세: 앉아서**

자리에 반듯하게 앉아서 벽에 꼬리뼈와 척추, 머리를 최대한 붙인 다음 양쪽 무릎을 접어 발바닥을 마주
보게 붙여주세요. 팔은 자연스럽게 내리고, 턱은 가슴 쪽으로 내려 척추를 수직으로 정렬해주세요.

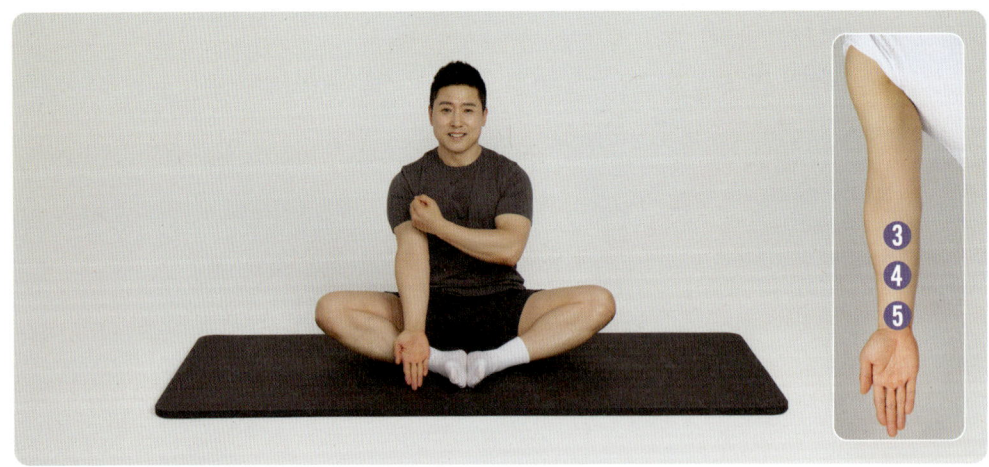

(2) **오른팔 정면 수타**

먼저 팔 안쪽 면이 보이도록 오른팔을 곧게 내려주세요. 왼손을 주먹 쥐어 오른팔 ❸번, ❹번, ❺번 수타
자리를 번갈아가며 약간 통증이 느껴질 정도로 부드럽게 20회 두드립니다. ❸번 한 번, ❹번 한 번, ❺번 한
번 치는 식으로 번갈아가며 두드려주세요.

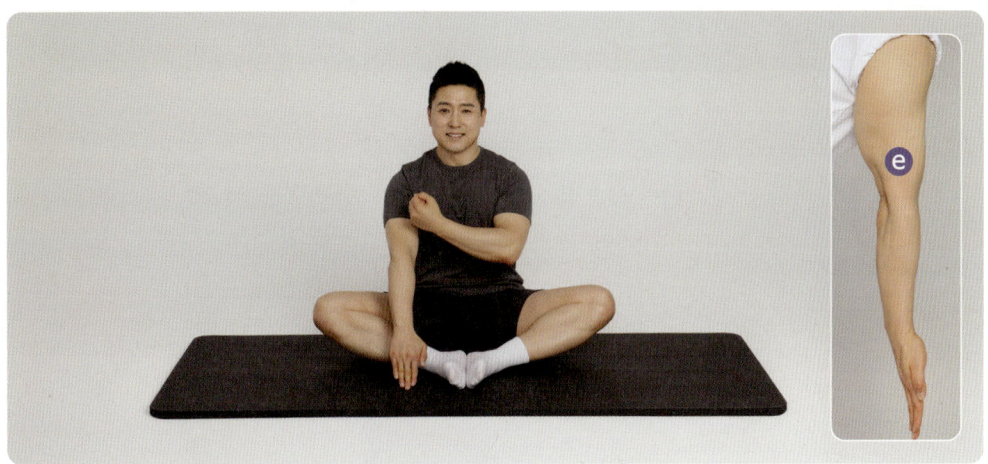

(3) **오른팔 옆면 수타**

오른팔 옆면이 보이도록 돌린 뒤 왼손을 주먹 쥐어 오른팔 ⓔ 수타 자리를 10회 두드립니다. ⓔ 수타 자리는 앞서 자극한 ❸번, ❹번, ❺번 수타 자리 효과가 증폭되도록 입력하는 기능을 합니다.

(4) 위팔도 같은 방법으로 먼저 정면 ❸번, ❹번, ❺번 수타 자리를 번갈아가며 20회, 다음에 옆면 ⓔ 수타 자리를 10회 두드립니다.

Tip

혈액 및 림프 순환 저해 등으로 허벅지에 근육보다 지방이 지나치게 많이 쌓이면 혈액 속 중성지방 수치가 높아져 고혈압, 당뇨 등 성인병의 원인이 됩니다. 몸의 순환을 원활히 하고 기초대사량을 올려 체지방이 잘 연소될 수 있도록 체질을 바꾸는 것이 중요해요.

골반과 상체에 부종과 지방이 쌓이면 하체와 상체의 라인이 둔해지고 체형 균형이 무너질 수 있습니다. ❸번, ❹번, ❺번 수타 자리를 동시에 자극하면 골반과 하체 부종이 완화되어 선명하고 탄탄하게 하체 라인이 정리되며, 상체 라인도 매끄럽게 다듬어집니다.

❸번 수타 자리 위치

팔꿈치와 아랫팔 중앙선 가운데

❹번 수타 자리 위치

팔꿈치와 손목의 정중앙

❺번 수타 자리 위치

손목의 선 바로 위

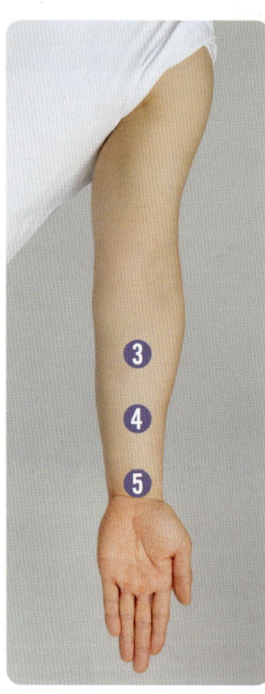

❸번, ❹번, ❺번 수타 자리 주요 효과

- 골반 부종 감소
- 체지방 감소
- 골반 라인 선명
- 하체 에지 강조
- 림프 순환 촉진
- 해독 기능 활성
- 수분 대사 활성
- 상체 부종 감소
- 군살 정돈
- 상체 라인 에지

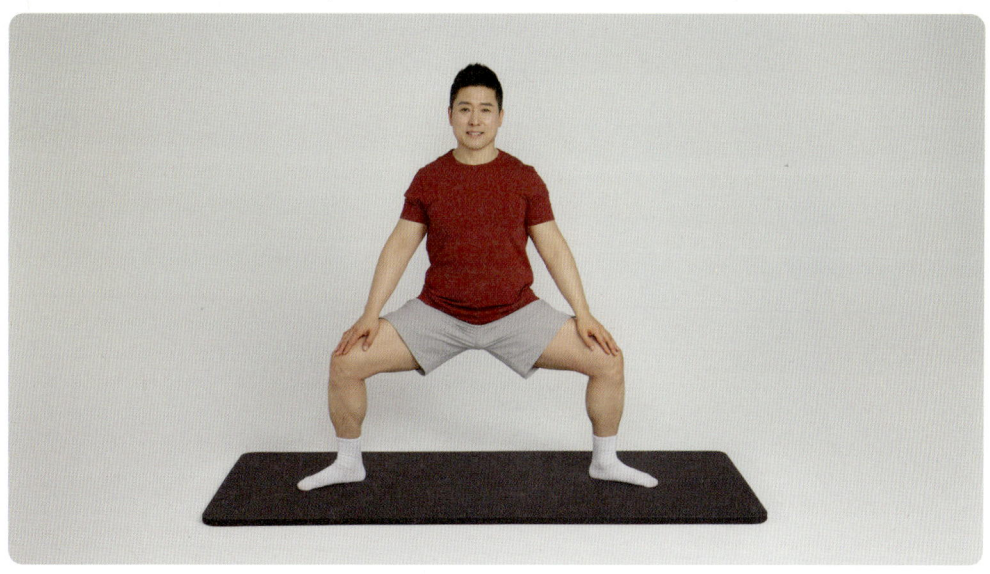

① 기본 자세: 서서

자리에 반듯하게 서서 벽에 붙지 않고 서서 양다리를 어깨너비보다 넓게 벌리고 스쿼트 자세를 취해주세요.
팔은 자연스럽게 내리고, 턱은 가슴 쪽으로 내려 척추를 수직으로 정렬해주세요.

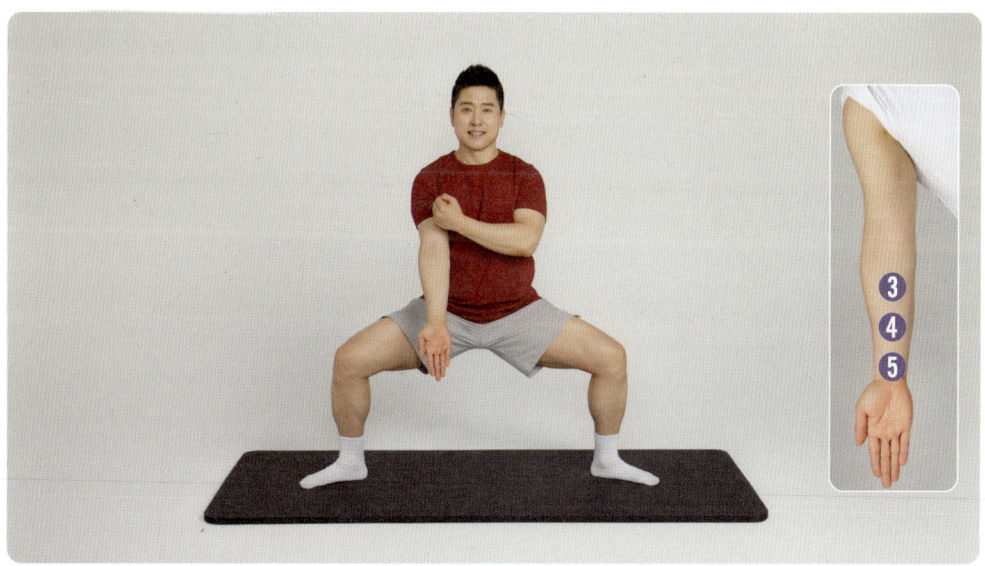

② 오른팔 정면 수타

먼저 팔 안쪽 면이 보이도록 오른팔을 곧게 내려주세요. 왼손을 주먹 쥐어 오른팔 ❸번, ❹번, ❺번 수타
자리를 번갈아가며 약간 통증이 느껴질 정도로 부드럽게 20회 두드립니다. ❸번 한 번, ❹번 한 번, ❺번 한
번 치는 식으로 번갈아가며 두드려주세요.

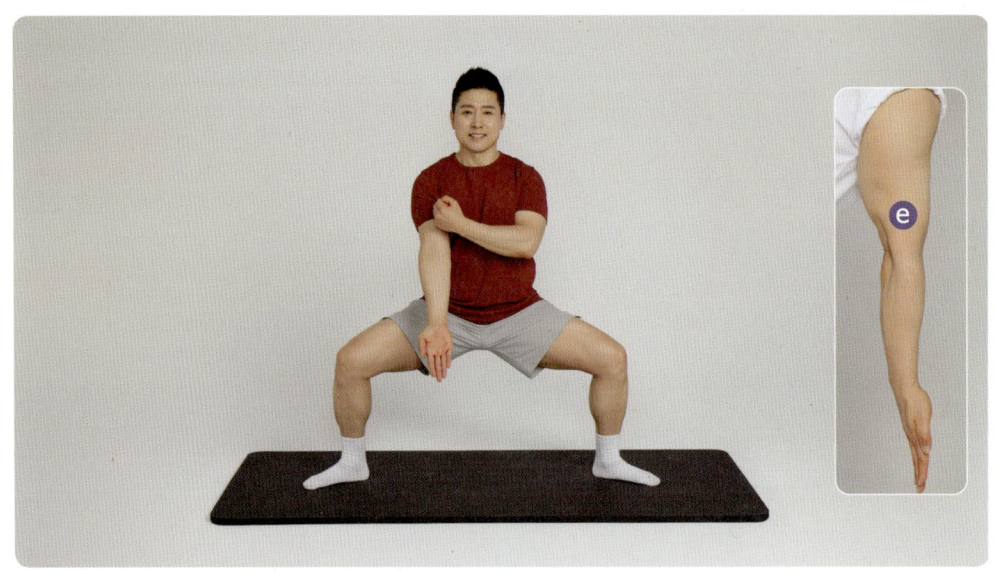

③ **오른팔 옆면 수타**

오른팔 옆면이 보이도록 돌린 뒤 왼손을 주먹 쥐어 오른팔 **ⓔ** 수타 자리를 10회 두드립니다. **ⓔ** 수타 자리는 앞서 자극한 **❸**번, **❹**번, **❺**번 수타 자리 효과가 증폭되도록 입력하는 기능을 합니다.

④ 왼팔도 같은 방법으로 먼저 정면 **❸**번, **❹**번, **❺**번 수타 자리를 번갈아가며 20회, 다음에 옆면 **ⓔ** 수타 자리를 10회 두드립니다.

Tip
지방이 타기 위해서는 산소가 세포로 잘 전달되어야 하는데, 몸의 순환이 막히면 산소 공급이 차단되고 결과적으로 지방이 잘 타지 않게 돼요. 따라서 세포 대사 후 남은 노폐물이 몸속에 머물며 세포를 공격하지 않게 노폐물이 잘 배출될 수 있도록 해주어야 합니다.

몸이 깨끗해지는 과학적 순서

"물이 흐르기 시작하면 몸은 스스로 정화의 길로 들어섭니다."

하루에 마시는 물 한 잔, 그 안에 담긴 정화의 메커니즘은 단순한 수분 보충이 아닌 몸 안의 해독 시스템을 깨우는 순서입니다.

1 찻물의 미네랄 : 림프를 깨운다

체질에 맞춘 찻물은 칼륨·마그네슘·플라보노이드 등 천연 미네랄을 함유해 혈액 삼투압을 살짝 높입니다. 이 자극이 묵은 염분·당·노폐물을 조용히 림프관 쪽으로 끌어당깁니다.

2 끓여 식힌 물 : 세포 안으로 스며든다

뜨겁게 끓인 뒤 식힌 물은 분자 구조가 정리돼 세포막 투과율이 높아집니다. 이 물이 세포 속으로 들어가 염분 찌꺼기와 당 대사 부산물을 묽게 풀어냅니다.

3 수타요법 : 림프 밸브를 두드려 연다

여기에 수타요법의 35초 주먹 두드리기를 더하면 쇄골·겨드랑이·서혜부 림프 반사점이 자극됩니다. 막혀있던 림프관의 밸브가 열리며 몸속 물길이 트이고 순환이 살아납니다.

4 소변과 대변 : 빠르고 가볍게 배출된다

해독된 노폐물은 맑은 소변, 부드러운 담즙 흐름, 그리고 가벼운 대변으로 배출됩니다. 이 순환이 반복되면 몸은 곧 '가벼워진 자신'을 실감하게 됩니다.

물이 돌기 시작하면 몸은 더 이상 독소를 쌓지 않고 스스로 순환하고 비우는 유기체로 변해갑니다. 이것이 바로 물을 통한 치유의 정밀한 순서입니다.

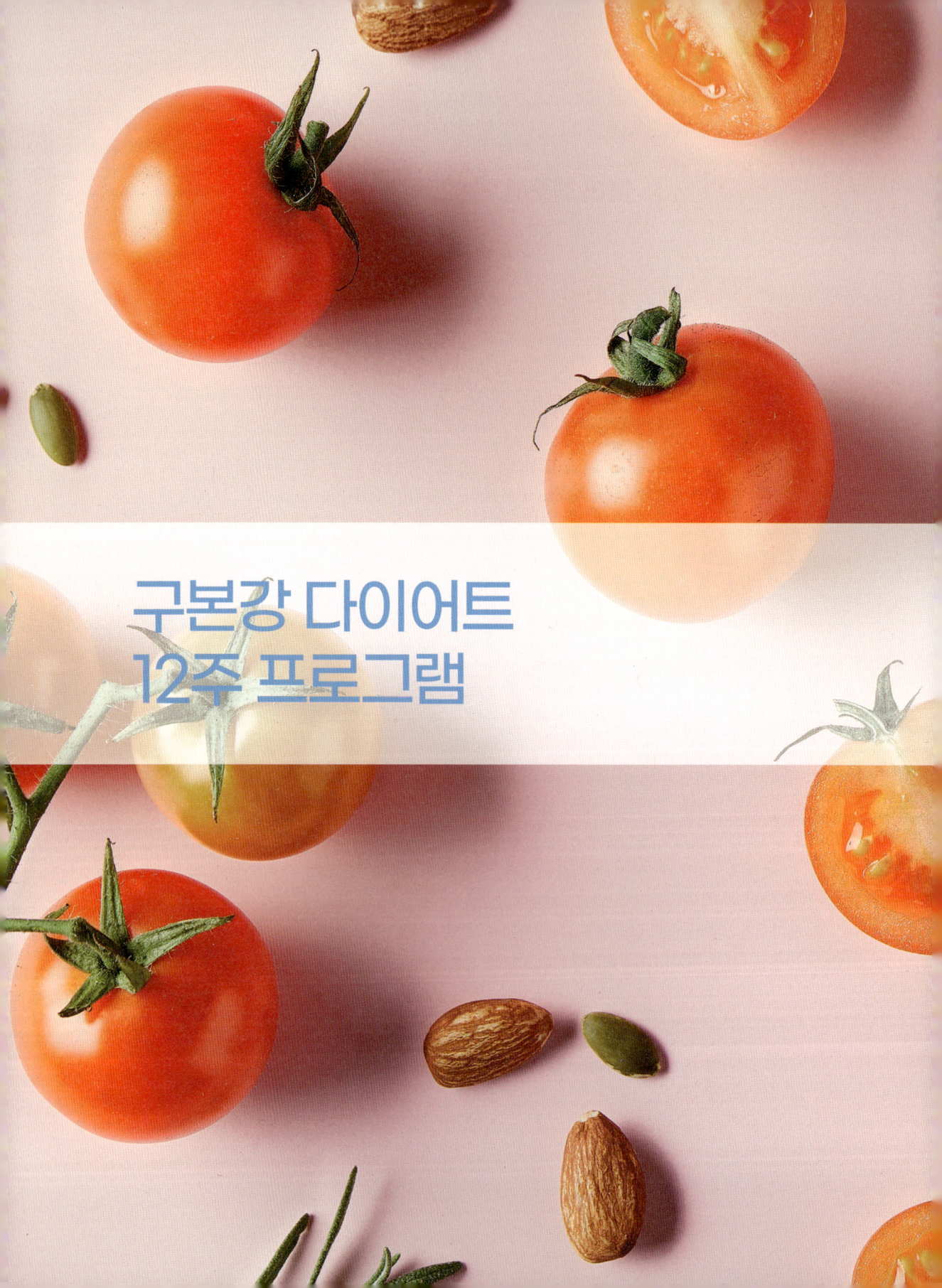

구본강 다이어트
12주 프로그램

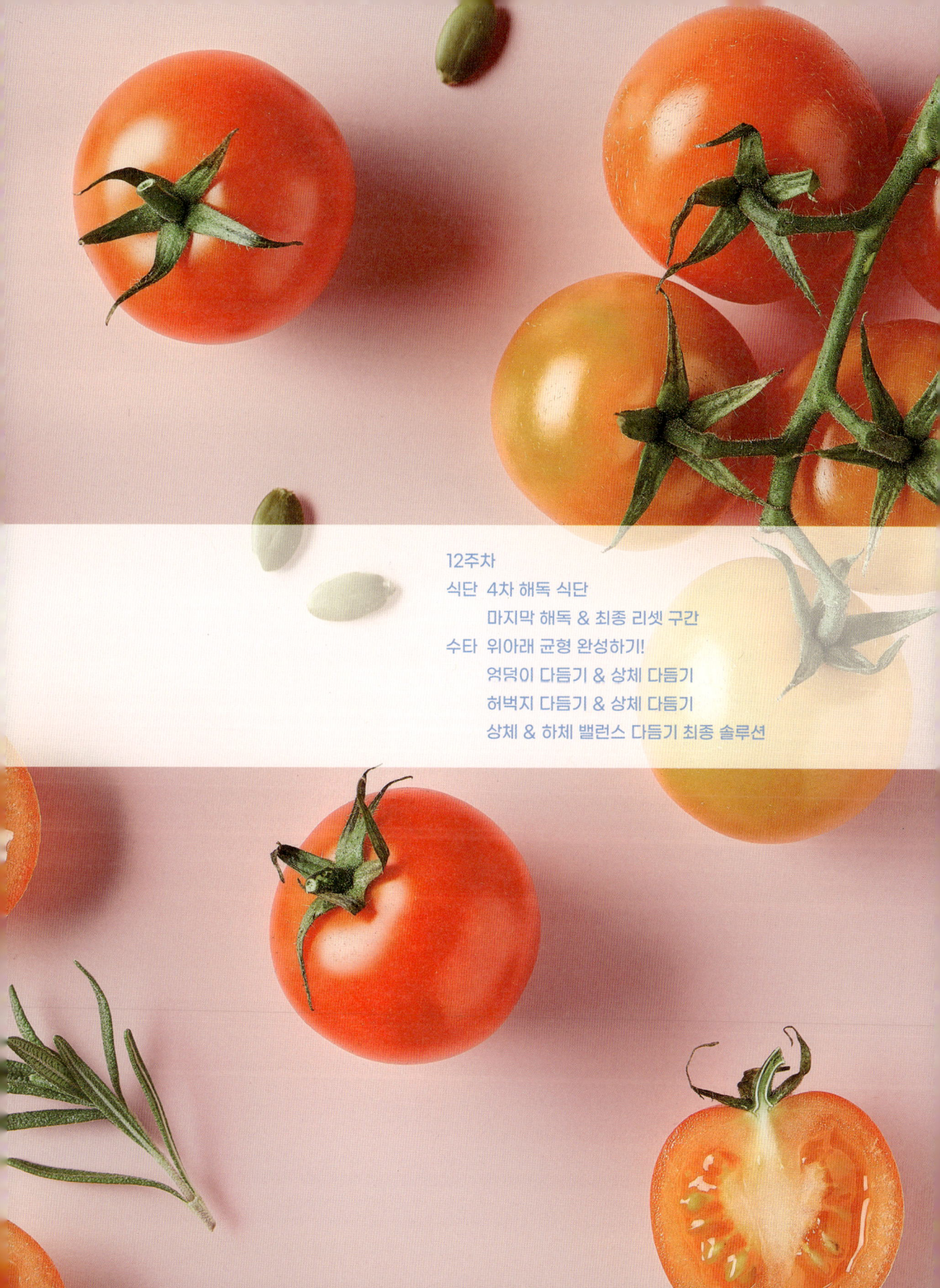

12주차
식단 4차 해독 식단
    마지막 해독 & 최종 리셋 구간
수타 위아래 균형 완성하기!
    엉덩이 다듬기 & 상체 다듬기
    허벅지 다듬기 & 상체 다듬기
    상체 & 하체 밸런스 다듬기 최종 솔루션

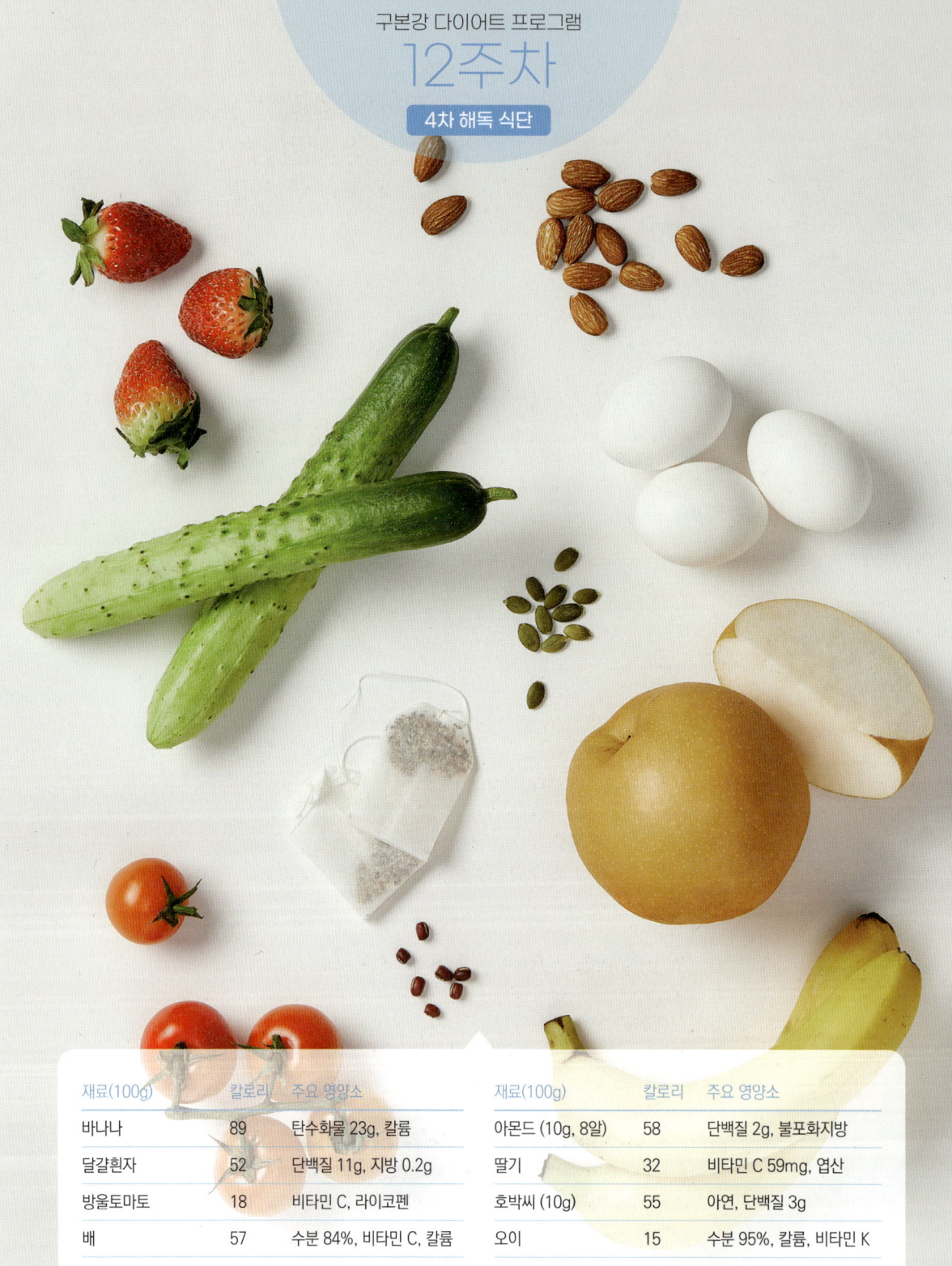

재료(100g)	칼로리	주요 영양소	재료(100g)	칼로리	주요 영양소
바나나	89	탄수화물 23g, 칼륨	아몬드 (10g, 8알)	58	단백질 2g, 불포화지방
달걀흰자	52	단백질 11g, 지방 0.2g	딸기	32	비타민 C 59mg, 엽산
방울토마토	18	비타민 C, 라이코펜	호박씨 (10g)	55	아연, 단백질 3g
배	57	수분 84%, 비타민 C, 칼륨	오이	15	수분 95%, 칼륨, 비타민 K

마지막 해독 & 최종 리셋 구간

전체 12주 과정을 마무리하며 몸을 한 번 더 리셋하는 단계입니다. 마지막 해독으로 몸에 남아있는 정체된 요소와 부기를 정리하면서 감량된 체중을 안정적으로 고정하는 데 초점을 둡니다. 12주차를 잘 마무리하면 이후에도 이 전체 식단 패턴을 활용해 평생 동안 체중을 관리할 수 있는 기준을 완성할 수 있습니다.

12주차 전체 재료 체크리스트

☐ 바나나 16개
☐ 달걀흰자 72개
☐ 방울토마토 120개
☐ 배 720g
☐ 아몬드 20개

☐ 딸기 52개
☐ 호박씨 60개
☐ 오이 400g
☐ 팥물 13.8L (반올림 14L)
  (14L X 팥차 티백 2 = 28 티백)

재료별 시너지 효과

배 & 방울토마토
비타민 C와 수분, 항산화 성분이 함께 작용해 피로 관리와 체내 수분 균형 유지에 도움을 줍니다.

딸기 & 삶은 달걀흰자
비타민과 단백질이 함께 작용해 회복과 컨디션 관리를 동시에 도와줍니다. 가볍지만 영양 밀도를 높이는 데 도움이 되는 조합이에요.

식단을 시작하기 전에 먼저 11주차에 얼마나 감량되었는지 체중을 확인해주세요.

12주차 월요일 아침 11시	11주차 월요일 아침 11시	감량
월 일 kg	월 일 kg	kg

12주차 식단표

구분	월요일	화요일	수요일	목요일	금요일	토요일	일요일
8시 아침	바나나 2개 삶은 달걀흰자 2개 방울토마토 5개 (월요일 아침 금식)		배 100g 삶은 달걀흰자 2개 방울토마토 5개		딸기 5개 삶은 달걀흰자 3개 방울토마토 5개 호박씨 5개		딸기 3개 삶은 달걀흰자 3개 오이 100g 호박씨 5개
12시 점심	바나나 2개 삶은 달걀흰자 2개 방울토마토 5개		배 100g 삶은 달걀흰자 2개 방울토마토 5개		딸기 5개 삶은 달걀흰자 3개 방울토마토 5개 호박씨 5개		딸기 3개 삶은 달걀흰자 3개 오이 100g 호박씨 5개
3시 간식	바나나 2개 삶은 달걀흰자 2개 방울토마토 5개		배 80g 삶은 달걀흰자 3개 방울토마토 5개 아몬드 5개		딸기 5개 삶은 달걀흰자 3개 방울토마토 5개 호박씨 5개		딸기 3개 삶은 달걀흰자 3개 오이 100g 호박씨 5개
6시 저녁	바나나 2개 삶은 달걀흰자 2개 방울토마토 5개		배 80g 삶은 달걀흰자 3개 방울토마토 5개 아몬드 5개		딸기 5개 삶은 달걀흰자 3개 방울토마토 5개 호박씨 5개		딸기 3개 삶은 달걀흰자 3개 오이 100g 호박씨 5개
팥물	3L		2L		1.5L		800mL

• 견과류는 살짝 로스팅해서 꼭 정해진 분량만 섭취하고, 남은 재료는 밀폐용기에 보관하세요.

드디어 12주 여정의 마침표를 찍는 최종 단계입니다. 팥물 음용량을 늘려 마지막 남은 노폐물까지 완벽하게 배출해줄 거예요. 이 과정이 끝나면 몸이 완전히 새롭게 세팅되어 지방이 잘 타는 체질로 변화된 것을 느낄 수 있습니다. 마지막까지 식단 정량을 꼭 지켜주세요.

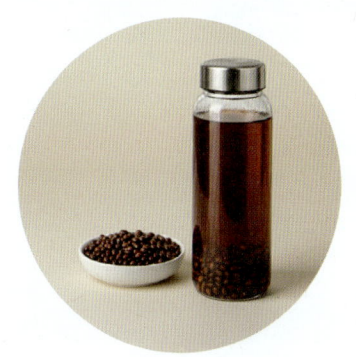

황금 비율 다이어트 레시피
팥물 만드는 법

재료
국내산 팥 100g

조리 순서

1. 좋은 팥 고르는 법: 알이 고르고 윤기가 있으며 검붉은 색이 선명한 것을 선택합니다. 벌레 먹은 흔적, 쭈글함, 색이 탁한 팥은 피하세요.

2. 팥 손질법: 팥을 볼에 담아 찬물에 2~3회 가볍게 헹궈 이물질을 제거합니다. 떠오르는 팥은 건져내고 바닥에 가라앉은 팥만 사용합니다.

3. 하루 물에 담가 '당 성분' 분리하기: 손질한 팥을 찬물에 8~12시간 담급니다. 이 과정에서 팥 표면의 당과 떫은 성분이 분리되어 팥물의 쓴맛을 줄입니다.

4. 체에 건져 수분 제거하기: 불린 팥을 체에 올려 물기를 충분히 빼고, 키친타월로 표면 수분을 제거합니다. 수분이 남으면 로스팅이 고르지 않습니다.

5. 프라이팬: 열 보존이 좋은 무코팅 스테인리스 또는 무쇠 팬을 사용합니다. 코팅 팬은 고온에서 향 형성이 떨어집니다.

6. 팥 로스팅 법: 예열한 팬에 팥을 펼쳐 약불~중약불에서 천천히 볶습니다. 10~15분간 타지 않게 저어가며 볶아 고소한 향이 올라오고 표면이 마르면 완료입니다.

7. 최적화 로스팅 팥물 만드는 법: 로스팅한 팥 100g + 생수 3리터를 냄비에 넣고 센불에서 끓입니다. 끓기 시작하면 중불로 20~25분 더 끓여 약 2.5리터가 되면 불을 끕니다. 불을 끈 뒤 10분 우린 후 체에 걸러 보관하세요.

섭취법

1. 팥물 권장량을 준수하여 섭취합니다. 공복 과다 섭취는 피하고, 오후 늦게는 양을 줄입니다.

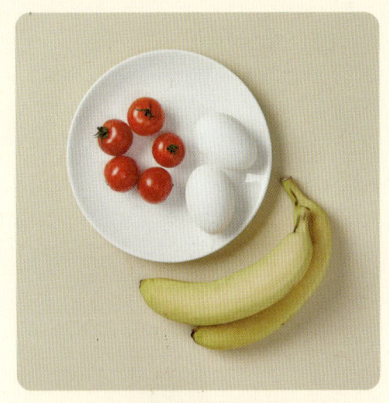

월~화요일　**1일 총: 바나나 8개 삶은 달걀흰자 8개 방울토마토 20개**

아침　8시　▶　바나나 2개 삶은 달걀흰자 2개 방울토마토 5개
점심 12시　▶　바나나 2개 삶은 달걀흰자 2개 방울토마토 5개
간식　3시　▶　바나나 2개 삶은 달걀흰자 2개 방울토마토 5개
저녁　6시　▶　바나나 2개 삶은 달걀흰자 2개 방울토마토 5개

팥물 3L

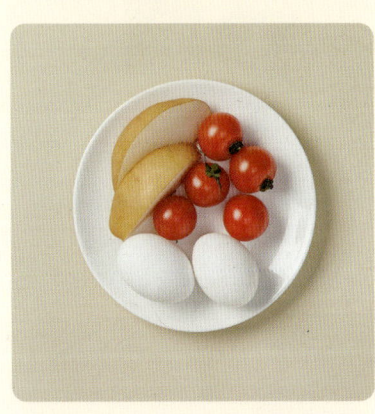

수~목요일　**1일 총: 배 360g 삶은 달걀흰자 10개 방울토마토 20개**
　　　　　　아몬드 10개

아침　8시　▶　배 100g 삶은 달걀흰자 2개 방울토마토 5개
점심 12시　▶　배 100g 삶은 달걀흰자 2개 방울토마토 5개
간식　3시　▶　배 80g 삶은 달걀흰자 3개 방울토마토 5개 아몬드 5개
저녁　6시　▶　배 80g 삶은 달걀흰자 3개 방울토마토 5개 아몬드 5기

팥물 2L

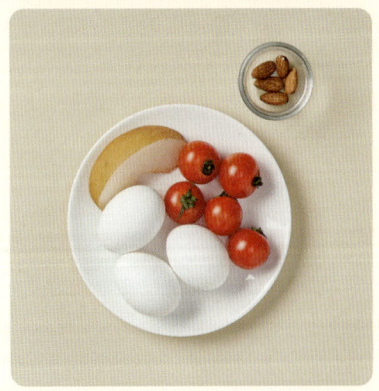

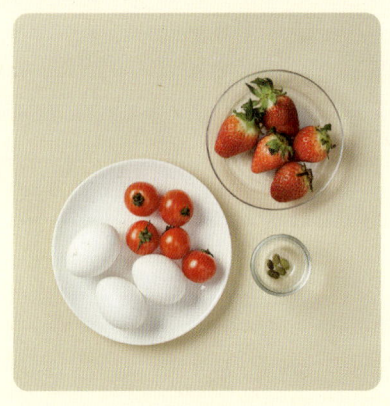

 금~토요일

1일 총: 딸기 20개 삶은 달걀흰자 12개 방울토마토 20개
호박씨 20개

아침 8시	▶	딸기 5개 삶은 달걀흰자 3개 방울토마토 5개 호박씨 5개
점심 12시	▶	딸기 5개 삶은 달걀흰자 3개 방울토마토 5개 호박씨 5개
간식 3시	▶	딸기 5개 삶은 달걀흰자 3개 방울토마토 5개 호박씨 5개
저녁 6시	▶	딸기 5개 삶은 달걀흰자 3개 방울토마토 5개 호박씨 5개

팥물 1.5L

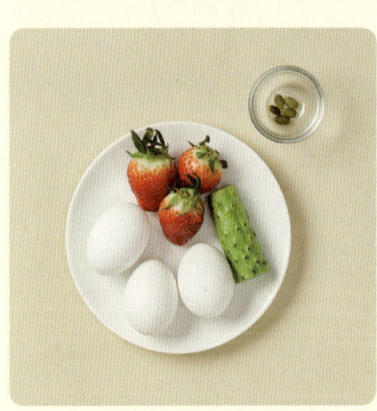

 일요일

1일 총: 딸기 12개 삶은 달걀흰자 12개 오이 400g
호박씨 20개

아침 8시	▶	딸기 3개 삶은 달걀흰자 3개 오이 100g 호박씨 5개
점심 12시	▶	딸기 3개 삶은 달걀흰자 3개 오이 100g 호박씨 5개
간식 3시	▶	딸기 3개 삶은 달걀흰자 3개 오이 100g 호박씨 5개
저녁 6시	▶	딸기 3개 삶은 달걀흰자 3개 오이 100g 호박씨 5개

팥물 800mL

12주차 식단을 잘 지켰는지 체크해주세요.

월요일	화요일	수요일	목요일	금요일	토요일	일요일

위아래 균형 완성하기!
상하체 조율로 흐트러진 체형 정돈

주요 수타 부위 ❸번 ❹번 ❺번　　**12주차 효과** 균형 잡힌 상하체, 다듬어진 엉덩이, 매끈한 허벅지

엉덩이 다듬기 & 상체 다듬기 - ❸번 ❹번 ❺번

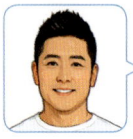 엉덩이와 상체에 부종과 지방이 쌓이면 하체 라인이 무거워지고 상체 윤곽도 흐트러집니다. ❸번, ❹번, ❺번 수타 자리를 동시에 자극하면 엉덩이 살과 체지방이 줄어 하체 라인이 탄탄하고 매끄럽게 정돈되며, 상체 라인도 슬림하게 정리되어 윤곽이 선명해져요.

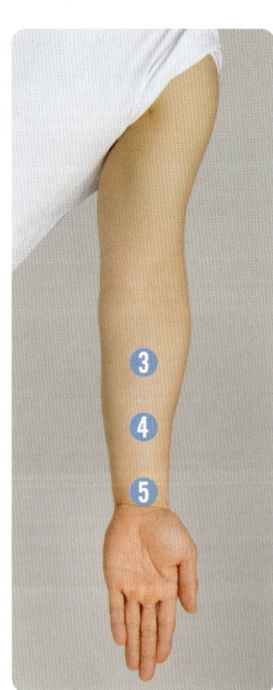

❸번 수타 자리 위치

팔꿈치와 아랫팔 중앙선 가운데

❹번 수타 자리 위치

팔꿈치와 손목의 정중앙

❺번 수타 자리 위치

손목의 선 바로 위

❸번, ❹번, ❺번 수타 자리 주요 효과

- 엉덩이 부종 감소
- 체지방 감소
- 하체 탄탄
- 하체 라인 매끄러움
- 림프 순환 촉진
- 해독 기능 활성
- 수분 대사 활성
- 상체 부종 감소
- 군살 정돈
- 상체 라인 슬림
- 세련된 외관

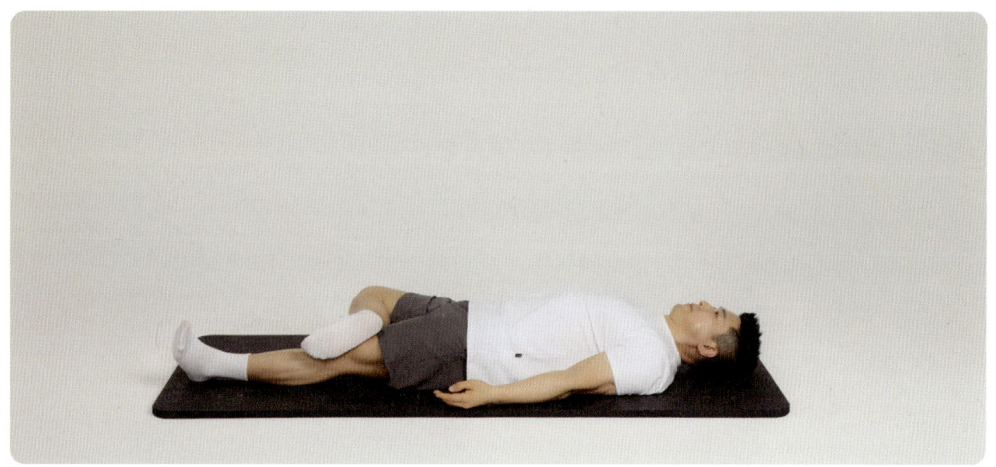

① 기본 자세: 누워서

자리에 반듯하게 누워서 오른쪽 다리를 접어 왼쪽 무릎 위에 올린 다음 오른쪽 무릎이 바깥쪽에 닿을 수 있도록 가볍게 내려 눌러줍니다. 팔은 자연스럽게 내리고, 턱은 가슴 쪽으로 내려 척추를 수직으로 정렬해 주세요.

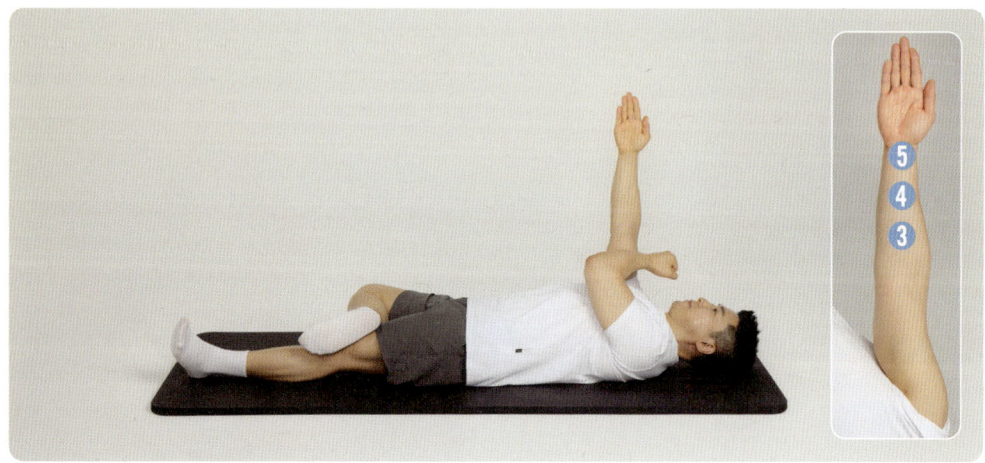

② 오른팔 정면 수타

먼저 팔 안쪽 면이 보이도록 오른팔을 곧게 세워주세요. 왼손을 주먹 쥐어 오른팔 ❸번, ❹번, ❺번 수타 자리를 번갈아가며 약간 통증이 느껴질 정도로 부드럽게 20회 두드립니다. ❸번 한 번, ❹번 한 번, ❺번 한 번 치는 식으로 번갈아가며 두드려주세요.

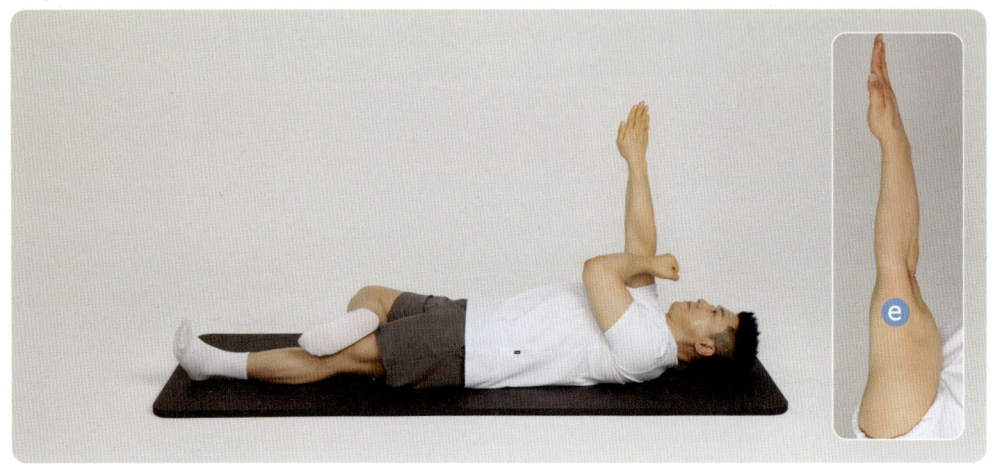

(3) 오른팔 옆면 수타

오른팔 옆면이 보이도록 돌린 뒤 왼손을 주먹 쥐어 오른팔 **e** 수타 자리를 10회 두드립니다. **e** 수타 자리는 앞서 자극한 **3**번, **4**번, **5**번 수타 자리 효과가 증폭되도록 입력하는 기능을 합니다.

(4) 왼팔도 같은 방법으로 먼저 정면 **3**번, **4**번, **5**번 수타 자리를 번갈아가며 20회, 다음에 옆면 **e** 수타 자리를 10회 두드립니다.

Tip

골반이 틀어지면 주변 혈관과 림프관이 압박을 받아 순환이 저하되면서 노폐물과 지방이 엉덩이 주변에 집중적으로 축적돼요. 거기에 더해 여성호르몬이 지방을 저장하려는 성질이 있어 호르몬 불균형이 생기면 이 부위에 더 살이 붙을 수 있습니다. 따라서 림프 순환을 활성화하여 과잉 호르몬과 독소가 배출시켜 호르몬 균형을 잡는 것이 중요합니다.

허벅지 다듬기 & 상체 다듬기 - ③번 ④번 ⑤번

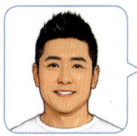

③번, ④번, ⑤번 수타 자리를 동시에 자극하면 폐, 간, 위장, 신장의 기운이 활성화돼 림프 순환, 수분 대사, 소화와 해독, 온몸의 순환이 활발해집니다. 부종과 체지방이 줄어 허벅지 라인이 탄탄하고 매끈하게 정리되며, 림프와 해독 기능이 강화되어 상체 윤곽도 선명하게 다듬어집니다.

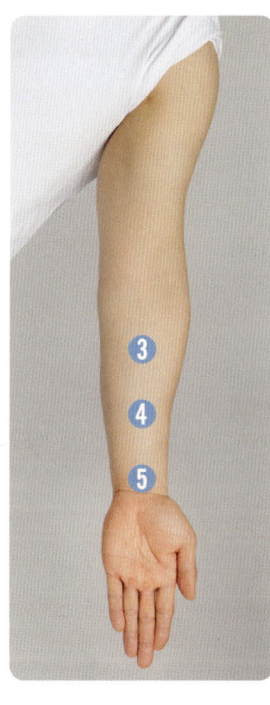

③번 수타 자리 위치

팔꿈치와 아랫팔 중앙선 가운데

④번 수타 자리 위치

팔꿈치와 손목의 정중앙

⑤번 수타 자리 위치

손목의 선 바로 위

③번, ④번, ⑤번 수타 자리 주요 효과

- 허벅지 부종 감소
- 체지방 감소
- 하체 탄탄
- 하체 라인 슬림
- 림프 순환 촉진
- 해독 기능 활성
- 수분 대사 활성
- 상체 부종 감소
- 군살 정돈
- 상체 라인 슬림
- 세련된 외관

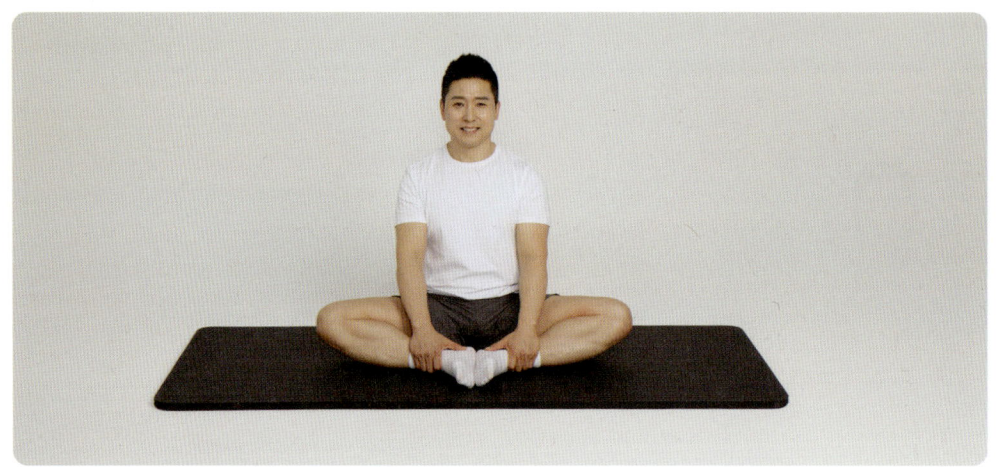

① 기본 자세: 앉아서

자리에 반듯하게 앉아서 벽에 꼬리뼈와 척추, 머리를 최대한 붙인 다음 양쪽 무릎을 접어 발바닥을 마주
보게 붙여주세요. 팔은 자연스럽게 내리고, 턱은 가슴 쪽으로 내려 척추를 수직으로 정렬해주세요.

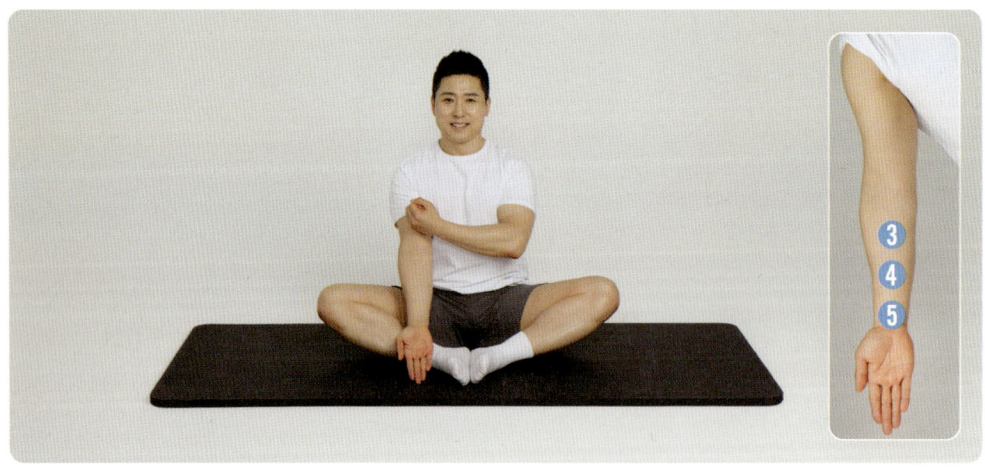

② 오른팔 정면 수타

먼저 팔 안쪽 면이 보이도록 오른팔을 곧게 내려주세요. 왼손을 주먹 쥐어 오른팔 ③번, ④번, ⑤번 수타
자리를 번갈아가며 약간 통증이 느껴질 정도로 부드럽게 20회 두드립니다. ③번 한 번, ④번 한 번, ⑤번 한
번 치는 식으로 번갈아가며 두드려주세요.

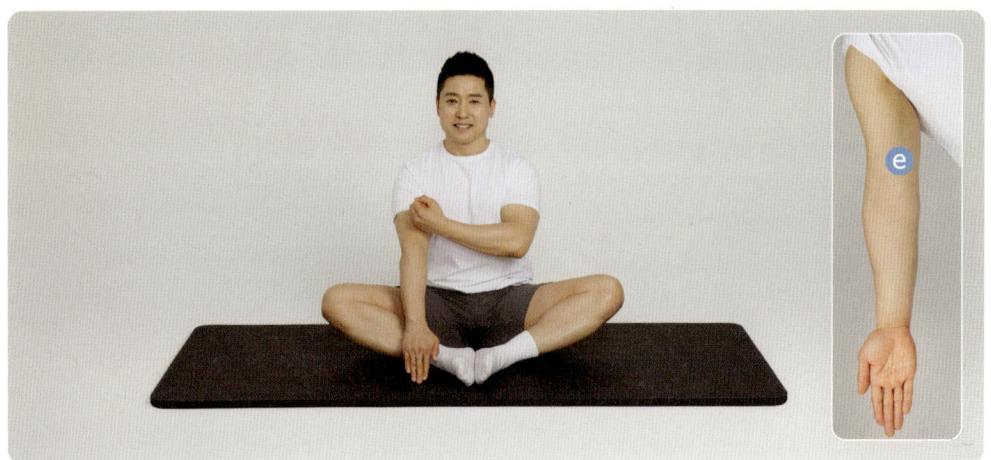

③ 오른팔 옆면 수타

오른팔 옆면이 보이도록 돌린 뒤 왼손을 주먹 쥐어 오른팔 ⓔ 수타 자리를 10회 두드립니다. ⓔ 수타 자리는 앞서 자극한 ❸번, ❹번, ❺번 수타 자리 효과가 증폭되도록 입력하는 기능을 합니다.

④ 왼팔도 같은 방법으로 먼저 정면 ❸번, ❹번, ❺번 수타 자리를 번갈아가며 20회, 다음에 옆면 ⓔ 수타 자리를 10회 두드립니다.

Tip

상체 비만은 단순히 외형적인 고민을 넘어 복부나 가슴 등 주요 장기 부위에 지방이 집중되어 있다는 점에서 하체 비만보다 위험할 수도 있어요. 그래도 상체는 하체보다 순환이 빠르기 때문에 순환이 잘되도록 관리해주면 변화도 빠르게 나타납니다. 자세를 바로잡아 순환 대사를 올리고 노폐물이 잘 빠져나갈 수 있도록 관리해주세요.

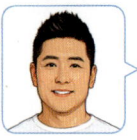

상체와 하체에 부종과 지방이 쌓이면 체형 균형이 흐트러지고 몸매가 둔탁해집니다. ❸번, ❹번, ❺번 수타 자리를 동시에 자극하면 부종과 군살이 완화되어 상체 라인이 슬림하게 다듬어지고, 하체 라인도 탄탄하게 정리됩니다.

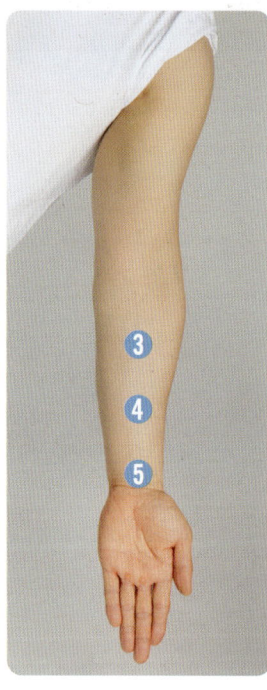

❸번 수타 자리 위치

팔꿈치와 아랫팔 중앙선 가운데

❹번 수타 자리 위치

팔꿈치와 손목의 정중앙

❺번 수타 자리 위치

손목의 선 바로 위

❸번, ❹번, ❺번 수타 자리 주요 효과

• 상체 부종 감소
• 군살 정돈
• 상체 라인 슬림
• 상체 밸런스 개선
• 림프 순환 촉진
• 해독 기능 활성
• 하체 부종 감소
• 체지방 감소
• 하체 탄탄
• 하체 라인 정돈
• 수분 대사 활성

236

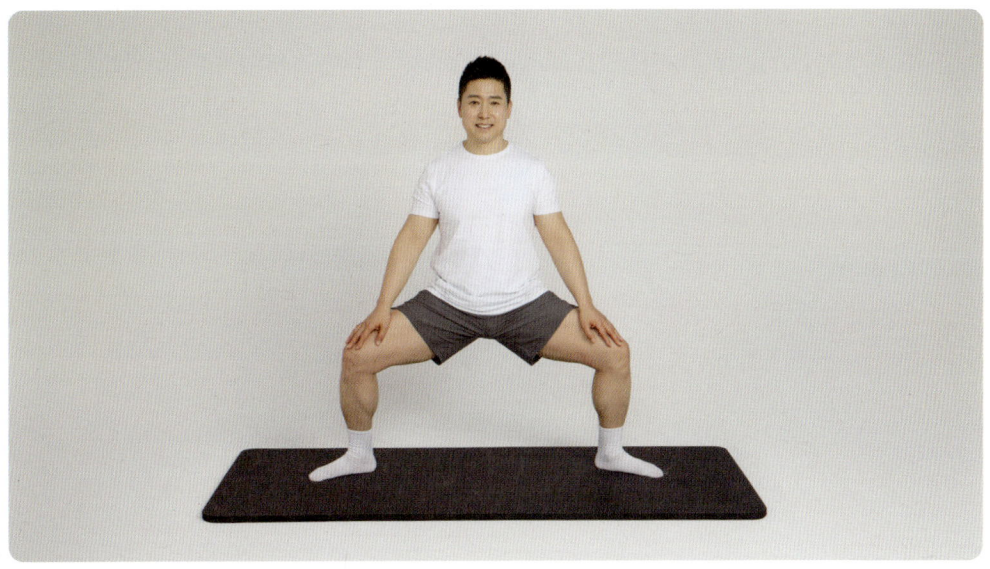

1 **기본 자세: 서서**

자리에 반듯하게 서서 벽에 붙지 않고 서서 양다리를 어깨너비보다 넓게 벌리고 스쿼트 자세를 취해주세요. 팔은 자연스럽게 내리고, 턱은 가슴 쪽으로 내려 척추를 수직으로 정렬해주세요.

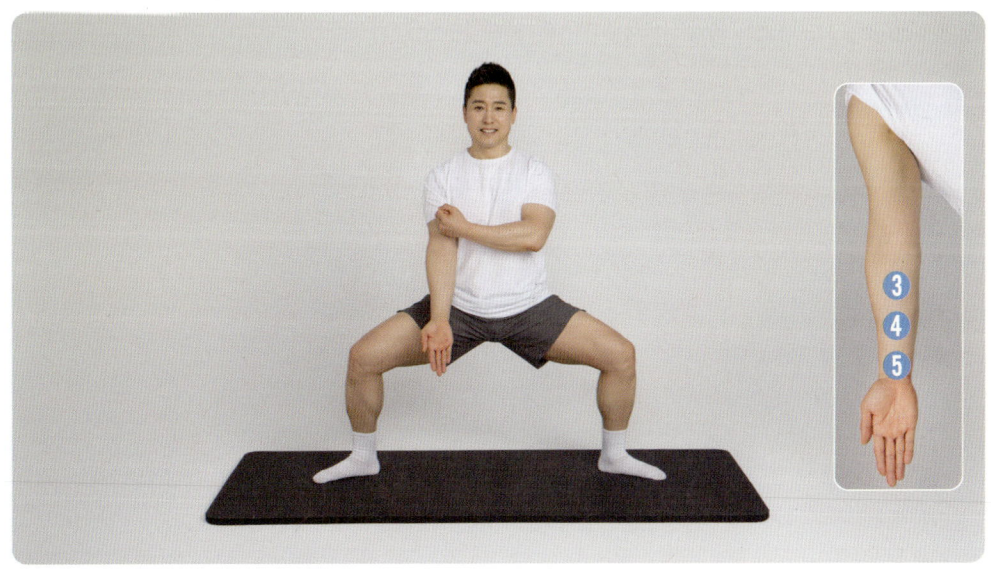

2 **오른팔 정면 수타**

먼저 팔 안쪽 면이 보이도록 오른팔을 곧게 내려주세요. 왼손을 주먹 쥐어 오른팔 ❸번, ❹번, ❺번 수타 자리를 번갈아가며 약간 통증이 느껴질 정도로 부드럽게 20회 두드립니다. ❸번 한 번, ❹번 한 번, ❺번 한 번 치는 식으로 번갈아가며 두드려주세요.

237

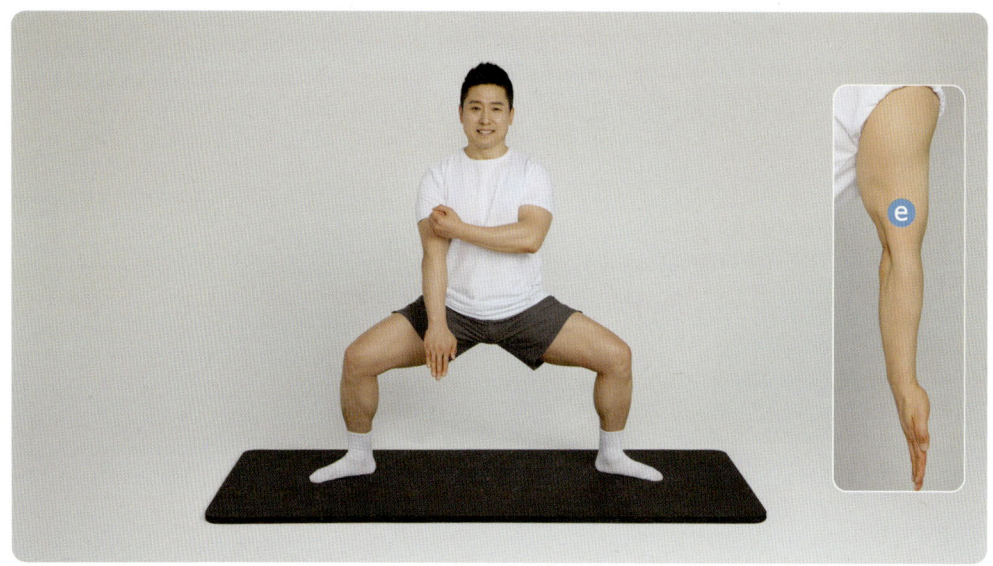

(3) **오른팔 옆면 수타**

오른팔 옆면이 보이도록 돌린 뒤 왼손을 주먹 쥐어 오른팔 ⓔ 수타 자리를 10회 두드립니다. ⓔ 수타 자리는 앞서 자극한 ❸번, ❹번, ❺번 수타 자리 효과가 증폭되도록 입력하는 기능을 합니다.

(4) 왼팔도 같은 방법으로 먼저 정면 ❸번, ❹번, ❺번 수타 자리를 번갈아가며 20회, 다음에 옆면 ⓔ 수타 자리를 10회 두드립니다.

Tip

상체와 하체의 균형은 우리 몸의 순환이 건강하게 돌아가고 있다는 증거이며, 두 곳 모두 살이 쪘다는 것은 몸의 순환과 대사 체계가 완전히 정체되었다는 것을 의미해요. 순환 통로인 림프절을 열어 주고, 몸속 염증을 줄이고 지방 대사를 활성화하는 환경을 만들어 지방과 부종이 생기지 않게 합니다.

주차별로 정해진 수분을 마셔야 하는 이유

● **1주차 홍차**

다이어트 첫 주에 갑자기 탄수화물을 조절하면 몸이 처질 수 있는데, 홍차가 신진대사를 강제로 깨워줍니다. 또한 홍차의 테아닌 성분은 식단 변화로 인한 스트레스를 완화해줍니다.

● **2, 6, 11주차 보리차**

연두부, 채소 등 영양을 채우는 주차에 배치됩니다. 보리차는 섬유질이 풍부한 식단의 소화를 돕고, 혈액 순환을 원활하게 하여 영양소가 온몸으로 잘 전달되도록 돕습니다.

● **3, 13주차 생수**

해독으로 지친 몸에 휴식을 주고, 몸을 다시 깨끗한 상태로 되돌려줍니다. 체내 전해질 균형을 완벽하게 리셋하고, 혈액의 흐름을 가장 순수한 상태로 가속하여 세포의 자생력을 높입니다.

● **4, 7, 9주차 녹차**

탄수화물을 줄이는 '공격기' 주차에 마십니다. 녹차는 인슐린 수치를 낮게 유지하는 데 도움을 주어 탄수화물 조절 효과를 극대화합니다.

● **5, 8주차 율무물**

다이어트 중반부에 오면 몸에 수분이 정체되어 살이 잘 안 빠집니다. 이때 부종을 제거해주고, 단백질 함량이 높아 공복감을 달래는 데 효과적입니다.

● **10, 12주차 팥물**

마지막 감량 단계에서 가장 중요한 것은 바로 '부기'를 빼는 것입니다. 신장 기능을 도와 불필요한 수분을 완전히 빼서 몸의 숨겨진 라인을 드러나게 해줍니다.

1주차 홍차물 ◎ 2주차 보리물 ◎ 3주차 생수 ◎ 4주차 녹차물 ◎ 5주차 율무물 ◎ 6주차 보리물 ◎ 7주차 녹차물 ◎ 8주차 율무물 ◎ 9주차 녹차물 ◎ 10주차 팥물 ◎ 11주차 보리물 ◎ 12주차 팥물 ◎ 12주차+1주차 생수

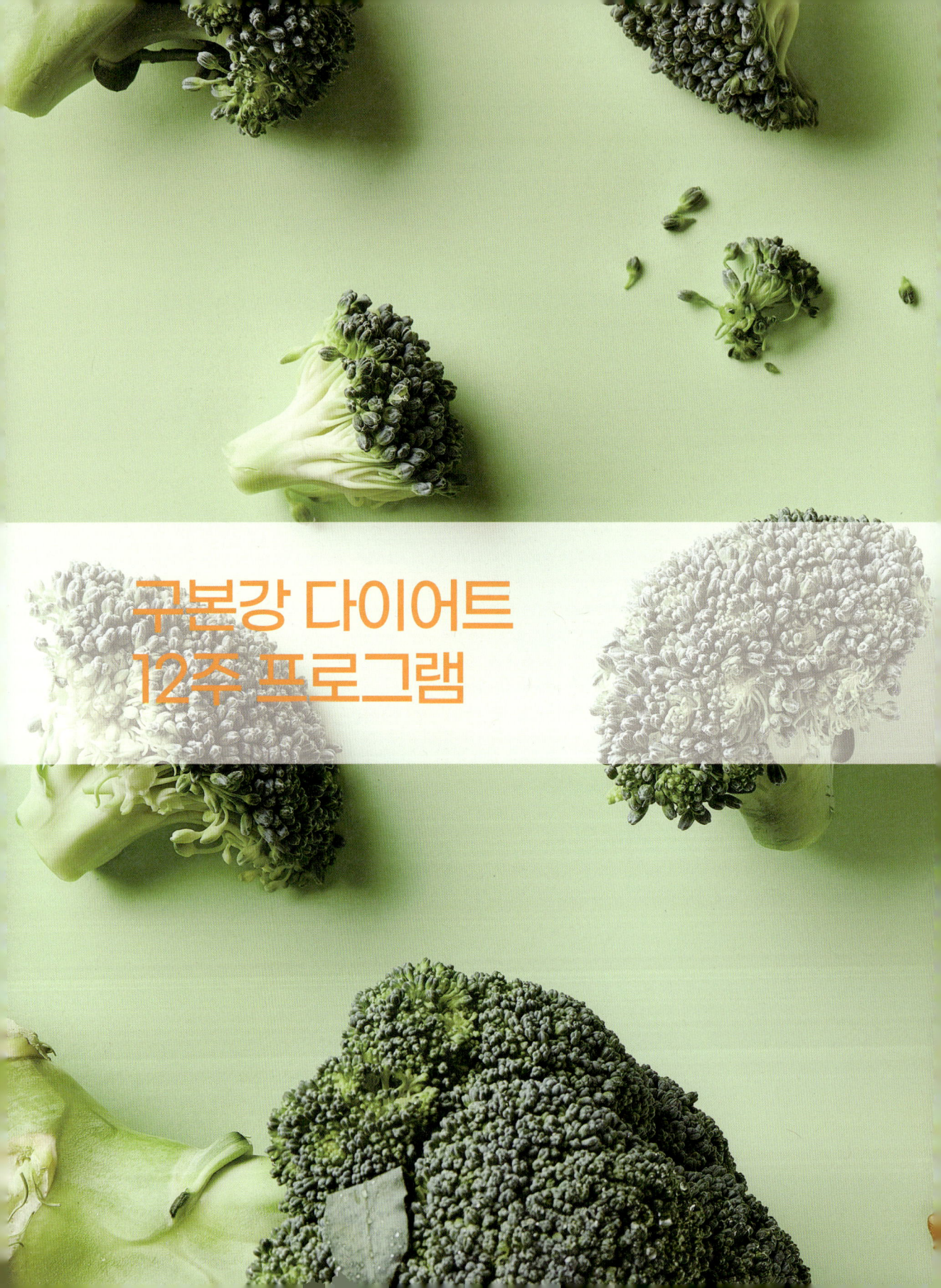

구본강 다이어트
12주 프로그램

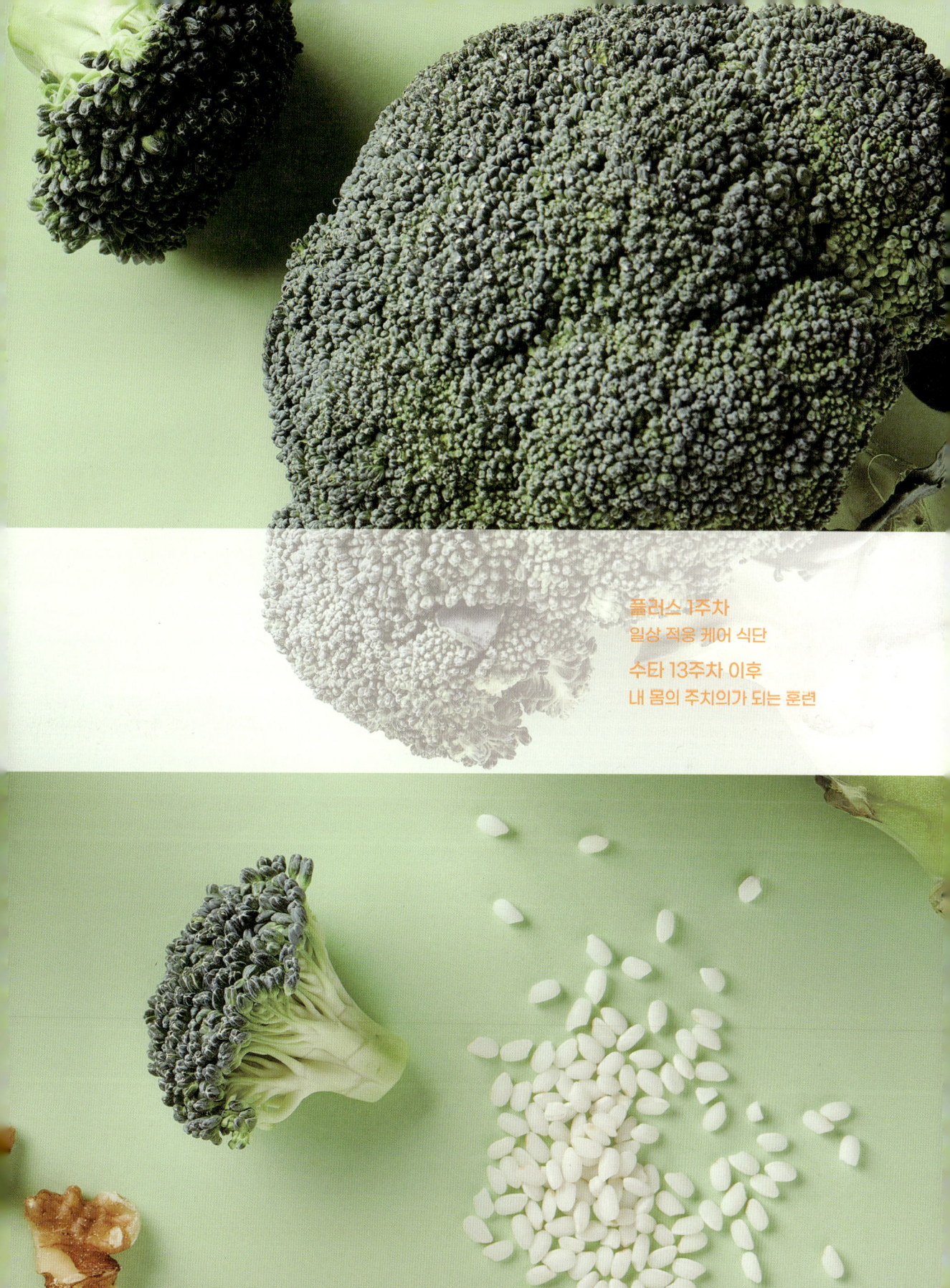

플러스 1주차
일상 적응 케어 식단

수타 13주차 이후
내 몸의 주치의가 되는 훈련

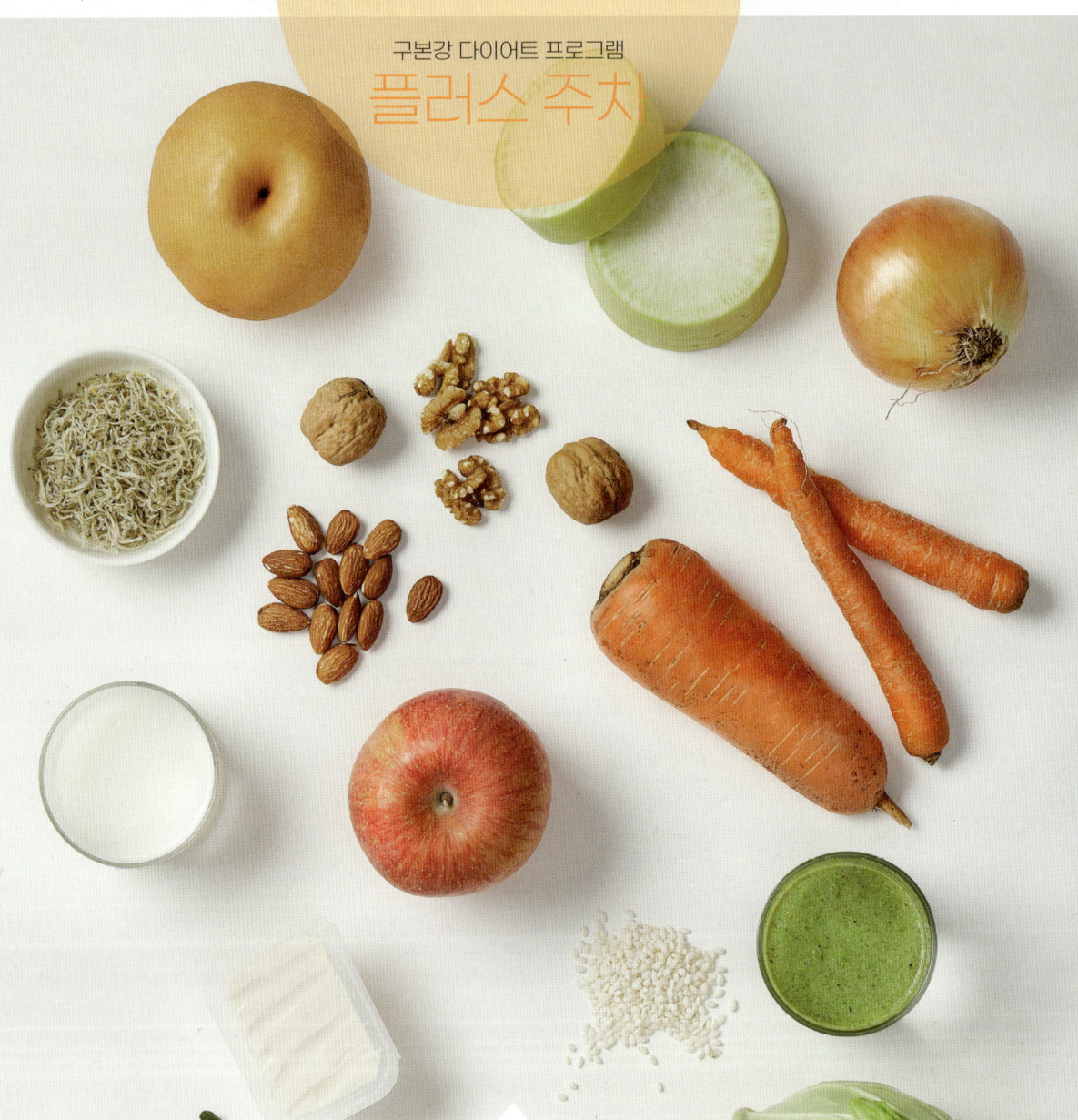

재료(100g)	칼로리	주요 영양소	재료(100g)	칼로리	주요 영양소
양배추	25	비타민 C, 식이섬유	찹쌀밥	150	탄수화물 35g, 단백질 3g
당근	41	베타카로틴, 비타민 A	두부	82	단백질 8g, 칼슘
시금치	23	철분, 엽산, 마그네슘	브로콜리	34	비타민 C, 항산화 성분
사과	57	수분 86%, 비타민 C, 식이섬유	멸치 (20g)	70	칼슘 200mg, 단백질 7g
아몬드 (10g, 8알)	58	단백질 2g, 불포화지방	양파	40	퀘르세틴, 황화합물
통호두 (20g, 2알)	131	오메가3 지방산, 단백질 3g			

일상 복귀 & 요요 방지 안정화 구간

 12주간의 감량 과정을 마무리하고, 다시 몸이 일반식에 적응할 수 있도록 돕는 최종 안정화 단계입니다. 천천히 일반식으로 전환해서 요요가 오는 것을 막고, 감량된 체중을 자연스럽게 고정하는 것이 핵심 목표입니다. 13주차는 체중 감량에 마침표를 찍는 시기이자, 요요 없는 평생 관리가 시작되는 시작점이기도 합니다. 다이어트가 끝난 뒤에도 몸이 스스로 체중을 유지하는 안정적인 상태로 정착될 거예요.

플러스 1주차 전체 재료 체크리스트

☐ 양배추 700g   ☐ 두부 700g
☐ 당근 420g   ☐ 브로콜리 350g
☐ 시금치 420g   ☐ 멸치 350g
☐ 사과 700g   ☐ 양파무초절임 210g
☐ 아몬드 77개   ☐ 연두부 700g
☐ 통호두 42통   ☐ 저지방 우유 2.1L
☐ 찹쌀밥 700g   ☐ 생수 12.8L (반올림 13L)

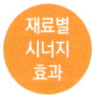
재료별 시너지 효과

찹쌀 & 두부
탄수화물과 식물성 단백질이 함께 공급되어 에너지를 보충하고 포만감을 유지해줍니다.

브로콜리 & 시금치
비타민 C, 엽산, 항산화 성분이 함께 작용해 면역 관리와 피로 완화, 미량영양소 보충에 도움을 줍니다.

식단을 시작하기 전에 먼저 12주차에 얼마나 감량되었는지 체중을 확인해주세요.

13주차 월요일 아침 11시	12주차 월요일 아침 11시	감량
월 일 kg	월 일 kg	kg

플러스 1주차 식단표

구분	월요일	화요일	수요일	목요일	금요일	토요일	일요일
8시 아침	해독 주스 연두부 50g **(월요일 아침 금식)**						
12시 점심	찹쌀밥 100g 데친 두부 100~150g 데친 브로콜리 50g 녹색 나물 및 채소류 무침 30g 멸치견과류볶음 50g 양파무초절임 30g 아몬드 5개 통호두 2개						
3시 간식	일반식 중 자유 선택 현미죽, 샐러드, 찐 고구마, 통곡물빵 등 소량						
7시 저녁	해독 주스 연두부 50g						
생수	월~토요일 2L 일요일 800mL						

• 멸치는 칼슘 보존을 위해 중불에서 가볍게 볶아 잡내를 제거한 후에 섭취해주세요.

12주간의 다이어트를 마무리하고, 일반식으로 부드럽게 전환하며 감량된 체중을 고정하는 최종 관리 구간입니다. 점심과 간식으로 일반식에 적응하며 요요를 예방합니다. 일반식을 선택할 때 외식 음식은 되도록 2~3시쯤 낮(대사가 높은 시간 때)에 먹는 것을 권장합니다.

하루 물(차) 마시기 최종 루틴
마지막 보너스 일상 케어 가이드

하루 물 섭취는 몸의 모든 대사 과정에 직접적인 영향을 줍니다. 이에 본 프로그램에서는 생수 기준 1.8~2.5리터를 필수 권장량으로 설정합니다. 물은 혈액의 점도와 순환 속도를 안정시키고, 세포 항상성을 유지하여 몸의 건강 상태를 가늠하는 가장 기본적인 지표가 됩니다.

12주차 동안 여러분은 식단·해독·대사 리듬을 충분히 학습했습니다. 이제 마지막 단계인 13주차는 '유지와 일상화'의 관문입니다. 체질이 바뀌고 대사가 열린 상태를 지속 가능한 생활 습관으로 고정시키기 위해 몸 구성의 주성분인 물을 다시 한번 중심에 둡니다.

플러스 1주차 하루 물 마시기 기준
- 총량: 생수 1.8~2.5리터
- 보조: 보리차·녹차·홍차·둥굴레차 등
- 섭취 빙식: 한 번에 많이 마시지 말고, 하루 동안 나누어 천천히

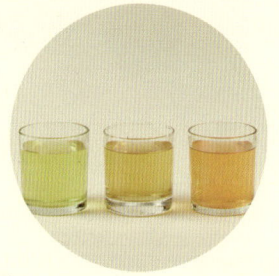

주 단위 로테이션 권장법
1주차: 생수 / 2주차: 보리차 / 3주차: 녹차 / 4주차: 둥굴레차 / 5주차: 홍차
→ 이후 본인 기호와 컨디션에 맞게 반복합니다. 이 방식은 맛의 피로를 줄일 뿐 아니라 순환·이뇨·항산화·대사 보조 기능을 자연스럽게 분산시켜줍니다.

물(차)이 식단에서 차지하는 비중
- 해독의 70%는 수분 이동에서 시작됩니다.
- 지방 분해 후 배출, 노폐물 이동, 염증 완화는 물 없이는 진행되지 않습니다.
- 식단이 잘 지켜지는데도 변화가 더딜 때 가장 먼저 점검할 것은 물 섭취량입니다.

13주간의 프로그램은 여기서 끝나지만, 물(차) 마시는 습관은 오늘부터 평생 이어가야 할 '체질 관리의 핵심'입니다. 굶지 않아도 살이 빠지고, 무리하지 않아도 몸이 가벼워지는 이유는 대사가 열린 몸에 꾸준한 수분 순환이 더해졌기 때문입니다.

이제는 프로그램이 아닌 일상 속 선택으로 하루의 물 한 잔을 스스로에게 선물해주세요. 그 선택이 건강한 체질을 오래 유지하는 가장 확실한 방법입니다.

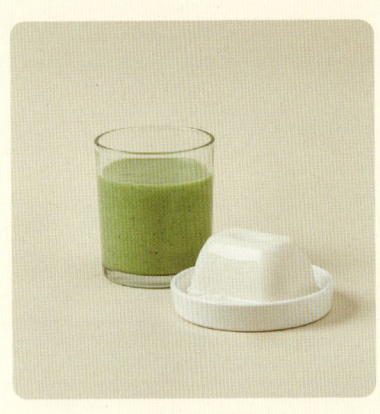

월~일요일

아침 8시

▶ 해독 주스 | 양배추 50g 당근 30g 시금치 30g 사과 100g
   아몬드 3개 통호두 2개를 저지방 우유 150mL에 넣고 갈아서
   마십니다.

▶ 연두부 50g은 별도로 섭취해주세요. 이때 소스 등 드레싱은 절대 금지예요!

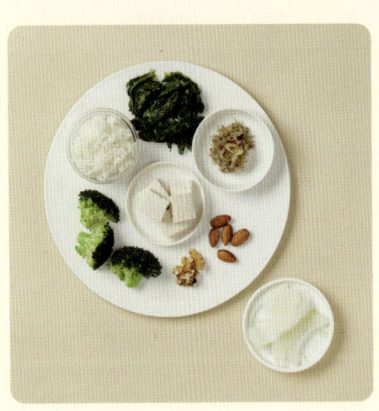

월~일요일

점심 12시

▶ 찹쌀밥 100g 데친 두부 150g 데친 브로콜리 50g 시금치무침 30g
   멸치견과류볶음 50g 양파무초절임 30g 아몬드 5개 통호두 2개

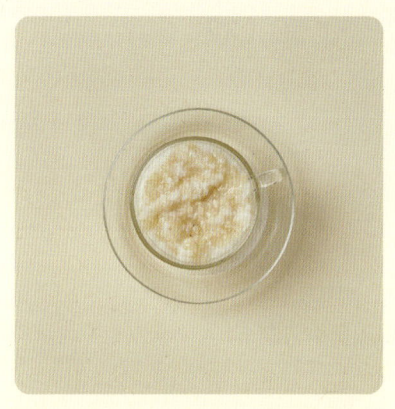

월~일요일

간식 3시
▶ 일반식 중 자유 선택 (현미죽·샐러드·찐 고구마·통곡빵 등 소량)

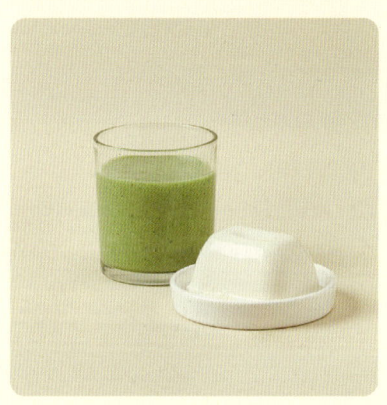

월~일요일

저녁 7시

▶ **해독 주스** | 양배추 50g 당근 30g 시금치 30g 배 100g
  아몬드 3개 통호두 2개를 저지방 우유 150mL에 넣고 갈아서
  마십니다.

▶ 연두부 50g은 별도로 섭취해주세요. 이때 소스 등 드레싱은 절대 금지예요!

플러스 1주차 식단을 잘 지켰는지 체크해주세요.

월요일	화요일	수요일	목요일	금요일	토요일	일요일

플러스 1주차 식단이 완료되면 맨 처음 식단을 시작하기 전에 쟀던 체중에서 얼마나 감량되었는지, 처음 정했던 최종 감량 목표에 도달했는지 확인해주세요.

13주차 식단 끝난 후		1주차 식단 시작 전		최종 감량
월 일	kg	월 일	kg	kg

요요 방지 평생 관리 수칙

12주차 + 1주차 완료 후 이렇게 하면 좋습니다

아침에 일어나면 체중 확인하는 것을 습관화하세요.

매일 같은 시간에 체중을 확인하면 작은 변화도 빠르게 알아챌 수 있어
체중이 급격하게 증가하는 것을 초기에 막을 수 있습니다.

아침과 저녁에는 해독 주스로 대사 리듬을 유지하세요.

아침과 저녁에 해독 주스를 마셔 몸을 해독하고, 위장을 편안하게 하며, 밤새 몸이 소화가 아닌
회복과 정리에 에너지를 쓰도록 돕습니다. 체중이 쉽게 늘지 않는 체질을 만드는 데 큰 도움이 됩니다.

굶는 다이어트와 1일 1식 같은 극단적 방법은 피하세요.

과도한 식사 제한은 오히려 기초대사를 떨어뜨려 요요를 부르는 가장 큰 원인입니다.
일정한 식사 리듬을 유지하는 것이 안정적으로 체중을 유지하는 데 도움이 됩니다.

탄수화물과 단백질을 관리하세요.

빵이나 과자, 설탕 대신 현미, 고구마, 통곡물 위주의 탄수화물을 선택하고,
저녁보다는 점심에 먹어서 에너지가 지방으로 저장되지 않도록 합니다.
그리고 근육량과 기초대사 유지에 핵심이 되는 단백질은 가급적 적은 양이라도
매끼마다 먹는 것을 습관화하는 것이 좋습니다.

체중 감량표

주차	체중	감량
1주차 식단 시작 전	kg	kg
2주차 월요일 아침 11시	kg	kg
3주차 월요일 아침 11시	kg	kg
4주차 월요일 아침 11시	kg	kg
5주차 월요일 아침 11시	kg	kg
6주차 월요일 아침 11시	kg	kg
7주차 월요일 아침 11시	kg	kg
8주차 월요일 아침 11시	kg	kg
9주차 월요일 아침 11시	kg	kg
10주차 월요일 아침 11시	kg	kg
11주차 월요일 아침 11시	kg	kg
12주차 월요일 아침 11시	kg	kg
12주차 + 1주차 월요일 아침 11시	kg	kg
12주차 + 1주차 식단 끝난 후	kg	kg
최종 감량		kg

구본강 다이어트로 살을 뺀, 매일 건강해진 경험자들의
리얼 생생 후기 ♥

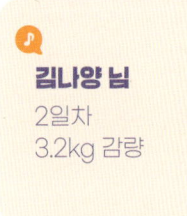

김나양 님
2일차
3.2kg 감량

저 조금 당황스러워서 또 왔네요. ㅋㅋㅋ

아니, 제가 시작 전에 제주도 여행 일정이 있어서 급찐살이긴 한데 오늘 겨우 2일차 인데 3.2kg이 웬 말인가요. PT를 한 달 꼬박 식단과 함께 해도 4kg 겨우 빠지고 무릎은 무릎대로 나갔는데 이 다이어트는 정말 기적 같네요! 구본강 매직이 이런 걸까요?? 원장님, 멘토님, 조교님들 무한 감사합니다.

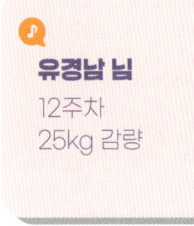

유경남 님
12주차
25kg 감량

12주차 끝나고 월요일 몸무게 쟀습니다~

109.9kg + 84.9kg = −25kg

딱 25kg 체중 줄였습니다~

뺀 몸무게가 누구에게는 「다이어트 시작인 몸무게일지 몰라도 25kg를 빼고 나니 더 욕심이 나네요~

12주에 −25kg 빼는 역사를 여러분도 경험하시길 바라요~~

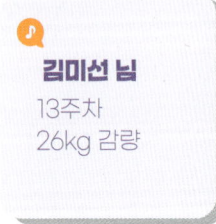

김미선 님
13주차
26kg 감량

신고합니다.

저 룰루랄라 김미선은 세상에 없는 다이어트 프로그램에 참가하여 93.2kg에서 66.1kg으로 총 26kg이라는 어마무시한 살덩어리를 덜어내었음을 이에 신고합니다.

본인은 이 프로그램에 참가하는 동안 10년을 달고 살았던 우울증약과 수면제를 단약하였으며 치료 불가능이라던 만성족저근막염도 상당히 호전되어 외출 시 상당 시간 하이힐을 신고 활보할 수 있었습니다. 또한 담낭에 자리 잡았던 용종이 이번 검사에서는 보이지 않는다는 의사 선생님의 진료 소견이 있었습니다. 오랜 시간 동안 무기력하고 의미 없다 생각되던 시간들, 이제 다시금 활기찬 운동력이 생기기도 하였습니다. 이에 신고합니다.

"나만 힘든 걸까?" 고민하며 괴로워하던 시간들. 단순히 체중을 감량하는 것을 넘어 몸이 건강해지고 저절로 살이 빠지는 경험을 한 사람들의 생생한 목소리를 담았습니다. 다이어트로 고민하고 있는 당신에게 앞선 경험자들의 성공담은 따뜻한 든든한 이정표가 되어줄 겁니다.

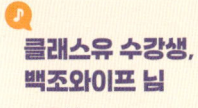

**클래스유 수강생,
백조와이프 님**
6주차
10.1kg 감량

다이어트는 최고의 성형! 몇 백만원짜리 피부과 시술보다 피부가 예뻐지고 10kg이 넘게 빠지니 만 원짜리 옷을 걸쳐도 명품보다 간지나네요. 지금까지 안 해 본 다이어트가 없고, 부끄러운 이야기지만 다이어트에 들인 비용만 해도...원장님의 1분 만 하면 된다는 말...안 믿었습니다. 그런데...1분 수타만으로 가능했습니다. 1주차에 저는 4.1kg, 6주 만에 목표 체중보다 4kg을 더 감량해서 총 10.1kg 감량했습니다.
조금씩 늘어난 살로 내당증과 콜레스테롤 수치도, 위 기능도 안 좋고 역류성 식도염으로 오랜 시간 고생을 헀는데 모든 것이 정상으로 돌아왔네요. 다가올 갱년기를 두려워하고 있는 저에게 그냥 다이어트가 아닌 건강한 노후를 보낼 수 있는 신세계를 알려 주신 원장님께 다시한번 깊은 감사를 드립니다.

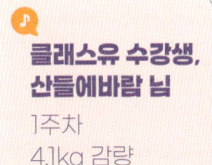

**클래스유 수강생,
산들에바람 님**
1주차
4.1kg 감량

오늘이 1주일째입니다. 체중은 4.1kg이 빠졌고 식단 열심히 수타도 생각 날 때마다 합니다. 다이어트약이 도저히 안 맞는 사람이라 자연식으로 하는 다이어트 넘 좋아요. 건강해지는 느낌이 아니라 진짜 건강해져요.

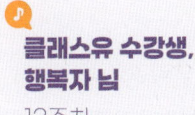

**클래스유 수강생,
행복자 님**
13주차
19.51kg 감량

"마지막이다"라고 생각하고 6월에 시작했던 체질 개선 다이어트가 벌써 92일째가 되었네요. 곧 100일을 앞두고 있어 두근두근합니다. 시작 몸무게는 74.5kg, 현재 몸무게는 54.99kg로 총 19.51kg 감량했네요. 어딜 가나 반쪽이 됐다며 칭찬받는 하루하루를 살아가고 있네요~

구본강의
12주 체질 리셋
다이어트

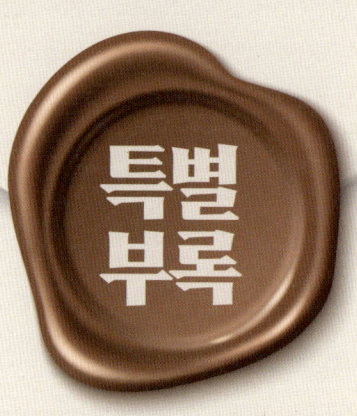

특별
부록

저자 직강
〈12주 체질 리셋 다이어트〉
무료 수강권

●

독자 한정 공개
〈리미티드 클래스〉
무료 수강권

부록 1

22,000명에게 사랑받았던
구본강 원장의 인기 강의

12주 체질 리셋
다이어트

약 30만 원 상당
무료 수강권

부록 2

식탐제로 10일 → 5kg
다이어트 응급키트

리미티드 클래스

약 15만 원 상당
무료 수강권

굶지 마세요.
몸의 순환을 바꾸세요.

구본강의 12주 체질 리셋 다이어트

식단·수타요법으로 만드는 지속 가능한 몸

초판 1쇄 인쇄 2026년 4월 3일
초판 1쇄 발행 2026년 4월 13일

지은이 | 구본강
펴낸이 | 권기대
펴낸곳 | ㈜베가북스

주소 | (07261) 서울특별시 영등포구 양산로17길 12, 후민타워 6~7층
대표전화 | 02)322-7241   **팩스** | 02)322-7242
출판등록 | 2021년 6월 18일 제2021-000108호
홈페이지 | www.vegabooks.co.kr   **이메일** | info@vegabooks.co.kr
ISBN 979-11-94831-33-4 (03510)